皮肤美容
激光与光治疗
Lasers and Lights

美容皮肤科学系列丛书

原著丛书主编　Jeffrey S. Dover　Murad Alam

皮肤美容
激光与光治疗
Lasers and Lights

●

（第4版）

原　著　George J. Hruza
　　　　Elizabeth L. Tanzi
主　译　杨蓉娅　廖　勇
译　者（按姓名汉语拼音排序）
　　　　廖　勇（解放军总医院第七医学中心皮肤科）
　　　　刘丽红（解放军总医院第七医学中心皮肤科）
　　　　王聪敏（解放军总医院第七医学中心皮肤科）
　　　　夏志宽（解放军总医院第七医学中心皮肤科）
　　　　谢宜彤（解放军总医院第七医学中心皮肤科）
　　　　杨蓉娅（解放军总医院第七医学中心皮肤科）
　　　　张金侠（解放军总医院第七医学中心皮肤科）
　　　　周剑峰（广东祈福医院皮肤科）

北京大学医学出版社
Peking University Medical Press

PIFU MEIRONG JIGUANG YU GUANG ZHI LIAO（DI 4 BAN）

图书在版编目（CIP）数据

皮肤美容激光与光治疗：第 4 版 /（美）乔治·赫鲁扎（George Hruza），（美）伊丽莎白·坦齐（Elizabeth Tanzi）原著；杨蓉娅，廖勇主译. —北京：北京大学医学出版社，2020.8（2023.5 重印）
书名原文：Lasers and Lights（fourth edition）
ISBN 978-7-5659-2197-1

Ⅰ.①皮⋯ Ⅱ.①乔⋯ ②伊⋯ ③杨⋯ ④廖⋯ Ⅲ.①皮肤病 –激光疗法 Ⅳ.① R751.05

中国版本图书馆 CIP 数据核字（2020）第 083301 号

北京市版权局著作权合同登记号：图字：01-2020-2247

Elsevier(Singapore) Pte Ltd.
3 Killiney Road, #08-01 Winsland House I, Singapore 239519
Tel: (65) 6349-0200; Fax: (65) 6733-1817

Lasers and Lights, 4th edition
Copyright © 2018, Elsevier Inc. All rights reserved.
First edition 2005, second edition 2009, third edition 2013
ISBN-13: 9780323480062

This translation of Lasers and Lights，4th edition by George J. Hruza, Elizabeth L. Tanzi was undertaken by Peking University Medical Press and is published by arrangement with Elsevier (Singapore) Pte Ltd.
Lasers and Lights, 4th edition by George J. Hruza, Elizabeth L. Tanzi 由北京大学医学出版社进行翻译，并根据北京大学医学出版社与爱思唯尔（新加坡）私人有限公司的协议约定出版。

《皮肤美容激光与光治疗》（第 4 版）（杨蓉娅 廖勇 主译）
ISBN: 978-7-5659-2197-1
Copyright © 2020 by Elsevier (Singapore) Pte Ltd.and Peking University Medical Press.
All rights reserved. No part of this publication may be reproduced or transmitted in any form or by any means, electronic or mechanical, including photocopying, recording, or any information storage and retrieval system, without permission in writing from Elsevier (Singapore) Pte Ltd and Peking University Medical Press.

皮肤美容激光与光治疗（第 4 版）

主　　译：杨蓉娅　廖　勇
出版发行：北京大学医学出版社
地　　址：（100191）北京市海淀区学院路 38 号　北京大学医学部院内
电　　话：发行部 010-82802230；图书邮购 010-82802495
网　　址：http://www.pumpress.com.cn
E - m a i l：booksale@bjmu.edu.cn
印　　刷：北京金康利印刷有限公司
经　　销：新华书店
责任编辑：李　娜　责任校对：靳新强　责任印制：李　啸
开　　本：889 mm×1194 mm　1/16　印张：11.5　字数：335 千字
版　　次：2020 年 8 月第 1 版　2023 年 5 月第 3 次印刷
书　　号：ISBN 978-7-5659-2197-1
定　　价：150.00 元

版权所有，违者必究
（凡属质量问题请与本社发行部联系退换）

主译简介

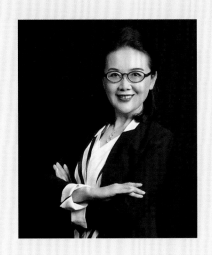

　　杨蓉娅　博士，主任医师，教授，博士生导师，专业技术少将军衔，享受国务院政府特殊津贴。现任解放军总医院第七医学中心全军皮肤损伤修复研究所所长、皮肤科主任、国家临床重点专科（军队项目）学科带头人。曾任第八、九、十、十一届全国人大代表。

　　先后承担国家及军队科研课题21项，发表学术论文496篇，主编及参编专业书籍35部；获得军队和地方医学科技成果奖19项，获得国家（实用新型）发明专利24项；创办国家级专业学术期刊《实用皮肤病学杂志》并任总编。

　　学术任职：泛亚地区面部整形与重建外科学会中国分会副主席，中国整形美容协会副会长兼微创与皮肤整形美容分会、激光美容分会副会长，中国女医师协会副会长，中华预防医学会皮肤病与性病预防与控制专业委员会主任委员，中华医学会医学美学与美容学分会候任主任委员，全军皮肤病专业委员会主任委员，中华医学会皮肤性病学分会常委兼医学激光学组组长，《中华医学美学美容杂志》副总编，《中华皮肤科杂志》《中国皮肤性病学杂志》《临床皮肤科杂志》《感染、炎症、修复》《中国真菌学杂志》《解放军医药杂志》等10余种学术期刊编委。

　　所获荣誉：第五届"全国十佳优秀科技工作者"称号，"全国妇女创先争优先进个人"称号，中国首届五洲女子科技奖——临床医学科研创新奖，全军首届杰出专业技术人才奖，全国"三八红旗手"称号，国之名医·卓越建树奖，中国首届医美行业科技人物"终身成就奖"，中国女医师杰出贡献奖，解放军医学院教学先进个人、优秀医学专家，获得中央军委授予的荣誉称号1次，荣立个人二等功2次、三等功1次，所带领的全军皮肤损伤修复研究所于2011年被全国妇联授予"全国三八红旗集体"称号，荣立集体三等功4次，先进党支部、先进基层单位和先进科室等11次。

主译简介

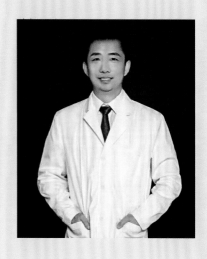

　　廖勇　现任华熙生物药械线医学事务中心医学总监，原解放军总医院第七医学中心皮肤科主治医师，医学博士。硕士阶段师从廖万清院士，博士阶段师从杨蓉娅教授，长期致力于问题皮肤和面部年轻化综合诊疗方案的制订及临床应用（药物、光声电、注射及再生医美技术）。在国内外期刊发表论文30余篇，其中SCI收录论文20篇。《微针治疗操作规范团体标准》（2021年版）、《微针治疗临床应用中国专家共识》（2022年版）执笔人。主译专著6部。作为主研人获得国家自然科学基金及北京市自然科学基金支持，并入选北京市科技新星培养计划。任中华医学美容培训工程专业委员会委员、北京医学会皮肤病学分会青年委员、中华预防医学会皮肤病与性病预防与控制专业委员会青年委员、中国非公立医疗机构协会整形与美容专业委员会青年委员。

原著者名单

The editor(s) acknowledge and offer grateful thanks for the input of all previous editions' contributors, without whom this new edition would not have been possible.

Macrene Alexiades MD, PhD
Associate Clinical Professor, Yale University School of Medicine; Adjunct Clinical Professor, Siggros Hospital, University of Athens; Founder and Director, Dermatology and Laser Surgery Center of New York CEO; Founder, Dr. Macrene Skin Results 37 Actives, New York, NY, USA

Murad Alam MD, MSCI
Associate Professor of Dermatology, Otolaryngology, and Surgery; Chief, Section of Cutaneous and Aesthetic Surgery, Northwestern University, Chicago, IL, USA

R. Rox Anderson MD
Professor of Dermatology, Harvard Medical School; Director, Wellman Center for Photomedicine, Department of Dermatology, Massachusetts General Hospital, Harvard Medical School, Boston, MA, USA

Mathew M. Avram, MD
Dermatology Laser & Cosmetic Center, Massachusetts General Hospital, Boston, MA, USA

Lawrence S. Bass MD, FACS
Director, Minimally Invasive Plastic Surgery; Clinical Assistant Professor of Plastic Surgery, Department of Plastic Surgery, NYU School of Medicine, New York, NY, USA

Travis W. Blalock MD
Procedural Dermatology Fellow, Division of Dermatology and Dermatologic Surgery, Scripps Clinic, La Jolla, CA, USA

Melissa A. Bogle MD
Director, The Laser and Cosmetic Surgery Center of Houston; Associate Clinical Professor, The University of Texas Anderson Cancer Center, Houston, TX, USA

Andrew Breithaupt MD
Private Practice, Los Angeles, Clinical Instructor, Division of Dermatology, University of California, Los Angeles, Ronald Reagan Medical Center, Los Angeles, CA, USA

Henry H.L. Chan MD, PhD, MBBS, MSc, MRCP, FRCP, FHKCP, FHKAM
Honorary Clinical Professor, Division of Dermatology, Department of Medicine, University of Hong Kong; Honorary Consultant Dermatologist, Queen Mary Hospital, Hong Kong, China; Visiting Scientist, Wellman Center for Photomedicine, Massachusetts General Hospital, Harvard Medical School, Boston, MA, USA

Chung-Yin Stanley Chan MD
Dermatologist/Mohs Surgeon, The Permanente Medical Group, Elk Grove, CA, USA

Nancy Cheng MD
Resident Physician, Department of Dermatology, University of California, Irvine, CA, USA

Barry E. DiBernardo MD, FACS
Director, New Jersey Plastic Surgery, Montclair, NJ; Clinical Associate Professor, Department of Surgery, Division of Plastic Surgery, University of Medicine and Dentistry of New Jersey, Newark, NJ, USA

Catherine M. DiGiorgio, MS, MD
Clinical Laser Fellow, Wellman Center for Photomedicine, Massachusetts General Hospital, Department of Dermatology, Harvard Medical School, Boston, MA, USA

Jeffrey S. Dover MD, FRCPC, FRCP
Director, SkinCare Physicians, Chestnut Hill, MA; Associate Clinical Professor of Dermatology, Yale University School of Medicine; Adjunct Associate Professor of Dermatology, Brown Medical School, Providence, RI, USA

David J. Goldberg MD, JD
Director, Skin Laser and Surgery Specialists of New York and New Jersey, Hackensack, NJ;
Clinical Professor of Dermatology and Director of Laser Research, Mount Sinai Medical School, New York, NY; Clinical Professor of Dermatology and Director of Dermatologic Surgery, UMDNJ-New Jersey Medical School, NJ; Adjunct Professor of Law, Fordham Law School, New York, NY, USA

Stephanie G.Y.   Ho MB CHB, MRCP, FAMS
Director, Stephanie Ho Dermatology, Scotts Medical Center, Singapore

George J. Hruza MD, MBA
Adjunct Professor, Dermatology and Otolaryngology, Dermatology, Saint Louis University, Saint Louis; Medical Director, Laser and Dermatologic Surgery Center, Chesterfield, MO, USA

Omar A. Ibrahimi MD, PhD
Founding Medical Director, Connecticut Skin Institute, Stamford, CT; Staff Dermatologist, Stamford Hospital, Stamford, CT, USA

H. Ray Jalian MD
Clinical Research Fellow, Wellman Center for Photomedicine, Department of Dermatology, Massachusetts General Hospital, Harvard Medical School, Boston, MA, USA

Michael S. Kaminer MD
Assistant Professor of Clinical Dermatology, Yale University School of Medicine, New Haven, CT; Adjunct Assistant Professor of Medicine (Dermatology), Dartmouth Medical School, Hanover, NH; Adjunct Assistant Professor of Dermatology, Brown Medical School; Managing Partner, SkinCare Physicians, Chestnut Hill, MA, USA

Kristen M. Kelly MD
Associate Professor, Dermatology and Surgery, University of California, Irvine, CA, USA

Suzanne L. Kilmer MD
Director, Laser and Skin Surgery Center of Northern California, Sacramento; Associate Clinical Professor, Department of Dermatology, University of CA, Davis School of Medicine, Sacramento, CA, USA

Anne Marie Mahoney MD
Maryland Laser, Skin and Vein Institute, Hunt Valley, MD, USA

Kavita Mariwalla MD
Assistant Clinical Professor, Department of Dermatology, Columbia University, New York, NY, USA

Clinzo P. Mickle II MD
Integrated Dermatology of 19th Street Washington, DC, USA

Andrew A. Nelson MD
Private Practice, Nelson Dermatology, St. Petersburg, FL; Assistant Clinical Professor, Department of Dermatology, Tufts University School of Medicine, Boston, MA, USA

Jason N. Pozner MD, FACS
Director; Co-Owner, Sanctuary Plastic Surgery; Affiliate Assistant Professor of Clinical Biomedical Science, Charles E. Schmidt College of Medicine, Florida Atlantic University, Boca Raton; Adjunct Clinical Faculty, Department of Plastic Surgery, Cleveland Clinic, Weston, FL, USA

E. Victor Ross MD
Director, Cosmetic and Laser Dermatology Unit, Scripps Clinic, San Diego, CA, USA

Thomas E. Rohrer MD
Associate Clinical Professor of Dermatology, Brown University School of Medicine, Providence, RI, USA; Private Practice, SkinCare Physicians, Chestnut Hill, MA, USA

Iris Kedar Rubin MD
Consultant, Children's National Medical Center, Washington DC; Dermatology Center, Bethesda, MD, USA

Nazanin Saedi MD
Director, Laser Surgery and Cosmetic Dermatology, Thomas Jefferson University Hospitals, Philadelphia, PA, USA

Fernanda H. Sakamoto MD, PhD
Instructor in Dermatology, Harvard Medical School; Assistant in Research, Wellman Center for Photomedicine, Department of Dermatology, Massachusetts General Hospital, Boston, MA, USA

Robert Weiss MD
Maryland Laser, Skin and Vein Institute, Hunt Valley, MD, USA

中文版前言

自 1983 年 Anderson 和 Parish 提出了"选择性光热作用"理论后,激光技术在临床应用的有效性和安全性得到了完美的统一,这是激光医学特别是激光美容医学发展史上的一个重要里程碑,自此激光美容医学逐渐兴起。2004 年,Manstein 又提出"点阵式光热作用"理论,这是对传统"选择性光热作用"理论的拓展和延伸,从而进一步推动了激光美容医学的快速发展,也使得激光治疗成为临床医生,特别是皮肤科医生的一类重要临床治疗手段。

2005 年,George J. Hruza 和 Mathew M. Avram 教授撰写出版了《皮肤美容激光与光治疗》一书,一直以来受到了全球皮肤病学临床医生和美容外科医生的欢迎,曾被翻译为意大利语、法语、汉语、波兰语、韩语、葡萄牙语以及俄语等多种语言。它是《美容皮肤科学系列丛书》的一个分册,重点介绍了如何正确选择患者、治疗注意事项、实用要点以及潜在的不良反应和并发症。

第 4 版《皮肤美容激光与光治疗》在原有第 3 版的基础上更新并详细介绍了该领域更多的治疗技术,充分体现了近年来医学理论和技术手段日新月异的成果,图文并茂,重点突出,同时还提供了作者有价值的临床见解。总之,本书是一本实用性很强的激光美容治疗技术教科书,既适合入门者学习,也适合希望进一步提高治疗水平的皮肤激光医生阅读。因此,我们决定对第 4 版《皮肤美容激光与光治疗》进行翻译,及时将其呈现给国内的同道们一同交流学习。

在此,我们对原著者以及参加第 4 版《皮肤美容激光与光治疗》翻译工作的所有译者表示深深的感谢!感谢他们的辛勤劳动和对皮肤病激光与光治疗领域所做出的贡献。由于我们的翻译水平有限,译著中难免会出现一些错误,敬请广大读者批评指正。

杨蓉娅

第 4 版原著丛书前言

自从本系列丛书的第 1 版出版以来，发生了很多变化。由皮肤科医生倡导的无创和微创美容技术越来越多地被广大医生采用，也越来越多地为患者所接受。美容皮肤外科手术技术不断被改进和完善。随着收益与风险比的增加，治疗方法变得更有效、更安全，患者也更容易耐受。新的设备和技术不断被开发出来。

如何紧跟进展并确保你的技术始终处于领先和前沿，最新版的《美容皮肤科学系列丛书》将助你一臂之力，帮助你迅速获取该领域的前沿信息，拓展你的全球视野。每个分册都以简明易懂的方式介绍了基本技能和先进理念。我们关注的不是理论，而是实践。我们的专业图书编辑和章节作者将引导你高效地学习，以便于能迅速地转化成临床实践。

该系列丛书的作者均为该领域顶尖的皮肤科医生。皮肤科医生在美容医学中的角色越来越重要。研究表明，初级保健医生和普通大众均认为皮肤科医生是微创美容技术专家。一个全国范围内的美容皮肤外科高级奖学金项目已经启动，目标是按照最高标准来培训新一代的皮肤科医生。

医生对治疗技术的方向更清晰、简明和符合时代特点的需求是没有改变的。医生需要精通最新的治疗方法来改善患者的外观和掩饰可见的衰老迹象。

鉴于此，我们希望读者们能从该系列丛书中找到阅读的乐趣并有所收获。

我们要感谢那些为该系列丛书的出版做出贡献的人们，也祝愿你们在今后的学术探索中一切顺利。

Jeffrey S. Dover MD, FRCPC, FRCP

Murad Alam MD, MSCI

第 1 版原著丛书前言

虽然皮肤科医生从专业学习开始就在治疗操作上有所倾向，但在过去的 25 年里发生了翻天覆地的变化。冷冻切片技术的出现和莫氏皮肤肿瘤手术黄金时代的到来，使得外科手术被正式纳入皮肤科课程。最近，微创皮肤外科的技术突破为老龄化人群提供了改善受损皮肤外观的新选择。

我们的患者一直在积极寻求使皮肤和邻近区域年轻化的治疗方法。值得注意的是，皮肤科医生开创了设备、技术和药物的先河，而且它们持续以惊人的速度在发展。皮肤科医生已经发明或开发并迭代了许多重大进展，包括几乎所有的皮肤激光和基于光源的治疗、肉毒毒素、软组织增容、稀释麻醉吸脂术、腿部静脉治疗、化学剥脱术和毛发移植术。皮肤科医生了解这些治疗操作，并对皮肤的结构、功能和运转有着特殊的洞察力。美容皮肤科医生通过强调安全性和减少手术创伤，使得风险意识强的患者能够获得皮肤年轻化。没有一个专业比皮肤科更适合领导皮肤外科领域的发展，同时又能满足患者的需求。

随着皮肤科作为一门专业逐渐发展，越来越多的皮肤科医生将熟练地提供不同的治疗操作。并不是所有的皮肤科医生都能掌握所有的治疗操作，有些人会做得很少，但即使是我们中间不那么热衷于治疗操作的医生，也必须精通细节，才能指导和教育我们的患者。无论您是一个熟练的皮肤科外科医生且有兴趣进一步拓展您的外科技能，还是一个希望学习一些简单操作的外科新手，或介于两者之间，这本书和这套系列丛书就是为您而准备的。

您手中的这本书是《美容皮肤科学系列丛书》的一个分册。每个分册都是围绕美容皮肤科学某个主要主题领域的实用入门读物。

如果您想确保找到了自己需要的书，您可能希望知道这本书的主要内容。它不是一个基于理论基础的综合性文本。它没有详尽地引用文献。它并没有被设计成对全球有关这一主题的文献进行完全公正的评述。同时，它不是一个美容治疗操作的概述（概述通常只是描述治疗的基本情况，而未能提供足够的可以指导您施行实际治疗操作的具体信息）。重要的是，这本书厚薄适宜，不是一个能充当门挡或填满书架的大部头著作。本书和本系列丛书提供的是一个渐进式的皮肤外科操作实用指南。每个分册都是由该领域的权威人士编辑。每个编辑都召集了同样务实和经验丰富的一线临床医生来撰写各章节。大多数章节都有两位编者，以确保纳入不同的方法和广泛的意见。另外，两位编者和编辑共同提供了一致的表述。每个章节都使用了统一的体例，这样读者就可以轻松地浏览本系列中的所有书籍。在每一章中，作者们都以简洁的方式表述治疗内容，就像他们的临床操作一样。重点是讲述治疗技术。治疗方法的讨论主要围绕合理的适应证、不良反应以及少见案例。最后，这本书简明扼要，在长途飞行中就能完整阅读。我们认为，简洁反而带来了更多的信息传递，因为从头到尾都是精髓。

希望您喜欢本书和本系列中的其他书籍，并能从这数小时的阅读中受益，它是经过作者提炼出来的临床智慧。希望它能成为一本您能触手可及的枕边书。

Jeffrey S. Dover MD, FRCPC, FRCP

Murad Alam MD, MSCI

第 4 版原著前言

激光、光和基于设备的皮肤病治疗领域在不断取得巨大的进步，即使是最勤奋的医生也难以跟上最重要的进展。出于对最新知识信息的需求，我们不断再版《皮肤美容激光与光治疗》一书。自第 3 版之后，第 4 版增加了该领域的众多新进展。本书由皮肤激光外科领域的权威专家撰写，并对章节内容进行了修订，囊括了每个主题在技术和工艺上的重大突破。

第 4 版增加了几个章节，介绍了第 3 版中未涉及的新的治疗方法。高强度超声、冷冻溶脂和射频能源的内容也有所扩充。本书与之前版本的体例一致，开篇对皮肤激光、光和基于设备的外科技术的基本知识及基础科学进行了很好的概述。随后的章节包括血管特异性激光、激光脱毛、非剥脱性激光和光疗皮肤年轻化、非剥脱性点阵换肤技术、剥脱性点阵换肤技术、全剥脱性激光换肤技术、非手术身体塑形和非手术紧肤技术。关于色素性病变和文身以及有色人种皮肤激光的治疗章节也已更新，其中就包含了皮秒激光这一令人振奋的最新进展信息。最后，该书对皮肤激光和基于设备的治疗方法的并发症及法律事项也做了评述。

为了与整体系列丛书的定位保持一致，本书旨在就各类主题提供全面而实用的信息。各章节重点介绍了如何正确选择患者、治疗注意事项、实用要点以及潜在的不良反应和并发症。作者以简洁明了的方式介绍了激光与光的初级和高级技术。因此，本书适用于各层次的皮肤激光外科医生，不论是刚入门的年轻医生，还是经验丰富的医生，都能从中得到收获。除了临床照片、示意图、实用要点、临床病例、关键点、视频 * 和表格外，相信读者也能从书面文字中获得宝贵的见解。面对日新月异的美容皮肤科学领域，我们相信第 4 版《皮肤美容激光与光治疗》围绕激光、光和其他基于能量的设备的临床使用，为读者提供了一个及时而又出色的概述。

George J. Hruza MD, MBA

Elizabeth L. Tanzi MD, FAAD

---

* 中文版不包含视频资源。

致 谢

感谢我的亲人们：我的妻子 Carrie Hruza、OD 及我们的孩子，Stephanie 和 Paul Hruza、Hope 和 Rose Williams 给了我生命的快乐及满足感。

感谢我的父母 Judita 和 Zdenek Hruza 医生，感谢他们对我医疗事业的支持和鼓励，以及他们坚定不移的爱。

谨以此书纪念我的母亲 Judita Hruza 博士，她经历了大屠杀的非人道待遇和艰难的生活，她对生命、宽恕和牺牲的难以置信的热情激励了许多人，并将永远激励我以怀抱善意和优雅的方式生活。

George J. Hruza MD, MBA

感谢我的父母 Joe 和 Lyn，他们以身作则地教授了我朴实但坚定不移的职业道德。

感谢我的好丈夫 Big Pete，他的爱、支持和态度激励我总能面对下一个挑战。

感谢我的孩子们 Peter 和 Katie，他们每天都提醒我什么是生活中真正重要的。啊，我多么喜欢那些微笑！

Elizabeth L.Tanzi MD, FAAD

感谢我生命中的女人们：我的祖母 Bertha 和 Lillian，我的母亲 Nina，我的女儿 Sophie 和 Isabel，尤其是我的妻子 Tania。感谢她们坚持不懈的鼓励、耐心、支持、爱和友谊。

感谢我的父亲 Mark，他是一个伟大的老师和榜样；感谢我的导师 Kenneth A. Arndt，他是那么慷慨、善良，充满幽默感和对生活的乐趣，以及最重要的是好奇心和热情。

Jeffrey S.Dover MD, FRCPC, FRCP

爱思唯尔敬业的编辑人员使得这个雄心勃勃的项目能获得持续的成功。由 Belinda Kuhn、Humayra Khan 和制作人员领导的团队已经完善了这个新版本的理念，同时保持了该系列内容的质量和前沿性的声誉。在这方面，他们得到了图形供应商的有力支持，它们创作了有签名的高质量插图和版面，这是每本书的基本保障。我们也非常感谢系列丛书的编辑们，他们慷慨地在日程安排中抽出时间，愉快地接受了我们对系列丛书的指导原则，并召集了最有学识的各章节作者。我们特别感谢各章节的作者，如果没有他们的工作，本书就不可能面世。最后，我还要向我的老师 Kenneth Arndt、Jeffrey Dover、Michael Kaminer、Leonard Goldberg 和 David Bickers 以及我的父母 Rahat 和 Rehana Alam 表达我的感激之情。

Murad Alam MD, MSCI

目　录

理解激光、光源和其他基于能量的技术

廖　勇　王聪敏　杨蓉娅　译

◎ 概要和关键点

- 激光和强光通过选择性光热作用破坏靶组织。
- 剥脱性激光汽化组织，非剥脱性激光加热而不汽化组织。
- 选择性组织损伤需要对目标靶结构进行热限制。结合适当的波长（光的"颜色"）、能量密度（光的"剂量"）、脉冲持续时间和皮肤冷却保护，选择性光热作用可应用于各种疾病的治疗。
- 了解皮肤及靶组织的光、热特性，选择合适的光源，才能进行安全有效的治疗。
- 其他基于能量的技术可通过加热（射频、超声）、机械损伤（超声、压力波）、冷冻（冷冻溶脂）或刺激线粒体功能（光生物刺激作用），对特定的皮肤靶组织进行治疗。

光

光作为能量的一种基本形式在医学上有着广泛的应用。在量子层面，光由称为光子的能量粒子组成。每个光子携带独立的能量。光也是一种电磁波。其电磁波谱从低频无线电波扩展到超高能伽马射线。每个光子所携带的能量由其波长决定，不同波长的可见光（400～700 nm）对应于不同的颜色。激光（laser）是光受激辐射放大（light amplification by the stimulated emission of radiation）的简写。受激辐射是一个量子过程，一个光子可通过与一个受激原子或分子相互作用来激发另一个光子的产生。激光的工作原理是把许多原子泵入激发态，从激发态可以产生大量的受激辐射。激光的典型特性是具有单色性，即由单一波长的光组成。激光的另一个特性是相干性，指所有的光波在空间和时间上都是位相传播。激光还具有高度的平行性，使得激光束可以长距离传输而不分散，并聚焦到一个与自身波长相当的点上。激光的这些特性可应用于活体成像，如共聚焦显微镜和光学相干层析成像术。

激光也能产生极强的短脉冲光。在皮肤科和眼科，脉冲激光已经成为精准的手术和靶向治疗的主流工具。1983年以前，激光在皮肤科主要用于非特异性组织破坏。自 Anderson 和 Parrish[1] 提出选择性光热作用（selective photothermolysis, SP）理论后，激光在皮肤科的应用已开发出一系列更精准、靶向热损伤的设备，同时将非特异性组织破坏最小化。非激光闪光灯光源被称为强脉冲光（intense pulsed light, IPL），它也是基于选择性光热作用理论开发的毫秒级脉冲光。认识选择性光热作用理论是理解各种激光和 IPL 设备及其应用的关键。我们有必要了解一下皮肤的光学特性，因为激光治疗始于皮肤对光能的吸收。

人们还开发了皮肤组织浅层或柱状汽化作用的激光技术。Manstein 等[2] 提出的点阵光热作用理论开启了激光皮肤科应用的新时代。其模式通过产生极小的非选择性热损伤区，从而刺激皮肤重建且无瘢痕形成。激光刺激皮肤重建是一个复杂的过程，在某些方面类似于大面积创伤愈合的过程，包括表皮再生、诱导金属蛋白酶的产生以及新的真皮基质（弹性纤维、Ⅰ型和Ⅲ型胶原蛋白）的合成。与严重的创伤愈合相比，其炎症反应轻且无瘢痕形成。选择上述设备进行临床应用时，应避免"照本宣科"。

特定患者应选用特定的设备，而把激光基础理论和患者临床特点相结合，熟练的激光技术和临床经验远优于设备的固有模式（框 1.1）。

要点 1

剥脱性激光汽化皮肤，而非剥脱和选择性激光治疗主要是通过选择性光热作用来发挥作用。

框 1.1　如何选择合适的光源?

① 确定临床适应证
② 基于组织靶色基选择正确的光波长（nm）
③ 观察是否需要连续波（continuous wave, CW）或脉冲光源
④ 必要时选择合适的脉宽（s）
⑤ 必要时选择脉冲频率（Hz）
⑥ 设置皮肤冷却参数
⑦ 选择适当的光剂量
⑧ 测试激光以检查是否正常运行
⑨ 单脉冲治疗靶皮肤，并观察即刻临床治疗终点
⑩ 必要时调整剂量
⑪ 如果未观察到不良反应，继续治疗

注意:

a. 必要时行局部麻醉（例如文身、剥脱性激光）
b. 穿戴适当的个人防护装备（如特定波长的护目镜、防烟口罩、手套）
c. 若进行剥脱性操作或激光脱毛，请打开排烟器，并保持在距离靶皮肤 1~2 cm 之内
d. 痊愈前，治疗区域使用凡士林软膏并防晒

光与皮肤相互作用

光子可被吸收（将能量转化为物质）或被散射（改变传播方向）。光线从皮肤被散射回来称为反射。光通过特定的皮肤层面称为透射。散射与波长呈反比，波长越短，散射越强；波长越长（如红外线），散射越弱。同样，光在皮肤内既可被吸收，也可被散射。因此，皮肤层是浑浊的，其色泽取决于散射和吸收作用的综合效应。光透入皮肤的能力同时受到吸收和散射的影响。光对皮肤

的所有效应都始于对光子的吸收，而吸收光的分子称为色基。剥脱性激光是指通过快速沸腾组织内的液态水而达到汽化组织的作用。因此，用于皮肤切割的激光，其波长被水强吸收就不足为奇了。非剥脱性激光不汽化组织。皮肤科有许多非剥脱性激光，其中有些波长被水吸收，有些波长被其他色基吸收（如黑色素、血红蛋白、文身墨水、脂质或色素）。

激光剂量对于安全性和有效性治疗至关重要。为了去除组织，剥脱性激光必须将局部组织温度升高到超过 100 ℃ 的沸点，同时需要更大的能量将水转化为蒸汽。能量的基本单位是焦耳（J）。将 1 cm³ 的水加热 1 ℃ 需要 4.2 J 的能量。同样，要使 1 cm³ 的水汽化，则需要超过 2000 J 的能量。剥脱性激光必须传输约 2500 J 的能量才能汽化 1 cm³ 的组织。剥脱皮肤组织不仅需要大量的能量，而且必须被快速传递，从而在热传导至深层皮肤之前去除热源，以避免导致烧伤。皮肤科标准的剥脱性激光是铒激光（2940 nm）和 CO_2 激光（10 600 nm）。这些剥脱性激光与皮肤的相互作用可精准地去除一层薄薄的皮肤或点阵柱状模式损伤皮肤，留下微小热损伤区。薄的残余热损伤层通常厚约为 0.1 mm，很容易止血。通过结合波长、脉宽、功率密度（W/cm²）的设定，剥脱性激光可实现皮肤表面热损伤的最小化。初学者常出现的一个错误做法是因太谨慎而下调 CO_2 激光治疗的能量参数。遗憾的是，下调能量可能会导致烧伤，因为这一过程会导致从快速的、热损伤最小的精准汽化转变为不必要的余热对皮肤的过度加热。幸运的是，许多剥脱性激光专为皮肤科而设计，设定了保证快速剥脱组织的能量范围，避免了上述情况的发生。最安

全的铒激光和 CO_2 激光发射功率高，能量高，脉冲短（小于数毫秒），微小热损伤特别设计用于皮肤病的治疗。尽管剥脱性激光可提供一定的安全保障，但最可靠的防护措施是观察理想和非理想的即刻终点反应[3-4]。例如，皮肤的即刻收缩提示真皮受到大量热损伤（图 1.1）。

能量密度（fluence）是指传递至单位面积皮肤的能量，其单位通常表示为 J/cm^2。能量密度可被看作是激光能量作用于皮肤的局部"剂量"。脉冲持续时间（也称为脉冲宽度或曝光持续时间）是指激光能量传递的时间，单位为秒（s）。功率是指能量传递的速率。功率以瓦特（W）为单位计量，作为熟知的单位用于常见设备，如灯泡。瓦特定义为 1 W=1 J/s。一个普通的白炽灯泡消耗 100 W 的电能，但发出的光不足 10 W。相比之下，皮肤科常用激光器产生的光功率为 10～10 亿瓦。我们通常用于去除文身和色素性病变的 Q-开关（QS）激光的功率，比一个核电站产生的功率还要高！然而，这些激光发出仅 10～100 纳秒（ns，十亿分之一秒）的惊人能量。因此，治疗儿童太田痣使用 10 ns 的 QS 激光，治疗儿童鲜红斑痣使用 1 毫秒（ms）的脉冲染料激光，能量密度相近（5～10 J/cm^2），但脉冲染料激光的功率是 QS 激光的 1/10 万。

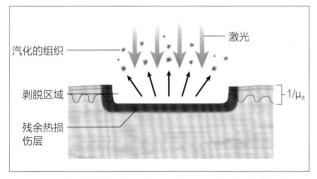

图 1.1　剥脱性激光汽化皮肤示意图，遗留残余热损伤层

皮肤光学

皮肤中最重要的色基是血红蛋白、黑色素、外源性色素（如文身墨水、某些药物）、水和脂质。拟治疗区的靶色基、靶组织的深度和邻近组织对光的吸收决定了对波长的选择。图 1.2 总结了不同色基在电磁波谱中的吸收光谱。

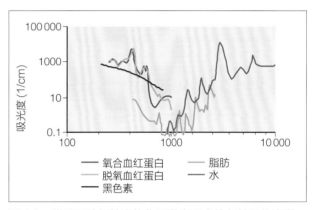

图 1.2　常用于选择性光热作用激光手术的色基吸收光谱。图片引自：Sakamoto FH, Wall T, Avram MM, et al. Lasers and flashlamps in dermatology. In: Wolff K, Goldsmith LA, Katzet SI, et al. eds. Fitzpatrick's Dermatology in General Medicine Vol Ⅱ. Columbus, OH: The McGraw-Hill Companies, Inc.; 2007: 2263–2279.

选择性光热作用

选择性光热作用基于对基本参数的正确选择，包括波长、脉冲持续时间、能量密度、光斑大小以及皮肤冷却的使用。首先，波长（或 IPLs 的波长范围）必须优先被预期的"靶结构"所吸收，如毛囊、微血管、文身墨水或黑素细胞。迄今，基于选择性光热作用的所有激光均在可见光和近红外（near-infrared, NIR）光谱范围。通常，在可见光光谱中，靶色基通过互补色波长的光进行治疗。例如，红色文身吸收绿光，可应用倍频 QS 的 Nd:YAG 激光（波长 532 nm 的绿光）进行有效治疗。同样，绿色文身最好用红色的 QS 激光去除，如 694 nm 的红宝石激光。不是简单的预期靶基的强吸收，优先吸收还意味着避免竞争性色基的吸收。例如，治疗真皮靶目标（如血管）时，尽量减少表皮不必要的损伤非常重要。由于每个到达血管的光子都必须首先经过其上的表皮，因此，治疗鲜红斑痣的最佳波长并不仅仅是那些被血液强吸收的波长。合适的波长亦必须穿透足够深度才可到达靶目标。在可见光和近红外光谱（400～1200 nm）范围内，波长越长，组织穿透越深。这就是使用黄光脉冲染料激光而非强吸收的蓝光治疗表浅血管性病变的原因。长脉冲染料激光是首个专门针对医疗应用而设计的激光：用于治疗儿童鲜红斑痣（见病例讨论2）。显微镜下可观察到微血管被选择性地加热和损伤，对皮肤其他结构的损伤极小。然而，对于肥厚性或深部血管病变，例如很多成人鲜红斑痣和静脉畸形，通常使用深度穿透的近红外755 nm翠绿宝石激光，可获得更好的疗效，Izikson 等[5]曾详细报道过（图1.2中可见血红蛋白对黄光的吸收比755 nm更强，而黑色素对755 nm也有很好的吸收）。当翠绿宝石激光用于治疗血管病变时，如Chang 和 Nelson[6] 所述，使用有效的皮肤冷却来保护表皮非常必要。

> **! 要点 2**
> 选择性光热作用可应用于组织学靶点的显微激光外科治疗。

> **! 要点 3**
> 激光波长通常是靶色基的互补色（如"红色"的694 nm QS红宝石激光治疗绿色文身）。

> **! 要点 4**
> 可见光谱内光穿透皮肤的深度随着波长而增加，而红外光谱内光的穿透深度则下降。

黑色素吸收的波长范围很宽。真黑素是表皮和深色毛囊的主要色基，具有从紫外光到近红外区域的广泛吸收光谱。真黑素是单纯性雀斑的靶色基。Grossman 等[7] 报道，真黑素也是激光脱毛的靶点，次要靶点是毛囊干细胞。对于皮肤白皙且毛发黑的个体，波长在近红外范围（810 nm半导体激光和755 nm翠绿宝石激光）是理想的脱毛激光。然而，常见的错误是使用这些流行的设备对红色或金色毛发进行脱毛，这些毛发的主要成分是褐黑素。这些波长的激光很难被褐黑素吸收，因此无法对红发或金发进行脱发。

水通常不作为选择性光热作用的有效靶点，因为几乎所有皮肤结构中都存在高浓度的水。水对光的吸收在近红外范围开始逐渐增强，在中红外光谱范围内达到峰值。当与适当的表皮冷却装置配合使用时，此波长光谱范围内的激光作为非剥脱设备，可通过靶向真皮内的水，产生热量并控制热损伤，从而进行嫩肤治疗。上述真皮损伤随后导致胶原重塑以及胶原新生，可部分改善皱纹外观。

Sakamoto 等和 Anderson 等已报道将近红外激光用于靶向富含脂质的组织。不同于靶向传统的色基（基于分子的电子激发），红外激光靶向脂质基于分子的振动模式。在1210 nm和1720 nm处，脂质分子的光吸收略高于水。虽然目前尚无商用设备，但这些即将出现的应用设备为临床提供了一个有吸引力的、替代性的、无创靶向脂质的治疗方法。

选择性光热作用的第二个要素是脉宽的应用，使得在激光脉冲期间，热量被限制在靶组织内或邻近的结构中。热量在优先吸收光子的靶组织中形成时，靶目标便通过传导开始冷却。因此，靶组织的加热是光子吸收率和冷却率之间的平衡。特定靶组织热弛豫时间（thermal relaxation time, TRT）的概念在临床实践中有助于医生选择正确的脉宽。TRT被简单地定义为靶结构大幅降温所需的时间。TRT与靶目标的大小密切相关，TRT 的变化意味着最佳的皮肤科激光需要更宽的脉宽范围。一个简单且实用的估算方法是 TRT≈d^2，TRT 以秒（s）为单位，d 为靶目标大小，以毫米（mm）为单位。例如，直径为 1 mm 的腿部静脉约需 1 s 冷却；而直径为 0.2 mm 的毛细血管扩张（如典型的玫瑰痤疮）约需 0.04 s（40 ms）冷却；儿童鲜红斑痣中 0.03 mm 的小静脉约需 0.001 s（1 ms）冷却。最佳激光或 IPL 的脉宽通常约等于其 TRT。例如，低功率磷酸钛钾盐（potassium-titanyl-phospate，KTP）（532 nm）激光治疗腿部静脉适合非常长的脉宽。更高功率的 KTP 或脉冲染料（595 nm）激光脉宽在 20～40 ms 时，适用于玫瑰痤疮相关的毛细血管扩张的治疗；脉冲染料激光脉宽在约 1 ms 时，适用于儿童鲜红斑痣的治疗。靶目标大小决定 TRT 的规律一直适用于所有小至纳米级的亚细胞靶目标。由于 QS 激光的脉宽（10～100 ns）短于靶目标（如文身墨水、黑色素和色素沉着颗粒）的 TRT，故可应用于皮肤科（见病例讨论 1）。技术进步使得在皮秒范围内传输的脉冲激光具有商业可行性。由于其较短的脉宽甚至比非常小的文身墨水颗粒的 TRT 更短，使得皮秒激光去除文身的效果更好。例如，文身墨水颗粒的大小大约为 0.1 μm，因此其 TRT 大约为 10 ns。1 皮秒（ps）等于 10^{-12} s（0.001 ns）。上述脉宽比文身墨水颗粒的 TRT 短得多，使得皮秒脉宽更有选择性地以较低能量有效破坏文身墨水颗粒。惯性约束的概念与热约束相似，但涉及的是压力而不是温度。惯性约束时间（inertial confinement time, ICT）的定义为压力波通过靶结构所需的时间，ICT = d/va（d 为靶目标直径，va 为声速）。在组织中，声速约为 10^3 m/s。文身颗粒的直径为 0.1 μm（10^{-7} m），ICT 为 10^{-10} s 或 100 ps。脉冲激光的脉宽小于靶目标的 ICT，其将受到极强的机械压力，这会将文身颗粒打碎。皮秒激光比纳秒激光能更有效地去除文身。

要点 5

热弛豫时间很大程度上决定了选择性光热作用的理想脉宽，秒级脉宽与以毫米为单位的靶目标面积呈正比。

病例讨论 1：脉宽

一名 26 岁女性在当地美容机构进行"激光去除文身治疗"后遗留严重瘢痕。她回忆说，她既往同一操作者使用同一台设备进行激光脱毛，未出现不良反应。然而，她的黑色文身在本次治疗后即出现严重的水疱、红斑和水肿，随后结痂并出现增生性瘢痕。这种不可逆的并发症是由于使用了毫秒级脉冲 IPL 造成的，如果使用适当的纳秒或皮秒级激光，可有效去除文身且无瘢痕形成。

匹配靶目标 TRT 与激光脉宽是实现较好的疗效、避免副作用的关键，甚至对决定靶目标的即刻反应都具有重要的临床意义。例如，考虑到一位年轻男性同时有太田痣和面部的黑色胡须。他的太田痣和胡须均含有高浓度的相同色基（黑色素）。由于靶目标是散在于真皮深层的、小而孤立的黑素细胞，QS 翠绿宝石激光（波长 755 nm）治疗该患者的太田痣应该非常有效。由于真皮黑素细胞碎裂时会形成微小气泡，因此，治疗区即刻变白是理想的治疗终点。然而，由于其脉宽是毛乳头的 TRT 的 1/100 万，这种 QS 翠绿宝石激光不适用于脱毛。这种激光只是在热量传导至毛囊上皮细胞之前将毛干汽化（细胞已经死亡），且医生有信心告知患者胡须不会被意外去除。与此相反，相同波长的长脉冲（3～30 ms）翠绿宝石激光可在不影响其太田痣的情况下永久性去除其胡须。这种长脉宽对于像孤立的黑素细胞这样小的靶目标无法提供热控制，但对于整个毛囊可提供充足的加热时间且不会汽化其色素性毛干。然而，如果太田痣真皮中的黑素细胞浓度很高（例如较深色的皮损），它可能会造成过度加热和意外的皮肤烧伤。

与脉宽相关的一个常见问题是长脉冲光源的应用，例如IPLs，其广泛应用于激光脱毛和文身的治疗。长脉冲激光和IPLs发射毫秒级脉冲，脉宽大大超过了文身墨水颗粒的TRT，因此，可使文身皮肤大幅加热，而不是仅作用于文身墨水颗粒。因此，正如Wenzel等[8]的报道，周围真皮被加热造成非选择性热损伤，出现水疱、色素异常和瘢痕。遗憾的是，由于缺乏对选择性光热作用的充分理解以及治疗脉宽的选择不当，类似的损伤时常会发生。

最佳选择性光热作用的第三个要素是足够的能量作用到靶目标。通常所需能量与靶结构的吸收呈负相关，吸收能力越强，所需能量越低，反之亦然。因此，例如，用于治疗鲜红斑痣的经典翠绿宝石激光的能量为40 J/cm^2（见病例讨论2），而使用脉冲染料激光治疗同一皮损的能量可能仅需8 J/cm^2。

病例讨论2：波长穿透深度

一名6岁的斯德奇-韦伯综合征（Sturge-Weber syndrome）患儿上肢存在大面积鲜红斑痣。经595 nm脉冲染料激光治疗10次后，皮损对治疗几乎没有反应。与其不同，另一位皮肤科医生开始使用755 nm长脉冲翠绿宝石激光治疗，皮损反应良好。大多数鲜红斑痣是小静脉的畸形，病变可扩展到真皮深层和皮下组织。595 nm脉冲染料激光治疗真皮浅层的鲜红斑痣效果很好，但这种黄色波长的激光不能很好地穿透至更深的组织。755 nm翠绿宝石激光穿透更深，与病变小静脉中脱氧血红蛋白吸收带的波长相对应。治疗较深在部位的鲜红斑痣时，从脉冲染料或KTP激光调整为翠绿宝石激光更为有效。必须注意避免过度加热，并在接近选择性血管损伤阈值的能量范围内进行治疗。

对于脉冲光源，脉冲频率也是治疗参数之一。脉冲频率是激光脉冲发射的频率，单位为赫兹（Hz），其中1 Hz为1个脉冲/秒。对于需要大量激光脉冲治疗（如大面积文身），使用较高频率非常实用。使用1个脉冲/秒进行大面积文身的治疗非常单调，增加脉冲频率可缩短治疗时间（而均匀地分布脉冲则更具有挑战性）。

皮肤冷却：限制靶目标的热损伤

选择性破坏深层结构时，对于表皮和真皮浅层的保护很重要，这可通过使用适当的皮肤冷却得到改善。冷却可应用于激光脉冲前（预冷却）、中（平行冷却）和后（后冷却）。与激光诱导组织加热类似，冷却应始终考虑到组织靶目标。Zenzie等认为，靶目标的解剖结构越深，冷却时间应越长。Sakamoto等报道，冷却20～50 ms足以保护表皮，而对于表皮和真皮的保护（例如靶向皮下脂肪）应冷却5～10 s。冷却方式有：直接固体接触式冷却（如冷蓝宝石窗）、自动制冷剂喷雾（直接冷却装置）或直接吹冷风。冷风冷却的优点是可整体冷却皮肤，减少了疼痛、水肿以及出现残余热灼伤的风险。

选择正确能量密度的关键是熟悉所使用的特定设备，以及仔细观察皮肤对治疗的反应。激光的波长、脉宽、光斑大小、皮肤冷却和能量密度的组合可以设定初始治疗参数，但只有仔细观察即刻治疗终点才能确保疗效（图1.3～1.5），从而避免不良反应。常见的临床治疗终点见表1.1。

要点6
在选择性光热作用过程中，冷却有助于保护表皮和真皮浅层。

要点 7
仔细观察即刻皮肤治疗终点有助于选择激光参数。

要点 8
不良反应通常是由于光源和参数选择不当造成的。

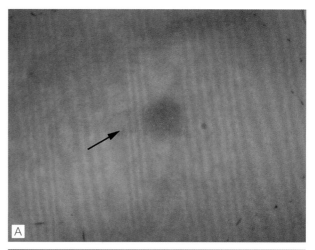

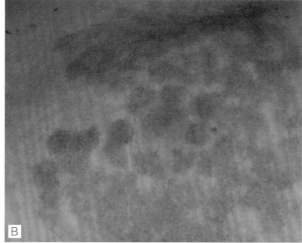

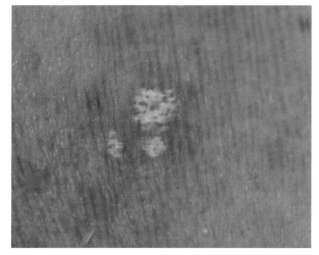

图 1.3　使用 QS 755 nm 翠绿宝石激光治疗色素性皮损晒斑的预期临床治疗终点。由于产生气泡，可观察到表皮变白的即刻反应

图 1.4　激光治疗血管病变后的预期临床终点：A. 儿童胸部鲜红斑痣先前用激光治疗，PDL 治疗前，单脉冲 585 nm 脉冲染料激光的即刻反应，3 ms 脉宽，6 mm 光斑，9 J/cm² 动态冷却（箭头）。B. 激光治疗后即刻出现圆形紫癜，表明血管凝固

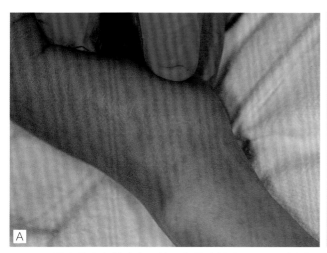

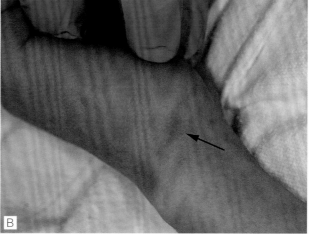

图 1.5　激光治疗血管病变后的预期临床终点：A. 手腕部鲜红斑痣。B. 单脉冲 755 nm 翠绿宝石激光（箭头）治疗后即刻反应，1.5 ms 脉宽，6 mm 光斑，80 J/cm² 动态冷却。即刻出现蓝灰色，表明血管凝固

表 1.1　皮肤科最常用的激光类型

原色基	激光	波长（nm）	模式/脉宽范围	典型应用	预期临床治疗终点	不良治疗终点
蛋白，DNA	准分子	308	QCW（ns 脉冲）	银屑病、白癜风和特应性皮炎的 UVB 光疗	非选择性损伤伴红斑、轻度水肿	—
血红蛋白	脉冲染料（黄色）	577～600	脉冲 0.45～1.5 ms；3～40 ms 间隔脉冲	PWS、毛细血管扩张、疣、红色瘢痕、轻度光损伤	紫癜、持久性血管黑变、血管消失、选择性凝固	选择性光热作用不良反应：剥脱、均匀的灰色凝固、尼氏征阳性、正常皮肤的收缩或变黑（如金沉着病）
血红蛋白、黑色素	KTP	532	QCW、CW 或脉冲	毛细血管扩张、良性雀斑样痣、疣		
黑色素、血红蛋白、水（弱）	氙、闪光灯（IPL）	500～1200	脉冲 2～50 ms；20～100 ms 间隔脉冲或单脉冲	毛细血管扩张、轻度光损伤、脱毛、良性雀斑样痣	色素性皮损变得微暗，血管消失	
黑色素、血红蛋白（弱）	长脉冲翠绿宝石	755	脉冲 1.5～40.0 ms，间隔脉冲	脱毛、腿部静脉曲张、肥厚性 PWS	毛囊周围红斑、5 min 内的水肿	
黑色素	长脉冲红宝石	694	脉冲 3 ms；100 ms 重复脉冲	脱毛、色素痣		
黑色素	半导体	800	脉冲 5～500 ms	脱毛、静脉湖、毛细血管扩张、腿部静脉曲张		
黑色素	长脉冲 Nd:YAG	1064	脉冲或间隔脉冲，3～100 ms	深色皮肤的脱毛、腿部静脉曲张		
黑色素和文身	QS Nd:YAG	532 1064	QS 5～10 ns	532：表皮色素；红色文身 1064：表皮/真皮色素（黑子、太田痣等）；文身（黑色 1064，红色 532）	即刻变白	
黑色素和文身（除外红色）	QS 红宝石	694	QS 20 ns	表皮/真皮色素；黑子、太田痣；文身（黑色、蓝色、绿色）		
黑色素和文身（除外红色）	QS 翠绿宝石	755	QS 50～100 ns	表皮/真皮色素；黑子、太田痣；文身（黑色、蓝色、绿色）		
黑色素和文身（除外红色）	皮秒翠绿宝石	755	750 ps	文身（黑色、蓝色、绿色）		
文身	皮秒 Nd:YAG	532 1064	750 ps	532：红色文身 1064：黑色文身		
水	中红外 Nd:YAG	1320	脉冲 20～50 ms，间隔大脉冲	非剥脱真皮重塑	非选择性损伤：红斑、水肿，有时点状出血	—
水	中红外半导体	1450	脉冲 5～260 ms	非剥脱真皮重塑、点阵换肤		
水	铒：玻璃	1540	脉冲 1～10 ms	非剥脱真皮重塑、痤疮、点阵换肤		—
水	铥：YAG	1927	脉冲 10 ms	非剥脱/剥脱真皮重塑、痤疮、点阵换肤	—	
水	铒：YAG	2940	脉冲 0.1～3 ms	表皮剥脱病变、换肤、剥脱点阵换肤		
水	CO_2	10 600	连续波，扫描或脉冲/1 μm～1 ms	皮损去除、中至重度光损伤换肤、皱纹、瘢痕、剥脱点阵换肤		

局灶性光热作用

Manstein等[2]报道，局灶性光热作用（fractional photothermolysis, FP）通过激光微光束作用于靶组织，形成微小热损伤区（microthermal zones, MTZ）。每个MTZ的直径通常为100～300 μm。作用于组织的激光微光束的深度和密度（单位面积光束的数量）可根据临床适应证进行调整。该技术的优点是，每个MTZ周围剩余的皮肤未经治疗，使得愈合加速并降低不良反应的风险。典型的局灶性光热作用治疗中，激光可照射10%～50%的皮肤。

局灶性光热作用的概念于2004年提出后不久就在皮肤科得到了广泛应用。许多新设备、激光波长和临床适应证都取得了成功。原则上，局灶性光热作用可广泛应用于多种能量源，从而产生皮肤损伤的微孔阵列。这包括各种非剥脱性近红外激光（1320～1550 nm；1927 nm铥激光）和剥脱性激光（2940 nm铒激光和10 600 nm CO_2激光）。目前，可见光和其他技术，如超声和射频设备也已应用点阵模式。局灶性光热作用治疗的临床适应证众多，例如光老化、色素改变、瘢痕、黄褐斑、妊娠纹和睑黄瘤（分别参见Manstein等、Alster等、Tannous & Astner、Kim等、Katz等的报道）。

有趣的是，如Haedersdal等的研究报道，除了局部热破坏和热刺激，点阵设备还可能在透皮给药和皮肤内容物排出中发挥重要作用。Ibrahimi等也报道过应用剥脱性点阵Er:YAG激光成功治疗出现了过敏反应的文身。而常规单独使用QS激光治疗过敏性文身可能会增加文身颜料治疗后的免疫原性和全身过敏性反应的风险。现已证实剥脱性点阵激光可去除过敏性文身颜料，作为不诱发全身性过敏反应的替代治疗方法。

要点9

剥脱性和非剥脱性光源均可应用于局灶性光热作用模式。

其他基于能量的技术

新的非光源设备已被开发应用于临床，包括强聚焦超声（intense focused ultrasound, IFU）、射频（radio frequency, RP）和冷冻溶脂术。

强聚焦超声也可用于诱发热损伤和组织收缩。这些非激光能量的设备对色基并没有选择性。超声波作为一种治疗工具，可以将能量脉冲局限性传送至任何深度，但主要用于真皮深层和浅筋膜的靶组织或破坏脂肪。集中的能量导致局限的、界线清楚的热损伤区，并引起组织收缩。该技术已被用于组织收紧，也可用于清除皮损。

强聚焦超声设备将超声波纵向传递至真皮或浅筋膜中特定深度的聚焦靶点。目前上市的皮肤科强聚焦超声设备提供的最大焦深约4.5 mm。在治疗过程中，可同时使用诊断性超声成像，使脉冲更准确地定位于正确的组织平面，避免损伤神经和血管结构。

射频设备通过向皮肤输送快速交流电，从而非选择性地加热局部组织。射频设备造成损伤的最理想结果是Ⅰ型胶原的部分变性。随后通过合成新的胶原蛋白进行胶原重塑和修复，理论上可导致治疗区域的收紧。射频设备应用于皮肤科，以实现松弛区域组织的收紧。以同样方式破坏脂肪组织的射频设备也已上市。

射频设备的工作频率类似于无线电波段，通过提供快速交流电加热组织。这些设备是非选择性的，但是加热模式可以在一定程度上通过与皮肤接触电极的几何排列和局部电阻抗的变化来控制。射频组织内能量局部的聚积与电流密度的平方呈正比，再乘以组织介质的阻抗。上述设备可以是单极的、双极的或多极的，能量可以通过皮肤贴于表面或接近皮肤表面的电极或有创微针传递。

射频设备和强聚焦超声设备均可以通过点阵模式破坏组织，类似于点阵激光设备。

2008年，Manstein等发现通过冷冻可在不损害周围组织的情况下清除多余脂肪，无创减脂技术随即被发明出来，这一概念被称为冷冻溶脂术。冷冻溶脂术使用选择性破坏的理念。脂肪组织中脂质凝固点的温度高于水凝固点。在特定的温度下进行制冷可以有效地诱发寒冷性脂膜炎，导致脂肪细胞凋亡，而其他皮肤结构不受影响。冷冻溶脂术是一种广泛应用的选择性、无创减脂的治疗手段。

冷冻溶脂术通过可控的冷却模式从皮肤提取热能，其原理是观察到脂质在高于水凝固点的温度下凝固[9]。"冰棒脂膜炎"或寒冷性脂膜炎发生于婴儿，最初见于1970年，当一名婴儿吮吸冰棒时，脸颊上出现了一个硬化结节，导致局部瞬时坏死[10]。上述原理未来可应用于治疗富含脂肪的皮损。

光生物刺激或低能量光疗（low-level light therapy，LLLT）已被批准用于雄激素性脱发的治疗，使用低功率（毫瓦范围）连续激光（波长630～850 nm）。光生物调节作用 / 光调作用被认为是通过激活线粒体信号通路实现的。

> **!** 要点10
> - 强聚焦超声设备通过纵向声波造成局部区域组织热损伤，导致组织收紧或靶目标的破坏。
> - 射频设备通过电流传递热量，造成胶原蛋白的非选择性变性，随后进行胶原修复和重塑，导致组织收紧。
> - 冷冻溶脂术通过冷却提取热量，选择性地将脂肪组织作为凋亡破坏的靶目标。

小结

激光、其他光源、其他能源和组织冷却技术将继续发展应用于未知领域。在皮肤科应用中，基于各种能量的治疗技术中许多有趣的、重要的基础和临床问题仍有待阐明。

参考文献

[1] Anderson RR, Parrish JA. Selective photothermolysis: precise microsurgery by selective absorption of pulsed radiation. *Science* 1983; 220(4596):524–527.

[2] Manstein D, Herron GS, Sink RK, Tanner H, Anderson RR. Fractional photothermolysis: a new concept for cutaneous remodeling using microscopic patterns of thermal injury. *Lasers Surg Med*. 2004; 34(5):426–438.

[3] Wanner M, Sakamoto FH, Avram MM, et al. Immediate skin responses to laser and light treatments: therapeutic endpoints: how to obtain efficacy. *J Am Acad Dermatol*. 2016; 74(5):821–833.

[4] Wanner M, Sakamoto FH, Avram MM, Anderson RR. Immediate skin responses to laser and light treatments: warning endpoints: how to avoid side effects. *J Am Acad Dermatol*. 2016; 74(5):807–819.

[5] Izikson L, Nelson JS, Anderson RR. Treatment of hypertrophic and resistant port wine stains with a 755 nm laser: a case series of 20 patients. *Lasers Surg Med*. 2009; 41(6):427–432.

[6] Chang CJ, Nelson JS. Cryogen spray cooling and higher fluence pulsed dye laser treatment improve port-wine stain clearance while minimizing epidermal damage. *Dermatol Surg*. 1999; 25(10):767–772.

[7] Grossman MC, Dierickx C, Farinelli W, Flotte T, Anderson RR. Damage to hair follicles by normal-mode ruby laser pulses. *J Am Acad Dermatol*. 1996; 35(6):889–894.

[8] Wenzel S, Landthaler M, Baumler W. Recurring mistakes in tattoo removal. A case series. *Dermatology* 2009; 218(2): 164–167.

[9] Zelickson B, Egbert BM, Preciado J, et al. Cryolipolysis for noninvasive fat cell destruction: initial results from a pig model. *Dermatol Surg*. 2009; 35(10):1462–1470.

[10]Epstein EH Jr, Oren ME. Popsicle panniculitis. *N Engl J Med*. 1970; 282:966–967.

扩展阅读

Alster TS, Tanzi EL, Lazarus M. The use of fractional laser photothermolysis for the treatment of atrophic scars. *Dermatol Surg*. 2007; 33(3):295–299.

Anderson RR, Farinelli W, Laubach H, et al. Selective photothermolysis of lipid-rich tissues: a free electron laser study. *Lasers Surg Med*. 2006; 38(10):913–919.

Avram MM, Harry RS. Cryolipolysis for subcutaneous fat layer reduction. *Lasers Surg Med*. 2009; 41(10):703–708.

Carruthers J, Stevens WG, Carruthers A, Humphrey S. Cryolipolysis and skin tightening. *Dermatol Surg*. 2014; 40:S184–S189.

Haedersdal M, Katsnelson J, Sakamoto FH, et al. Enhanced uptake and photoactivation of topical methyl aminolevulinate after fractional CO_2 laser pretreatment. *Lasers Surg Med*. 2011; 43(8):804–813.

Haedersdal M, Sakamoto FH, Farinelli WA, et al. Fractional CO(2) laser-assisted drug delivery. *Lasers Surg Med*. 2010; 42(2):113–122.

Ibrahimi OA, Syed Z, Sakamoto FH, Avram MM, Anderson RR. Treatment of tattoo allergy with ablative fractional resurfacing: a novel paradigm for tattoo removal. *J Am Acad Dermatol*. 2011; 64(6):1111–1114.

Katz TM, Goldberg LH, Friedman PM. Fractional photothermolysis: a new therapeutic modality for xanthelasma. *Arch Dermatol*. 2009; 145(10):1091–1094.

Kilmer SL, Burns AJ, Zelickson BD. Safety and efficacy of cryolipolysis for non-invasive reduction of submental fat. *Lasers Surg Med*. 2016; 48(1):3–13.

Kim BJ, Lee DH, Kim MN, et al. Fractional photothermolysis for the treatment of striae distensae in Asian skin. *Am J Clin Dermatol*. 2008; 9(1):33–37.

Kim H, Choi JW, Kim JY, et al. Low-level light therapy for androgenetic alopecia: a 24-week, randomized, double-blind, sham device-controlled multicenter trial. *Dermatol Surg*. 2013; 39:1177–1183.

Laubach HJ, Makin IR, Barthe PG, Slayton MH, Manstein D. Intense focused ultrasound: evaluation of a new treatment modality for precise microcoagulation within the skin. *Dermatol Surg*. 2008; 34(5):727–734.

Leavitt M, Charles G, Heyman E, Michaels D. HairMax LaserComb laser phototherapy device in the treatment of male androgenetic alopecia: a randomized, double-blind, sham device-controlled, multicentre trial. *Clin Drug Investig*. 2009; 29:283–292.

Manstein D, Laubach H, Watanabe K, et al. Selective cryolysis: a novel method of non-invasive fat removal. *Lasers Surg Med*. 2008; 40(9):595–604.

Ross V, Naseef G, Lin G, et al. Comparison of responses of tattoos to picosecond and nanosecond Q-switched neodymium: YAG lasers. *Arch Dermatol*. 1998; 134(2):167–171.

Sakamoto FH, Doukas AG, Farinelli WA, et al. Selective photothermolysis to target sebaceous glands: theoretical estimation of parameters and preliminary results using a free electron laser. *Lasers Surg Med*. 2012; 44(2):175–183.

Sakamoto FH, Wall T, Avram MM, et al. Lasers and flashlamps in dermatology. In: Wolff K, Goldsmith LA, Katzet SI, et al., eds. *Fitzpatrick's Dermatology in General Medicine*. Vol. II. Columbus, OH: The McGraw-Hill Companies, Inc.; 2007:2263–2279.

Tannous ZS, Astner S. Utilizing fractional resurfacing in the treatment of therapy-resistant melasma. *J Cosmet Laser Ther*. 2005; 7(1):39–43.

Zenzie HH, Altshuler GB, Smirnov MZ, Anderson RR. Evaluation of cooling methods for laser dermatology. *Lasers Surg Med*. 2000; 26(2):130–144.

第
二
章

血管性病变的激光治疗

廖 勇　王聪敏　杨蓉娅　译

概要和关键点

- 血管性病变是激光治疗最常见的适应证之一。
- 治疗基于选择性光热作用理论，目的是使热损伤仅局限于靶血管。
- 脉冲染料激光是治疗鲜红斑痣的首选方法，但也可使用多种其他血管靶向设备。早期治疗被认为治疗反应更佳。翠绿宝石激光可治疗肥厚性或脉冲染料激光治疗反应不佳的鲜红斑痣。
- 激光也可治疗先天性或婴儿血管瘤。联合治疗可考虑使用 β - 受体阻滞剂。激光治疗的适应证包括：溃疡型皮损、伴有残余毛细血管扩张和（或）组织结构改变的皮损。激光也可用于治疗某些增生性皮损。
- 血管靶向性光源（包括脉冲染料激光或强脉冲光）可用于治疗玫瑰痤疮相关的红斑和毛细血管扩张。

引言与历史

　　血管性病变的治疗是激光在皮肤科的首个应用。激光手术已成为多种血管性病变的治疗选择，包括鲜红斑痣（port-wine stain, PWS）、血管瘤、玫瑰痤疮以及皮肤异色症。

　　自最初的连续波激光设备被开发以来，血管特异性激光设备已取得革命性的进展。20 世纪 60 年代开发了红宝石和氩离子激光，被用于改善 PWS 和血管瘤；但由于它们对皮肤相对非特异性的热损伤，导致瘢痕和色素异常高发。1983 年提出的选择性光热作用原理提供了一种新方法，将热损伤限制于目

标靶组织，同时尽量减少对周围组织的附带损伤。

　　选择性光热作用需要三个必要条件：①被靶色基优先吸收的激光波长；②与靶目标大小匹配的、合适的脉冲持续时间；③能够治疗靶目标且最大限度减少非特异性热损伤的能量密度。热弛豫时间定义为加热靶目标的初始温度冷却 50% 所需的时间。理想的脉冲持续时间小于或等于靶组织的热弛豫时间。脉冲持续时间过短可能没有效果，过长则可能会使热量扩散至周围组织结构，造成不必要的热损伤。血管性病变的经典靶色基是氧合血红蛋白，最大吸收峰在 418 nm、542 nm 和 577 nm（图 2.1）。激光光能被氧合血红蛋白吸收后转化为热能，并传导至血管壁，造成凝血和血管闭塞。最近，根据血管性病变的特点，其他种类的血红蛋白也被确定为适合的靶色基。例如，静脉性病变可能适合的靶色基为脱氧血红蛋白的激光。755 nm 翠绿宝石激光接近脱氧血红蛋白的吸收峰，已被用于

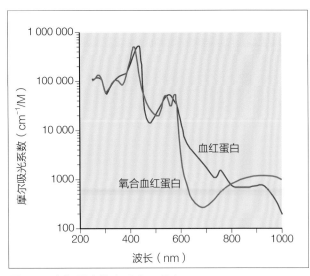

图 2.1　血红蛋白的光吸收。摘自：Dr Scott Prahl, http://omlc. ogi.edu/spectra/hemoglobin

治疗难治性或肥厚性 PWS、静脉性微血管畸形以及静脉湖。高铁血红蛋白[1]（585 nm 或 595 nm 在大于或等于 5 J/cm² 激光处理后形成）的吸收也被认为是一个潜在的靶色基。

脉冲染料激光（pulsed dye lasers, PDL）于 1986 年投入使用，其最初研发的波长为 577 nm，针对靶色基氧合血红蛋白的黄色吸收峰。后来逐渐认识到，当发生选择性光热作用时，激光波长不必达到靶色基的吸收峰，只要发生优先吸收即可。PDL 波长转移至 585 nm 时，穿透深度约 1.16 mm；595 nm 的 PDL 被用于更深的穿透。PDL 也发展出具有更长脉冲持续时间的设备。早期的 PDL 仅有 0.45 ms 的固定脉冲持续时间，而目前的 PDL 具有 0.45 ~ 40 ms 的脉冲持续时间。较长脉冲持续时间的优势是有效，但不会出现治疗后紫癜。

20 世纪 90 年代出现的表皮冷却是一种保护表皮的方法，可最大限度地减少治疗后色素异常和瘢痕的发生。在冷却保护下还允许使用更高的能量密度，从而达到更好的治疗效果。此外，冷却也可以最大限度地减少治疗带来的不适感。现代冷却设备包括动态制冷剂喷雾、接触式冷却和压缩式冷空气冷却。

由于 PDL 穿透深度只有 1 ~ 2 mm，故已经开发出其他用于治疗血管性病变的激光设备，以实现更深的穿透。例如，755 nm 波长的翠绿宝石激光和 1064 nm 波长的钕：钇铝石榴石（Nd:YAG）激光，其可以穿透至 50% ~ 75% 的皮肤深度。由于血红蛋白在该波长范围内对能量的绝对吸收偏低，所以需要更高的能量密度。

强脉冲光（intense pulsed light, IPL）设备发出多色、非相干、宽谱（波长 420 ~ 1400 nm）光，脉冲持续时间可变。滤光器可去除不必要的短波长光，获得从蓝绿色到黄色波长的光束，可用于血管性病变的治疗。

其他血管性病变激光设备和光源包括：磷酸钛钾盐（KTP, 532 nm），以及其他近红外长脉冲激光器，例如半导体激光（800 ~ 810 nm，940 nm）和双波长激光器（如 595 nm PDL 和 1064 nm Nd:YAG 激光）。

血管性病变的分类

国际血管性病变研究协会（International Society for the Study of Vascular Anomalies, ISSVA）于 2014 年发布了一项被广泛接受的血管性病变分类标准。病变大致可分为以血管增生为特征的血管肿瘤和以血管结构异常为特征的血管畸形。血管瘤是一种来源于血管的肿瘤；而 PWS 是一种血管畸形，是激光治疗中最常见的血管性病变（表 2.1）。值得注意的是，某些罕见的血管性病变似乎不符合这些术语的精确分类，并已被列入一个临时类别。

表 2.1 婴幼儿血管瘤和鲜红斑痣的比较

	婴幼儿血管瘤	鲜红斑痣
发病	• 出生后数周发病 • 出生时可存在先兆	• 出生即有
病程	• 第 1 年内出现增殖，随后缓慢进展	• 不会自然消退 • 可能变得肥厚，随着年龄增长，紫色逐渐加深 • 可能发展为血管滤泡
组织标志物	• GLUT1 阳性	• GLUT1 阴性

GLUT1, Glucose Transporter 1，葡萄糖转运蛋白 1。

鲜红斑痣

概述

PWS 属于血管畸形，由浅血管丛扩张的毛细血管和毛细血管后微静脉组成。PWS 血管的特点是血管张力降低和支配神经密度降低（尤其是具有自主神经功能的血管）。大多数情况下，PWS 先天即发生；但在罕见的情况下，它们可能会后天获得。大约 0.3% 的新生儿存在 PWS，皮损通常发生

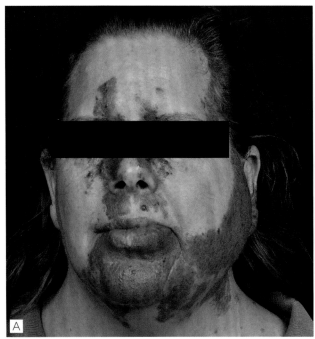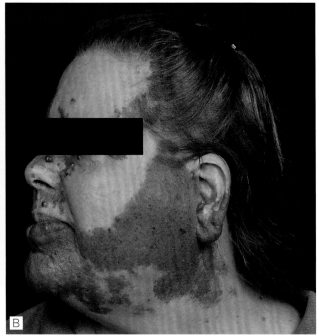

图 2.2　未经治疗的肥厚性鲜红斑痣

于头颈部，但也可见于身体的其他任何部位。PWS终身存在，且随着时间推移，绝大多数会出现肥厚（图 2.2）。据报道，出现肥厚的平均年龄为 37岁，约 65% 的病变在 50 岁以后会过度增生或呈现结节状外观。这可能与软组织的过度增生相关，导致唇部或眼睑部位功能受损。形成的血管滤泡受到微小创伤就可能出血。上述病变常常会导致毁容，促使许多患者寻求治疗。PWS 血管的直径大小不同（7 ~ 300 μm），老年患者通常具有更粗的血管。

　　PWS 可与多种综合征相关。斯德奇 - 韦伯综合 征（Sturge-Weber syndrome, SWS）涉 及 面 部PWS，并可能伴有眼部和神经系统异常，包括青光眼、癫痫发作和发育迟缓。一般来说，这主要与PWS 在三叉神经的眼部分布相关。然而，研究表明，斯德奇 - 韦伯综合征可能存在其他几种分布，并可能反映出躯体嵌合的模式。近年来的研究显示，单纯的 PWS 和斯德奇 - 韦伯综合征都与编码鸟嘌呤核苷酸结合蛋白 G（q）亚单位（GNAQ）基因的体细胞突变激活有关，上述内容在 Shirley等的一篇开创性论文中进行了详细阐述。另一种综合 征——Klippel-Trénaunay 综合征相关的 PWS 累

及肢端，伴有肢体肥大和淋巴畸形。在毛细血管畸形 - 动静脉畸形综合征中，PWS 也可能与动静脉畸形相关。

治疗

　　PWS 的治疗目标包括：减少红斑，缓解社会心理压力，防止可导致局部出血或感染的滤泡形成。此外，有理论认为早期治疗 PWS 可以减少后期出现肥厚。

　　尽管 PDL 总体有效，但个别患者的反应不佳。约 80% 接受治疗的患者可看到红斑或厚度明显改善，但只有大约 20% 的患者可以完全清除。一项研究发现，治疗改善的预后因素包括：较小的面积（小于 20 cm²）、骨性突出部位（特别是前额中部）以及早期治疗。另一项研究对 49 名 6 个月前开始激光治疗的婴儿进行了研究，结果显示，治疗 1 年后平均清除率可达 88.6%。由于皮损较薄且整体较小，存在血红蛋白 F（一种存在于妊娠期和出生第一年的血红蛋白）以及婴儿血管扩张不明显，故早期治疗可能更有益。PWS 激光治疗后颜色可能再次加深，这种现象被称为"复色"。尽管如此，颜色重新变深的区

域仍然比原来未经治疗的区域颜色更浅。

治疗通常每隔3~6周进行一次，最初进行10次或10次以上的治疗并不少见，直到达到平台期或皮损被清除（图2.3）。在选择治疗方案时，建议在治疗整个皮损前，用一到两个测试脉冲确定PWS颜色最深部分的能量密度阈值。调整能量密度以达到预期的治疗终点，对PDL而言，有效的治疗终点是即刻紫癜。相反，如果出现灰色，提示能量密度过高。治疗过程中，有必要密切监测组织的反应。

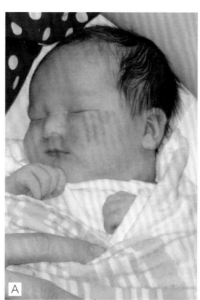
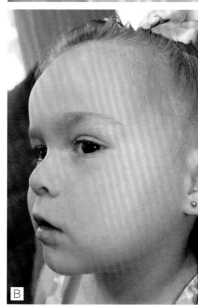

图2.3　鲜红斑痣：A. 治疗前；B. 脉冲染料激光治疗后

根据血管大小的不同而改变治疗时的脉冲持续时间。PWS治疗的理想脉冲持续时间为1~10 ms。在临床实践中，通常先从1.5 ms开始治疗。需要考虑的治疗参数包括：7~10 mm光斑大小、0.45~6 ms脉冲持续时间和适当的表皮冷却（如制冷剂喷雾冷却30 ms，延迟20~30 ms）。肤色较深的患者推荐较长的脉冲持续时间，治疗应从低能量开始，可在耐受范围内逐渐增加。参数因设备而异。

与任何其他激光治疗一样，PDL可能的并发症包括色素异常。在治疗深色皮肤类型时，通过适当的冷却和较长的脉冲持续时间，可使皮肤色素减退和色素沉着的风险最小化。可能需要更长的治疗间隔时间，从而在解决任何色素异常后再进行下一次治疗。应关注腿部的皮损，因为腿部皮损治疗后更容易发生色素沉着。

翠绿宝石激光通常用于对PDL治疗抵抗的PWS病变，尽管该激光可作为成人肥厚性紫红色PWS的一线治疗（图2.4）。正如Izikson和Anderson在2009年所描述的，该治疗的预期终点反应是短暂的灰色改变，在几分钟之后变为更深的持久性紫癜。必须注意不要采取重叠或"叠加"的脉冲，否则可能形成瘢痕。还要提醒注意的是，翠绿宝石激光的适用能量密度范围相当广泛。

Nd:YAG 1064 nm激光联合595 nm激光也可用于PWS的治疗。虽然穿透深度有所增加，但是上述设备的治疗窗较窄，建议谨慎使用，以免遗留瘢痕。上述设备应由有经验的激光医生操作。

研究证明可通过调整优化IPL的波长范围，使用适当血管特异性滤波器的IPL来治疗PWS。和许多激光一样，在有毛区域进行治疗可能会导致永久性脱毛。考虑到睫毛毛囊与皮肤表面的距离以及年幼儿童的眉毛和头皮（尤其是深色皮肤的儿童），永久性脱毛的风险更大。脱毛也可发生在长脉冲激光治疗血管性病变时。

PWS内的结节或疱状结构可以通过手术切除

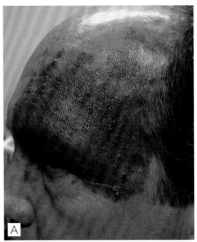

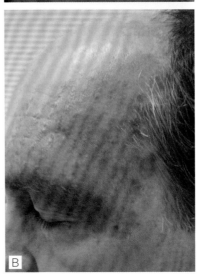

图2.4 紫色肥厚性鲜红斑痣: A. 治疗前; B. 翠绿宝石激光治疗后。注意颜色和厚度的改善。图片由Dr.R.Rox Anderson 提供

或激光治疗。如果使用PDL, 可能需要多个脉冲或有意叠加脉冲。由于PDL的穿透深度有限, 因此, 可以使用穿透更深的激光设备, 如翠绿宝石激光或Nd:YAG激光。CO_2激光和Er:YAG激光可用于剥脱结节性皮损。

光动力疗法（photodynamic therapy, PDT）的使用已经取得了一些成效。但全身应用血卟啉光敏剂导致延长数周的光敏性, 限制了其临床应用。替代的光敏剂如苯卟啉衍生物单酸环A和单－L－天冬氨酰氯E6（Npe6）, 具有较短的光敏周期, 提供了有前途的替代方案。如果可以优化参数或与PDL结合使用, PDT可能是一个有效的治疗方法。

最近有报道称, 尝试通过光能量设备治疗后结

合抗血管生成药物（特别是雷帕霉素）的方法, 来提高PWS的治疗效果。雷帕霉素抑制由激光激活的血管损伤通路, 从而提高了治疗的效果。虽然有关雷帕霉素局部治疗其他皮肤病的研究未发现药物全身吸收的证据, 但一些使用雷帕霉素治疗PWS的研究发现了少量药物吸收, 但并无实际临床意义。

激光散斑成像（laser speckle imaging, LSI）和激光－多普勒成像（laser-Doppler imaging, LDI）通过量化术中毛细血管的灌注和血流动力学特征, 为测量治疗反应提供了无创的方法。这些技术可以提供一种评估治疗是否有效的客观方法, 并且在未来可用来指导医生改善临床治疗效果。

婴幼儿血管瘤

概述

婴儿血管瘤是良性的血管内皮细胞增生, 是最常见的婴儿肿瘤（发病率4%~10%）。女性更为常见, 女婴的发病率是男婴的3倍。其他危险因素包括早产、多胎妊娠、高龄产妇和血管瘤家族史。这些危险因素的相对重要性仍在研究中, 对双胞胎婴儿血管瘤的前瞻性队列研究表明, 其与多因素相关。有理论认为, 血管瘤起源于胎盘干细胞栓塞或组织缺氧反应。葡萄糖转运蛋白1（glucose transporter 1, GLUT1）是一种胎儿型内皮细胞葡萄糖转运蛋白, 其表达在组织学上与其他血管肿瘤

或血管畸形存在差异。血管瘤可表现为局限型或节段型，也可以是浅表型（临床表现为红色）、深在型（临床为蓝色或皮色）或混合型。典型的表现是在出生后的最初几周内出现白色、红色或毛细血管扩张性斑疹，60%出现在头颈部。

浅表型血管瘤的增殖期一般为6~8个月，而深在型血管瘤的增殖期可能更长。随着时间的推移，出现缓慢的退化。经常被引用的估算值是：大约10%的血管瘤会随着年龄的增长而消退，其中绝大多数会在10岁时完全消退，尽管有研究表明这一过程可能发生得更快。许多血管瘤在消退后会留下残余的纤维脂肪组织、局部萎缩或毛细血管扩张。

血管瘤通常不需要影像学检查。多发性血管瘤（通常大于5个）或在某些部位的血管瘤，可能提示需要进行影像学检查，以评估是否存在可能的相关综合征或内脏受累。出现大节段型面部血管瘤必须考虑到PHACES综合征，其特征是后颅窝畸形、血管瘤、动脉异常、主动脉缩窄、眼畸形以及胸骨或脐上裂。出现特征性会阴或腰部血管瘤需要评估是否存在相关综合征，例如PELVIS综合征（会阴血管瘤、外生殖器畸形、脂肪性脊髓脊膜膨出、膀胱及肾的畸形、肛门闭锁和皮肤赘生物）或LUMBAR综合征（躯干下部血管瘤、泌尿生殖系统畸形或溃疡、脊髓病、骨畸形、肛门直肠畸形、动脉畸形和肾畸形）。新生儿弥漫性血管瘤病表现为多发性皮肤血管瘤，提示存在内脏血管瘤的风险，最常见的是肝，其次是胃肠道。

目前有两型罕见的血管瘤，出生时即有，且GLUT1阴性，包括非退化性先天性血管瘤（noninvoluting congenital hemangiomas, NICHs）和迅速退化性先天性血管瘤（rapidly involuting congenital hemangiomas, RICHs）。部分退化性先天性血管瘤也已被描述，病变初始消退，但随后稳定并持续存在。

治疗

血管瘤治疗的适应证是出现功能受损以及相关并发症（如溃疡、感染或出血）。当重要的解剖结构受累时，血管瘤可引起相关功能障碍，包括气道受损、肝受累症状、视觉障碍或耳道阻塞。

过去对于多数血管瘤的治疗，在无功能障碍或并发症的情况下，通常建议观察即可，也称为主动不干预。最近人们认识到，治疗的适应证还包括：预防长期的瘢痕形成以及相关的社会心理压力，特别是当皮损累及美容相关的敏感区域时。

局部治疗对浅表型血管瘤最有效。噻莫洛尔已成为首选的外用药物，是普萘洛尔的一种较温和的替代药物，稍后将对此进行讨论。随机对照试验证实，噻莫洛尔联合PDL治疗婴幼儿血管瘤的疗效优于单纯PDL治疗。后续将进一步详细讨论激光治疗手段。其他外用疗法包括外用强效皮质类固醇、咪喹莫特（尽管这种药物的有效性存在争议）和贝卡普勒明凝胶（一种重组血小板源性生长因子，可促进溃疡性皮损的愈合）。溃疡性皮损也可通过局部创面的护理、外用抗生素、隔离霜和包扎敷料等方式治疗。

系统治疗的适应证包括溃疡、功能障碍或损容性皮损。口服普萘洛尔（β-受体阻滞剂）是一种安全有效的治疗方法，已取代口服皮质类固醇激素，成为治疗婴幼儿血管瘤的首选一线药物。荟萃分析发现，与单纯观察、安慰剂和口服皮质类固醇相比，普萘洛尔可更有效地改善血管瘤。最近一项针对460名婴儿的随机对照试验（迄今规模最大的研究之一）发现，普萘洛尔目前仍有效，而且服用6个月后仍有效。其作用机制尚不清楚，推测可能包括：促进周细胞介导的血管收缩，抑制血管生成和儿茶酚胺介导的血管生成，以及肾上腺素-血管紧张素系统的失活。虽然普萘洛尔的耐受性一般较好，但少见的不良反应包括低血糖、支气管痉挛、高钾血症、低血压和心动过缓。

激光穿透深度有限，因此，激光治疗浅表型血管瘤最有效。对于浅表和深部的混合病变，PDL可用于减轻颜色，但不会影响深部的皮损。研究表明，早期激光治疗，尤其是PDL，可能会阻断血管瘤的进一步生长，并促进过渡到平台期或退行期，且副作用最小。激光治疗对易发生溃疡部位的血管瘤也可能有益（特别是肛门生殖器部位）。对78例溃疡性血管瘤患者的研究表明，平均两次PDL治疗后，91%的患者病情改善。

一系列的能量密度已被用于PDL对增生性血管瘤的治疗。我们认为，虽然激光治疗对增生性皮损绝对有改善作用，但治疗有形成溃疡的风险，应选择较低的能量密度。PDL治疗需要考虑的参数设置包括：脉冲持续时间（0.45～1.5 ms）、光斑大小（7 mm或10 mm）、能量密度（4～7 J/cm^2）以及适当的皮肤冷却。对于深色皮肤类型的患者，建议使用较低的能量密度和较长的脉冲持续时间。参数因设备而异。通常需要多次治疗，快速增生性皮损可每隔2周进行一次治疗；对于消退期皮损，可每隔4～6周进行一次治疗。治疗主要的风险是形成溃疡、瘢痕以及色素减退。PDL治疗血管瘤后

出现严重出血的报道非常罕见，主要是旧式的激光器不具有冷却装置，其中1例虽应用配有冷却装置的595 nm激光进行治疗，但使用了相对较高的能量密度。

KTP激光和IPL也已成功用于治疗血管瘤。有些学者使用Nd:YAG激光治疗血管瘤，以获得更大的穿透深度。由于Nd:YAG的治疗窗较窄，易发生明显的溃疡和瘢痕，因此需要非常谨慎地使用。

消退后，血管瘤可留下毛细血管扩张或残留的纤维脂肪组织。毛细血管扩张可使用PDL治疗（图2.5），非剥脱和剥脱性点阵激光可以改善皮肤的纹理（图2.6）。

> **要点2**
> - 考虑所有可行的治疗方案。β-受体阻滞剂与激光联合可更快和更有效地治疗婴儿血管瘤。
> - 在选择适合的治疗方案时，需要考虑婴儿血管瘤的深度。
> - 噻莫洛尔对浅表皮损有效，但对深部皮损可能无明显改善。对于较深的皮损，普萘洛尔可能更合适。

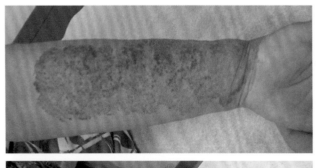
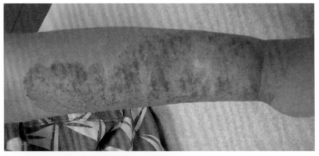
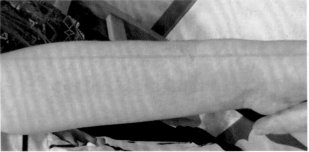
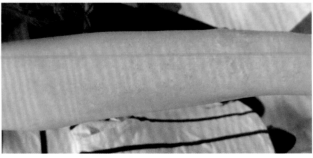

图2.5　混合型血管瘤脉冲染料激光治疗前后比较

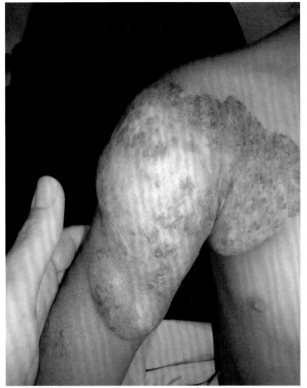
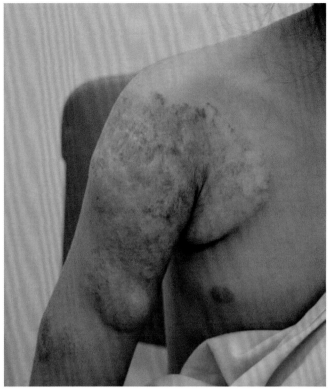

图 2.6　混合型血管瘤脉冲染料激光治疗前后比较，以改善红斑和毛细血管扩张；点阵 CO_2 激光治疗可改善纹理并减少纤维脂肪组织

静脉畸形

　　静脉畸形临床表现为柔软可压缩的、非搏动性蓝紫色丘疹或结节，且大小会随脉压大小而变化（例如与体位相关）。血管壁可能出现钙化，静脉石被认为具有致病性。静脉畸形是缓慢流动性病变，可能在出生时出现，或出生后逐渐出现。对于较大的病变，建议进行磁共振成像（magnetic resonance imaging, MRI）来评估病变程度。

　　激光可用于治疗小而离散的静脉畸形，如唇部静脉畸形（图 2.7）。治疗目的是减小皮损的大小。有时可完全清除，但复发并不罕见，因为静脉畸形有再通的趋势。对于较大的皮损，可采用多种治疗方式，包括既往使用过的手术和硬化剂治疗，并可选择先用激光治疗来清除隆起性皮损。静脉畸形的激光治疗需要穿透更深的激光，最常使用的是近红外激光，特别是半导体或是 Nd:YAG 激光。这

些病变的治疗较为复杂，最好由经验丰富的术者操作。Scherer 和 Waner 发现，Nd:YAG 激光对复杂的静脉畸形治疗具有优势，包括组织收缩、颜色改善和诱导真皮纤维化，从而降低手术和硬化剂治疗带

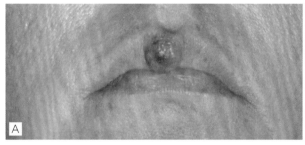
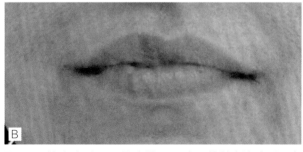

图 2.7　静脉畸形：A. 治疗前；B. 半导体激光治疗后。皮损明显变小，颜色改善。患者还在继续接受治疗。图片由 Dr.R.Rox Anderson 提供

来的皮肤缺损的风险。据他们的经验，肿胀持续约2周，水疱、色素沉着和瘢痕的发生率不到5%。

静脉湖

静脉湖是一种获得性血管畸形，由真皮浅层扩张的小静脉组成。静脉湖临床表现为可压缩的紫色丘疹，最常见于唇部。患者主要是出于美容目的或发生出血才进行治疗。

对于较浅的皮损可使用PDL治疗。对于较深的皮损，穿透较深的半导体激光、翠绿宝石激光或Nd:YAG激光更为有效。一项研究发现，使用接触冷却的800 nm半导体激光1~2个脉冲进行治疗，参数设置：光斑大小9 mm、脉冲持续时间30 ms、能量密度40 J/cm²。在激光脉冲之前2~3 s，将蓝宝石冷却头放置于皮肤上进行接触冷却。治疗终点为局部扁平、轻微变灰和（或）紫色加深。

局限性淋巴管瘤

局限性淋巴管瘤是一种微囊性淋巴管畸形，其特征是簇集性小疱，可以是透明、黄色或血管状，有时伴有疣状纹理。患者常常关切其持续性引流作用。CO₂和Er:YAG激光可用于尝试将表面成分瘢痕化并尽量减少引流。尽管治疗效果可能受到穿透深度和有限靶色基的限制，但也有报道称通过PDL成功治疗了浅表病变。

玫瑰痤疮和毛细血管扩张

玫瑰痤疮通常与慢性光损伤有关，伴有背景性面部红斑和毛细血管扩张（直径0.1~1 mm的浅血管）。有多种疾病也可出现毛细血管扩张，包括结

缔组织疾病、各种遗传性皮肤病和遗传性出血性毛细血管扩张症。激光可改善许多毛细血管扩张症和面部红斑患者的外观，但偶有复发。常用的设备包括PDL、KTP和IPL。近红外激光（特别是半导体激光和Nd:YAG激光）已被用于治疗更深或直径更大的血管。治疗参数必须根据血管直径、患者皮肤类型和对紫癜的耐受性进行调整。背景性红斑可在毛细血管扩张之前或之后进行治疗。

通常，经过3~4个月的非紫癜PDL治疗，可显著减少红斑和毛细血管扩张（图2.8）。经典的参数设置包括：7~10 mm光斑大小、6 ms脉冲持续时间、6~9 J/cm²能量密度以及表皮冷却。当使用较大光斑时使用相对较低的能量密度。对于面部红斑较严重的患者应使用较低的能量密度。基本原

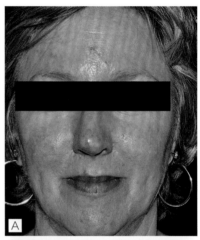

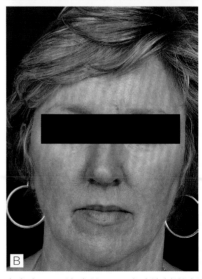

图2.8　玫瑰痤疮：A. 治疗前；B. 脉冲染料激光治疗4次后

则一致，深色皮肤类型应使用较低的能量密度和较长的脉冲持续时间，参数因设备而异。残余的毛细血管扩张可以使用紫癜（脉冲持续时间 1.5 ~ 3 ms）或非紫癜参数设置进行治疗。当使用紫癜设置时，毛细血管扩张可能在较少的治疗次数后出现反应。治疗血管的终点是血管消失，也可以表现为一个暂时性的蓝色凝块或紫癜。

鼻翼周围血管的治疗更具挑战性，谨慎重叠的 PDL 非紫癜性脉冲可获得更好的疗效。鼻部大直径血管可能需要的脉冲持续时间更长，能量密度更高。一项对 PDL 和 KTP 激光治疗无效的鼻部毛细血管扩张患者的研究显示，单独使用 PDL（40 ms 脉冲持续时间、3 mm × 10 mm 椭圆光斑），皮损获得显著改善。尽管有增加瘢痕形成的风险，但 Nd:YAG 激光也被用于治疗难治性鼻血管和面部网状静脉。患者应该被告知，即使治疗成功减少了红斑和毛细血管扩张，也有必要进行后续治疗。

Civatte 皮肤异色症

Civatte 皮肤异色症主要出现在慢性日光损伤部位，最常见于颈部、胸部和面颊部，伴有斑驳的红褐色斑片和相关毛细血管扩张。可选择 IPL 治疗，其优点是针对色素性和血管性成分，同时可应用较大的光斑来治疗更大面积的皮损。一项对 175 例接受 IPL 治疗患者的研究显示，清除率超过 80%，仅 5% 的患者出现暂时的不良反应，未见瘢痕或永久性色素沉着。PDL 也可应用于皮肤异色症中血管成分的治疗，效果明显。对于 PDL，建议使用大光斑、低能量密度来限制其潜在的不良反应，最常见的是网状皮肤表现和色素减退。

樱桃状血管瘤

樱桃状血管瘤是最常见的皮肤血管增生性疾病。樱桃状血管瘤是一种良性增生，且通常激光治疗（尤其是 PDL）效果非常好。治疗终点是出现紫癜（图 2.9）。通常单次治疗即可清除，但较大的皮损可能需要多次治疗。

对于较大和较厚的樱桃状血管瘤，初始脉冲可通过透照法（或玻璃压迫）治疗较深部的皮损。当脉冲通过玻璃片时，表皮未进行冷却。皮肤在最初激光脉冲后冷却一段时间，如果皮损没有出现紫癜，可以进行第二次脉冲来治疗浅表的部分。蜘蛛状血管瘤的治疗方法与此类似。

对于 PDL，建议参数设置为：5 ~ 7 mm 光

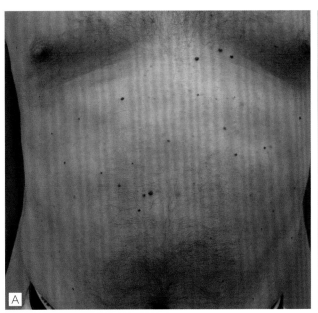
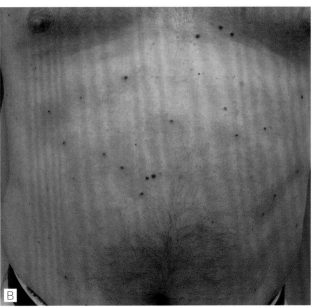

图 2.9　樱桃状血管瘤：A. 治疗前；B. 脉冲染料激光治疗后即刻，可见预期的紫癜

斑、1.5~6 ms 脉冲持续时间和适当的表皮冷却。对于肤色较深的患者，可能需要调整参数设置，而且参数总是随着设备的不同而变化。既往报道发现，KTP、IPL、电凝和切除手术也可用于樱桃状血管瘤的治疗。

血管角化瘤

血管角化瘤的特征是真皮浅层血管扩张和表皮角化过度。皮损通常单发。少见的亚型包括多发性血管角化瘤（常见于下肢）、Fordyce 型血管角化瘤（累及生殖器区域）、Mibelli 型血管角化瘤（累及手足背侧）和局限性血管角化瘤。血管角化瘤也可见于法布里病（Fabry disease），其是一种 X - 连锁隐性遗传疾病，特征是缺乏 α - 半乳糖苷酶 A。

尽管残留的角化成分可能会持续存在，但可先通过血管特异性激光（如 PDL）治疗血管成分。也可应用 Nd:YAG 或剥脱性激光（如 CO_2 激光或铒激光）。如果在敏感部位进行积极的治疗，可能会遗留瘢痕，需谨慎处理。

血管性病变的治疗方法

建议在治疗前先进行咨询，包括讨论预期效果、治疗次数、预期的治疗反应（如红斑、紫癜和肿胀）、潜在的不良反应和术后护理（包括防晒和避免外伤）。建议每次治疗前留存照片。

治疗全程必须对患者的眼睛进行保护。如果治疗区在面部眶缘外，患者应佩戴金属护目镜。也可以使用具有适当波长保护的粘贴式激光眼罩，但必须在直观或肉眼确认完全贴合皮肤。泪液可能会干扰激光眼罩上的黏合剂。对于幼儿，建议将纱布轻柔而牢固地覆盖于眼罩黏合处。如果治疗区在眶缘内，必须使用金属角膜眼罩。应小心放置，以避免角膜磨损。

许多血管疾病的激光治疗不需要麻醉。需要考虑的因素包括患者年龄、皮损大小和位置。局部麻醉剂（特别是局部麻醉剂的共晶混合物，阿斯利康）可能引起血管收缩，理论上会降低治疗效果。较深或较大面积的皮损可能需要局部注射利多卡因或神经阻滞来缓解疼痛。对于局部浸润麻醉，通常使用不含肾上腺素的利多卡因，以减少血管收缩。

对婴幼儿使用全身麻醉的方法差异很大。如前所述，越来越多的证据表明早期治疗 PWS 和血管瘤对患儿有益，所以必须考虑合理的麻醉方式。如果脉冲次数有限，则可在无麻醉情况下对幼儿进行治疗。局部麻醉可能有所帮助，但也受限于说明书推荐的最高剂量；否则，如上文所述，部分药物可导致血管收缩。需要注意的是，由于具有较高的药物吸收率，局部麻醉药不推荐用于溃疡性病变。

全身麻醉的优点是避免了需多次治疗的儿童的恐惧和疼痛，且在治疗眼睑病变时易于放置所需的角膜保护罩。然而，全身麻醉同样也存在风险。研究表明，健康的血管性病变患者风险较低；然而，其优、缺点均需要考虑，并与患者家属进行沟通。

不良反应和并发症

激光治疗血管病变的风险主要包括瘢痕和色素异常。接受 PDL 治疗的患者出现瘢痕的风险不到 1%。在治疗整个皮损之前，进行脉冲测试并评估组织的合理反应可将瘢痕形成风险最小化。持久的灰白色变可能是表皮或真皮损伤的迹象。通过患者在治疗前和治疗后适当的防晒，以及医生用心为患者量身定制激光参数，可以将永久性色素沉着的风险降到最低。对于皮肤类型为 V 型和 VI 型的患者，应谨慎使用 PDL；因为激光的穿透深度可能部分受到表皮黑色素阻挡，导致治疗效果不理想。应该注意的是，深色皮肤通常出现色素异常和瘢痕的风险更大。波长较长的激光（包括翠绿宝石激光和 Nd:YAG 激光）也会增加出现瘢痕和溃疡的风险，

!
要点3

肤色较深的患者出现瘢痕和色素沉着的风险增加。当使用较长波长的激光时，上述风险也会增加。

特别是考虑到它们的治疗窗较窄，以及在治疗血管性病变时可能需要很高的能量。因此，上述设备应由经验丰富的医生谨慎使用。

PDL治疗后的肿胀通常是轻微而短暂的（24～72 h内消退）。非紫癜多脉冲PDL技术和穿透更深的激光技术，其效果更明显。为了减轻肿胀，患者应在治疗后1～2天冰敷治疗区。如果可能的话，入睡时抬高治疗区。

激光的使用已经彻底改变了皮肤血管性病变的治疗。正在研发的设备和对血管性病变的进一步认识将继续优化治疗方案及临床效果。

扩展阅读

Anderson RR, Parrish JA. Selective photothermolysis: precise microsurgery by selective absorption of pulsed radiation. *Science* 1983; 220:524–527.

Asilian A, Mokhtari F, Kamali AS, et al. Pulsed dye laser and topical timolol gel versus pulse dye laser in treatment of infantile hemangioma: a double-blind randomized controlled trial. *Adv Biomed Res*. 2015; 4:257.

Bagazgoitia L, Torrelo A, Gutiérrez JC, et al. Propranolol for infantile hemangiomas. *Pediatr Dermatol*. 2011; 28:108–114.

Batta K, Goodyear HM, Moss C, et al. Randomized controlled study of early PDL treatment of uncomplicated childhood haemangiomas: results of a 1-year analysis. *Lancet* 2002; 360: 521–527.

Brightman LA, Brauer JA, Terushkin V, et al. Ablative fractional resurfacing for involuted hemangioma residuum. *Arch Dermatol*. 2012; 148(11):1294–1298.

Chapas AM, Eickhorst K, Geronemus RG. Efficacy of early treatment of facial port wine stains in newborns: a review of 49 cases. *Lasers Surg Med*. 2007; 39:563–568.

Chinnadurai S, Fonnesbeck C, Snyder KM, et al. Pharmacologic interventions for infantile hemangioma: a meta-analysis. *Pediatrics* 2016; 137(2):1–10.

Darrow DH, Greene AK, Mancini AJ, Nopper AJ. Diagnosis and management of infantile hemangioma. *Pediatrics* 2015; 136(4): e1060–e1104.

David LR, Malek M, Argenta LC. Efficacy of pulse dye laser therapy for the treatment of ulcerated hemangiomas: a review of 78 patients. *Br J Plast Surg*. 2003; 56:317–327.

Dutkiewicz AS, Ezzedine K, Mazereeuw-Hautier J, et al. A prospective study of risk for Sturge-Weber syndrome in children with upper facial port-wine stain. *J Am Acad Dermatol*. 2015; 72(3):473–480.

Finn MC, Glowacki J, Mulliken JB. Congenital vascular lesions: clinical application of a new classification. *J Pediatr Surg*. 1983; 18:894–899.

Greco MF, Frieden IJ, Drolet BA, et al. Infantile hemangiomas in twins: a prospective cohort study. *Pediatr Dermatol*. 2016; 33(2):178–183.

Huikeshoven M, Koster PH, de Borgie CA, et al. Redarkening of port-wine stains 10 years after pulsed-dye-laser treatment. *N Engl J Med*. 2007; 356(12):1235–1240.

Izikson L, Nelson JS, Anderson RR. Treatment of hypertrophic and resistant port wine stains with a 755 nm laser: a case series of 20 patients. *Lasers Surg Med*. 2009; 41:427–432.

Ji Y, Chen S, Xu C, Li L, Xiang B. The use of propranolol in the treatment of infantile haemangiomas: an update on potential mechanisms of action. *Br J Dermatol*. 2015; 172(1):24–32.

Kwon SH, Choi JW, Byun SY, et al. Effect of early long-pulse pulsed dye laser treatment in infantile hemangiomas. *Dermatol Surg*. 2014; 40(4):405–411.

Laubach HJ, Anderson RR, Luger T, Manstein D. Fractional photothermolysis for involuted infantile hemangioma. *Arch Dermatol*. 2009; 145(7):748–750.

Léauté-Labrèze C, Hoeger P, Mazereeuw-Hautier J, et al. A randomized, controlled trial of oral propranolol in infantile hemangioma. *N Engl J Med*. 2015; 372(8):735–746.

Madan V, Ferguson F. Using the ultra-long pulse width pulsed dye laser and elliptical spot to treat resistant nasal telangiectasia. *Lasers Med Sci*. 2010; 25:151–154.

Maguiness SM, Frieden IJ. Current management of infantile hemangiomas. *Semin Cutan Med Surg*. 2010; 29:106–114.

Marqués L, Núñez-Córdoba JM, Aguado L, et al. Topical rapamycin combined with pulsed dye laser in the treatment of capillary vascular malformations in Sturge-Weber syndrome: phase II, randomized, double-blind, intraindividual placebo-controlled clinical trial. *J Am Acad Dermatol*. 2015; 72(1):151–158.

Mermod T, El Ezzi O, Raffoul W, Erba P, de Buys Roessingh A. Assessment of the role of LASER-Doppler in the treatment of port-wine stains in infants. *J Pediatr Surg*. 2015; 50(8):1388–1392.

Moy WJ, Yakel JD, Osorio OC, et al. Targeted narrowband intense pulsed light on cutaneous vasculature. *Lasers Surg Med*. 2015; 47(8):651–657.

Nasseri E, Piram M, McCuaig CC, et al. Partially involuting congenital hemangiomas: a report of 8 cases and review of the literature. *J Am Acad Dermatol*. 2014; 70(1):75–79.

Nguyen CM, Yohn JJ, Weston WL, Weston WL, Morelli JG. Facial port wine stains in childhood: prediction of the rate of improvement as a function of age of the patient, size, and location of the port wine stain and the number of treatments with the pulsed dye (585 nm) laser. *Br J Dermatol*. 1998; 138:821–825.

Ortiz AE, Nelson JS. Port-wine stain laser treatments and novel approaches. *Facial Plast Surg*. 2012; 28(6):611–620.

Puttgen KB. Diagnosis and management of infantile hemangiomas. *Pediatr Clin North Am*. 2014; 61(2):383–402.

Rusciani A, Motta A, Fino P, Menichini G. Treatment of

poikiloderma of civatte using intense pulsed light source: 7 years of experience. *Dermatol Surg.* 2008; 34:314–319.

Scherer K, Waner M. Nd:YAG lasers (1064 nm) in the treatment of venous malformations of the face and neck: challenges and benefits. *Lasers Med Sci.* 2007; 22:119–126.

Shirley MD, Tang H, Gallione CJ, et al. Sturge-Weber syndrome and port-wine stains caused by somatic mutation in GNAQ. *N Engl J Med.* 2013; 368(21):1971–1979.

Su W, Ke Y, Xue J. Beneficial effects of early treatment of infantile hemangiomas with a long-pulse Alexandrite laser. *Lasers Surg Med.* 2014; 46(3):173–179.

Tan W, Jia W, Sun V, Mihm MC Jr, Nelson JS. Topical rapamycin suppresses the angiogenesis pathways induced by pulsed dye laser: molecular mechanisms of inhibition of regeneration and revascularization of photocoagulated cutaneous blood vessels. *Lasers Surg Med.* 2012; 44(10):796–804.

Tawfik AA, Alsharnoubi J. Topical timolol solution versus laser in treatment of infantile hemangioma: a comparative study. *Pediatr Dermatol.* 2015; 32(3):369–376.

Tournas JA, Lai J, Truitt A, et al. Combined benzoporphyrin derivative monoacid ring A photodynamic therapy and pulsed dye laser for port wine stain birthmarks. *Photodiagnosis Photodyn Ther.* 2009; 6:195–199.

Wall TL, Grassi AM, Avram MM. Clearance of multiple venous lakes with an 800-nm diode laser: a novel approach. *Dermatol Surg.* 2007; 33:100–103.

Yang B, Yang O, Guzman J, et al. Intraoperative, real-time monitoring of blood flow dynamics associated with laser surgery of port wine stain birthmarks. *Lasers Surg Med.* 2015; 47(6):469–475.

Yang MU, Yaroslavsky AN, Farinelli WA, et al. Long pulsed neodynmium:yttrium-aluminum-garnet laser treatment for port wine stains. *J Am Acad Dermatol.* 2005; 52:480–490.

第三章

激光治疗色素性病变和文身

夏志宽　杨蓉娅　译

概要和关键点

- 最近新增的治疗色素性病变和文身的是皮秒（PS）激光，包括翠绿宝石（755 nm）、Nd:YAG（532 nm）和Nd:YAG（1064 nm）激光。
- 就像文身越来越受欢迎一样，很多人对于去除文身也很感兴趣。
- 黑色和蓝色的文身是最容易去除的，效果可期，而彩色文身是最困难的。
- 在可用激光治疗的良性色素性病变中，最容易治疗的是雀斑，而最难治的是太田痣、伊藤痣和颧部褐青色痣。
- 色素特异性激光器，如PS翠绿宝石（755 nm）、PS Nd:YAG（532 nm）、QS红宝石（694 nm）、QS翠绿宝石（755 nm）和QS Nd:YAG激光（532 nm和1064 nm），一直是去除文身和色素性病变的主要设备。
- QS和PS激光通过光声损伤去除文身染料，击碎油墨颗粒使其更易被巨噬细胞吞噬和清除。
- 在过去的十年中，点阵式光热分解作用为色素性病变的去除提供了更多的选择，尽管其通常需要更多的治疗次数和更高的成本。
- 一般来说，Fitzpatrick皮肤类型为 I ~ III 型的患者比IV ~ VI型的患者有更好的反应，因为用于去除色素的激光也能破坏表皮色素。
- 局部麻醉有利于对皮肤色素性病变和文身的治疗。
- 在估计一个患者去除文身需要的治疗次数之前，需要考虑的因素包括：Fitzpatrick皮肤类型，文身的位置、颜色、所使用的油墨量，瘢痕或组织改变，油墨的层次。
- 与任何治疗程序一样，患者的选择和治疗前的准备对治疗成功非常重要，每次治疗前都应该对病变部位进行拍照。
- 激光治疗色素性病变的不良反应包括皮肤纹理变化、瘢痕、瘙痒、色素减退或色素沉着，以及色素的即刻改变。
- 使用白色或红色墨水的文身在激光治疗后反而会有变黑的风险，这也是为什么在首次治疗前要进行光斑测试的原因。
- 去除文身治疗前应小心过敏反应，因为弥散的染料颗粒可以引起全身反应。
- 对于诸如黄褐斑和炎症后色素沉着等色素性病变，治疗前后应联合外用药物，包括氢醌和维A酸。
- 术后护理包括在皮肤愈合期间使用温和的洁面乳和润肤剂。

引言

　　文身已经变得越来越流行。据估计，在美国至少每700万～2000万人中就有一位文身者。根据Pew研究中心2015年的数据显示，14%的美国人至少有一个文身，在25～40岁的人群中，40%的人至少有一个文身。数据还显示，17%的人后悔文身。随着激光和光学技术的发展及其有效性的增加，许多人不仅希望去除文身染料，还寻求去除良性皮肤色素性病变。

　　在这一章，我们将讨论激光去除文身和改善良性色素性病变的外观。虽然两者的靶目标都是色素，但因情况不同，对色素的减淡和去除的处理方式不同。

色素去除原则

Q 开关（QS）激光是传统上去除色素和文身的主要激光系统，而皮秒（PS）激光是最新用于色素性病变治疗的设备。激光治疗色素性病变是基于选择性光热作用原理；从本质上讲，所选择的激光必须发出一种特定的波长，并能被靶目标很好地吸收。对于文身，靶色基是在巨噬细胞内或整个真皮细胞外的外源性油墨。对于良性色素性病变，靶色基是在黑素细胞、角质形成细胞或皮肤巨噬细胞内的黑色素。这种色素的破坏被认为主要是通过光声损伤发生的。因为目标颗粒很小，所以使用极短的脉冲能量减少病变周围正常组织的间接热损伤非常重要。QS 激光具有纳秒级的脉冲，PS 激光具有皮秒或万亿分之一秒的脉冲，能快速释放出能量。瞬间强烈的热作用导致一些颗粒破碎，并破坏含有色素的细胞。含色素的细胞破裂，最终触发细胞吞噬作用，包裹的色素碎片经真皮巨噬细胞和淋巴系统清除。对于表皮色素，含色素的细胞被激光破坏，导致表皮坏死，随后结痂脱落并被正常表皮取代。

用于色素性病变的 QS 激光包括 QS 红宝石（694 nm）、QS 翠绿宝石（755 nm）和 QS Nd:YAG（532 nm 和 1064 nm）激光，当然也可以使用长脉冲红宝石、翠绿宝石和半导体激光或强脉冲光（见第五章）。在过去的十年中，点阵式光热解作用（FP）在诸如黄褐斑、日光性黑子、太田痣和炎症后色素沉着（PIH）等色素性病变的治疗中也被普及（见第六章）。

2012 年，美国食品和药品管理局（FDA）批准使用 PS 翠绿宝石激光去除文身。这种超短的脉冲持续时间（脉宽）增加了光热和光机械作用，从而提高了去文身的疗效。也有证据表明，与 QS 激光相比，PS 激光去除文身需要更少的治疗次数和更低的能量，降低了表皮损伤的风险。自从 PS 翠绿宝石激光被批准后，PS Nd:YAG（1064 nm 和倍频 532 nm）也被用于商业用途。这些新的波长现在允许治疗所有颜色的文身。PS 激光也越来越多地被用于良性色素性病变的治疗，根据作者的经验，PS 现在是治疗日光性黑子及皮肤异色症（包括黄褐斑和其他色素性病变）的首选激光。已证明 PS 激光对 Ⅲ～Ⅵ 型皮肤类型是安全的；然而，色素减退和反弹性色素沉着的风险很大，所以当治疗较深色的皮肤类型时，一定要谨慎。

此外，PS 翠绿宝石激光器还有一个额外的手具，即衍射透镜阵列（diffractive lens array, DLA），它在高通量区传递能量，而周围是低通量区。高通量区域约占总治疗区的 10%，因此确保了安全性。DLA 被认为是用来模拟非剥脱点阵换肤，并用于改善色素异常、皮肤纹理和细纹。FDA 批准其用于治疗细纹和痤疮瘢痕。

病变选择

与患者选择同样重要的是对病变本身的评估。文身可以分为业余类、专业类、美容类、医疗类和创伤类。在业余文身中，用钢针使墨水沉积，墨水可能沉积在皮肤的不同深度；而专业文身是用空心针将墨水注入皮肤的真皮层。业余文身通常含有未知来源的颜料，如灰烬、煤炭或印度墨水（图 3.1）。另外，专业的文身师经常将墨水颜料组合在一起，以获得新颖的颜色和阴影。美容文身的重要区别在于使用皮肤颜色的色调，就像医疗文身用放射物做标记一样。而对于创伤文身，重要的是要了解造成创伤的性质，以便在治疗前了解植入皮肤的材料类型。

治疗色素性病变与文身最大的不同是要对病变本身的良恶性进行评估。不应采用激光治疗任何类型的黑色素瘤，因为即使是原位黑色素瘤，复发率也非常高。同样，我们建议不要用激光去除发育不

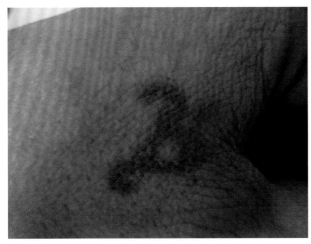

图 3.1　Fitzpatrick 皮肤类型为Ⅳ型的人手上的业余文身

良痣，即使研究表明激光刺激黑素细胞后致癌标志物并没有明显增加。

一般患者选择

在最初咨询去除色素性病变时，重要的是要采集完整的病史包括麻醉剂过敏史（局部麻醉剂和注射麻醉剂），以及目前的治疗情况和用药情况。如果患者目前正在服用异维 A 酸，激光治疗应该推迟到药物治疗结束后，因为理论上有增加瘢痕形成和延迟愈合的可能。此外，需要注意的是如果患者接受过系统性金疗法（如类风湿关节炎治疗），这是 PS 或 QS 激光治疗的绝对禁忌证，因为含金的皮肤会即刻变暗并且不可逆。有单纯疱疹病毒感染病史的患者，在触发点附近治疗时应采取预防措施。有瘢痕疙瘩病史以及有炎症后色素减退或色素沉着倾向的也应当记录。

去除文身患者选择

虽然文身越来越受欢迎，但很多人也因此后悔，40 岁以上的成年文身者中有多达 50% 的人希望去除文身。在实施治疗计划之前，采集完整的文身史并建立合理的患者期望值是至关重要的环节（框 3.1）。Kirby 等发布了一项量表，可帮助从业人员评估去除文身所需的次数，以为那些常常带着疑惑和误解而进行激光治疗的文身者提供适当的指导

框 3.1　文身史

- 文身属于业余类、专业类、创伤类、美容类还是医疗类？
- 文身有多长时间了？
- 所用的墨水 / 染料是什么颜色？
- 是混合墨水形成的颜色吗？
- 据文身者所知，文身中是否有白色或皮肤颜色的墨水？
- 文身者是否曾试图去除或改变文身？如果是，采用了什么技术？
- 文身者目前是否正在服用维 A 酸类药物？
- 在计划治疗区域内有无疱疹病毒感染或唇部疱疹病史？
- 之前手术或外伤后是否有瘢痕疙瘩或异常瘢痕形成？
- 目前文身者是否正在积极追求日光浴或使用日光浴床或古铜色化妆品？
- 有金治疗史吗？
- 文身者的 Fitzpatrick 皮肤类型是什么？

（表 3.1）。在该量表中，数值变量分为 6 个参数：① Fitzpatrick 皮肤类型；②部位；③颜色；④文身墨水的使用量；⑤瘢痕或组织改变；⑥墨水分层。每个参数值组合后，得到成功去除文身所需治疗次数的近似值（加或减 2.5）。

除了为患者制订一个实际的疗程外，重要的是要提醒患者，一些文身色素可能仍然存在，并可能在该部位出现色素减退，从而留下无墨水的文身轮廓。这在 Fitzpatrick 皮肤类型为Ⅳ ～ Ⅵ型或棕褐色皮肤的患者中尤为明显。

理想的文身去除者应该是未被晒黑的Ⅰ或Ⅱ型皮肤者，并且深蓝色或黑色文身已存在至少 1 年。文身的时间越长，对激光治疗的反应越好，因为巨噬细胞已经位于皮肤中，并一直在努力积极地吞噬着外来的色素颗粒。这种由机体尝试自然去除外来文身墨水颜料的机制，是使陈旧性文身难以辨认、边缘模糊不清的原因。无论背景肤色如何，彩色文

表3.1　估算去除文身所需治疗次数的 Kirby-Desai 量表 *

光类型	部位	颜色	墨水量	瘢痕	分层
Ⅰ—1分	头和颈—1分	只有黑色—1分	业余—1分	无—0分	无—1分
Ⅱ—2分	躯干上部—2分	主要是黑色，有点红色—2分	极少—2分	轻度—1分	有—2分
Ⅲ—3分	躯干下部—3分	主要是黑色和红色，有点其他颜色—3分	中等—3分	中度—3分	—
Ⅳ—4分	近端肢体—4分	多种颜色—4分	显著—4分	显著—5分	—
Ⅴ—5分	远端肢体—5分	—	—	—	—
Ⅵ—6分	—	—	—	—	—

* 每列下面都有分数，并根据 6 个参数分配：Fitzpatrick 皮肤类型、文身部位、颜色、文身墨水使用量、瘢痕和组织改变、是否存在文身分层。医生应该根据每一列中的分数值计算出激光去除文身所需的治疗次数（加或减 2.5）。

身都很难用传统的激光完全去除，只有在患者充分了解有可能出现不完全褪色、色素改变或瘢痕后才能进行治疗。治疗间隔至少 6 ~ 8 周。

去除良性色素性病变患者选择

与去除文身一样，对去除良性色素性病变的患者进行评估是至关重要的（框 3.2）。背景皮肤与色素性病变的颜色反差越大，激光治疗就越容易成功。在初步评估中，伍德灯检查可能有助于评估色素的深度。了解病变是位于表皮、真表皮交界处还是真皮，有助于指导激光的选择，并允许医生设定现实的期望值。

患者在接受治疗时不应被晒黑，要强调规律使用防晒霜的重要性，这将有助于效果维持得更久（特别是日光性黑子患者）。对于深肤色患者，我们建议用 4% 的氢醌对色斑处进行预处理，并在激光治疗前 1 周停止使用。激光治疗后，我们推荐使用低效的外用糖皮质激素 3 ~ 4 天，以防止由治疗本身的炎症引起的色素改变。与 Fitzpatrick 皮肤类型 Ⅰ ~ Ⅲ 的患者相比，Ⅳ ~ Ⅵ 型患者色素改变和瘢痕形成的风险更高。

雀斑的治疗效果最确切，而炎症后色素沉着（PIH）、太田痣和伊藤痣的治疗具有很大的挑战性。

框3.2　色素性病变患者的病史

- 病变有多久了？
- 是否对病变进行过活检？
- 是否有生长、无损伤的流血或瘙痒或颜色改变等症状？
- 患者是否曾尝试去除或改变病变？如果有，是如何尝试的？
- 目前是否在服用维 A 酸类药物？
- 目标治疗区域是否有疱疹感染或唇疱疹病史？
- 患者在之前的手术或外伤后是否有瘢痕疙瘩或异常瘢痕形成？
- 患者目前是否正在积极追求日光浴或使用日光浴床或古铜色化妆品？
- 有金治疗史吗？
- 患者的 Fitzpatrick 皮肤类型是什么？

患者准备

待治疗区应无任何外用品。去除色素性病变和文身对患者来说是很痛苦的，尤其是在大面积治疗时。对面部治疗，我们建议使用局部混合型麻醉剂，由倍他卡因、利多卡因和盐酸丁卡因（经典浓度是每种 7%）组成，或者可以使用商品化的剂型 LMX-4 或 EMLA。将这种麻醉剂在治疗区域均匀地、厚厚地涂抹一层，麻醉时间通常在 45 min 内。对涂抹麻醉剂的区域进行封包或用热毛巾可增强局部麻醉剂的渗透性。如果面积较大，应谨慎使用，因为局部麻醉剂会导致中毒。治疗之前应该完全清除麻醉剂。

冰敷是另一种选择，我们建议用纱布包裹冰块而不是冰袋，因为后者往往不能保持均衡的温度。在激光治疗之前，应确保皮肤上没有留下冰水。对于面部真皮层的色素性病变，如太田痣，我们有时会用 1% 利多卡因行表面麻醉。

获得知情同意后，进行预处理拍照。与任何医疗程序一样，应遵循普遍的预防措施。大多数 QS 和 PS 激光手具与皮肤之间有一个锥体或圆柱体，捕捉激光治疗过程中喷射出的皮肤碎屑。因锥体中含有皮肤碎屑，故治疗后要戴手套将其取下。

使用激光时，眼睛的安全也是很重要的。患者、操作者和工作人员在整个激光治疗过程中都必须佩戴特定波长的防护眼镜或护目镜。如果治疗区在眼睑或眼眶附近，应为患者放置内置金属罩。

! 要点 1

大多数 QS 激光器都带有一个塑料垫片或圆锥体，与手具相连并能接触皮肤表面。因此，锥体内部会被患者皮肤表面碎屑污染。根据设备，治疗后，医生有几个选择，锥体可以清洁和消毒、丢弃或交给患者下次治疗时使用。以我们的经验，患者常常忘记把锥体带回来，所以我们更喜欢每次使用后进行清洁和消毒。

! 要点 2

由于许多激光的护目镜看上去很相像，因此每次佩戴或给患者佩戴之前都要仔细阅读护目镜上的标签，确保它们能遮挡所选用的特定波长激光。始终确保镜片提供的光密度（optical density, OD）至少为 6。如果患者的护目镜遮挡了眶周治疗区，可以使用阳极化的外置金属眼罩来保护患者的眼睛。

! 要点 3

如果眼睛没有得到适当的保护，QS 和 PS 激光可以导致不经意的永久的视网膜损伤和视力丧失。因此，当治疗眼睑太田痣或美容眼线文身时，最重要的是治疗前在眼睑下放置金属角膜防护罩以保护眼球。滴两滴眼用丁卡因到结膜上。接着，在防护眼罩的凹面涂上一层薄薄的红霉素软膏，下拉下睑，要求患者向上看，将防护眼罩的下缘插入下睑内侧。紧接着，让患者向下看，将防护眼罩上缘插入上睑内侧。

治疗技巧

总体原则

在对深肤色个体进行全面治疗之前，建议在色素性病变或文身上先进行光斑测试。测试光斑应在 4~6 周时评估色素减退或色素沉着和疗效。当使用 QS 或 PS 激光时，对于表皮和真表皮交界处的色素性病变，预期的治疗反应是立即变白或变灰，表明出现了空穴现象。如果使用强脉冲光（IPL）系统来治疗色素性病变，终点反应是色斑轻度加深，这很难判断（见第五章）。在 20~30 min 内，这种灰白就会变成红斑。而在真皮病变，这种即刻发白现象不明显。

由于色素颗粒和含有黑色素或文身颗粒的细胞被加热并爆破，使用 QS 或 PS 激光时常会发出噼啪声。病变被激光脉冲完全覆盖。因为光的反射，即刻发白可以阻止额外的光进入皮肤。应该避免脉冲叠加，这可能会增加瘢痕和不必要的热损伤风险。如果色斑吸收了大量能量，可能会发生点状出血，就像文身时偶尔也会发生。在 1 天内对文身进行 2~4 次的治疗（2 次治疗间要等即刻的灰白反应消退）似乎可以增加单次治疗的褪色程度。然而，这种方法的普及程度尚不清楚，因为患者需要在医院花费大量时间。Kossida 等最初将这种 1 天内连续的治疗称为"R20"方法，因为激光诱导的气泡溶解大约需要 20 min，可以视为反复叠加发白反应，再溶解消退。在此之后，局部使用全氟萘烷（perfluorodecalin, PFD）可以立即溶解这些气泡，从

而减少了 20 min 的等待时间。全氟萘烷现在已经可以在市场上买到和使用（DeScribe Transparent Patch, ONLight Sciences/Merz, Raleigh, NC）。此外，PS 激光已被证明比 QS 激光去除文身所需的治疗次数更少。

治疗深蓝色或黑色文身的患者和设备

Fitzpatrick 皮肤类型 Ⅰ ～ Ⅲ 型

对于浅肤色的患者（没有棕褐色或古铜色），医生有几个选择（表3.2）。QS 和 PS 翠绿宝石（755 nm）、QS 红宝石（694 nm）、QS 和 PS Nd:YAG（1064 nm）激光对深蓝色及黑色文身均有效（图3.3 和图3.4）。对于黑色创伤性文身，了解创伤的来源很重要，因为这种文身在激光治疗后可能会出现轻微的爆炸反应（如火药文身）。

Fitzpatrick 皮肤类型 Ⅳ ～ Ⅵ 型

对于深肤色的患者，波长较长的激光通常更安全，因为相比短波长激光，它们对表皮有更好的保护。因此，QS 和 PS Nd:YAG（1064 nm）是首选的激光。

> **⚠ 要点 4**
> 文身治疗后，往往会变成灰白色。当使用 1 种以上的激光波长治疗多种颜色的文身时，需要待灰白反应完全消退后再进行额外治疗，这可能需要 10 ~ 20 min。

> **📋 病例讨论 1：黑色文身中不均匀的组织反应**
>
> AR 是一名 39 岁男子，手上有一个业余文身。文身是黑色的，他说这是朋友给他文的。患者没有晒黑。对文身部位冰敷 15 min 后，选用能量密度 3.0 J /cm^2 的 QS Nd:YAG 激光治疗。文身的即刻反应是变白，然后转为红斑。不同于文身的其他部分，中心部分治疗后立即出现侵蚀。这是因为业余文身中颜料的深度和浓度都不一致。治疗顺序是从边缘到中心。虽然周边反应良好，但对中心部位来说能量太大，直接导致表皮脱落和点状出血（图3.1 和图3.2）。

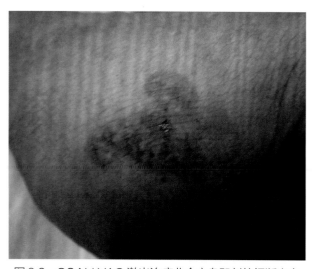

图 3.2　QS Nd:YAG 激光治疗业余文身即刻的间断出血

表 3.2　基于文身墨水颜色的激光选择

A				
QS 激光	黑色	蓝色	绿色	红色
翠绿宝石 755 nm	×	×	×	
红宝石 694 nm	×	×		
Nd : YAG 1064 nm	×	×		
Nd : YAG 532 nm				×
Nd : YAG 650 nm			×	
B				
PS 激光	黑色	蓝色	绿色	红色
翠绿宝石 755 nm	×	×	×	
Nd : YAG 1064 nm	×	×		
Nd : YAG 532 nm				×

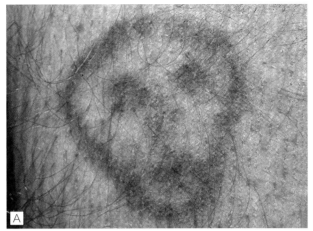

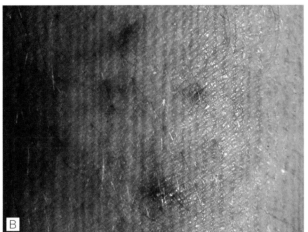

图 3.3 A. 手臂上的黑色业余文身治疗前；B. QS 红宝石激光 1 次治疗后 6 周，仅残留少量墨水斑点

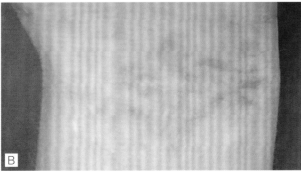

图 3.4 A. 手腕屈侧的专业文身；B. 755 nm PS 激光治疗 8 次后，色素明显变淡，但有轻度色素减退

治疗红色文身的患者和设备

去除红色文身墨水的最佳激光波长是 PS 或 QS 532 nm（倍频 Nd:YAG）。在深肤色患者中，这种波长会引起色素沉着和色素减退，因此治疗应限于皮肤类型 I ~ III 型的患者。需要注意的是，红色文身墨水往往是文身后局部过敏反应和文身肉芽肿反应的罪魁祸首（图 3.5）。激光去除红色墨水会使抗原更加分散，而导致荨麻疹或全身过敏反应。这种情况可以用剥脱性 CO_2 或 Er:YAG 激光来汽化文身（图 3.6）。如果使用 QS 或 PS 激光，患者应全身应用糖皮质激素和抗组胺药，激光医生也应谨慎操作（见病例讨论 2）。

治疗绿色文身的患者和设备

去除绿色文身墨水的最佳激光波长是 QS 红宝石激光（694 nm）。因为这一波长被黑色素很好地吸收，而黑素细胞的损伤会导致短暂的色素减退，甚至永久性的色素脱失以及皮肤质地改变，所以应谨慎使用。此外，PS 和 QS 翠绿宝石激光对去除绿色墨水效果也很好。治疗的终点反应是组织即刻轻微变白或不出血的变白。

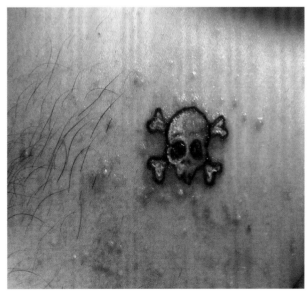

图 3.5 彩色文身对黄色墨水过敏。该区域成功用 I 类局部糖皮质激素治愈，从而避免了用激光去除文身

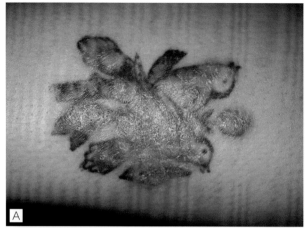

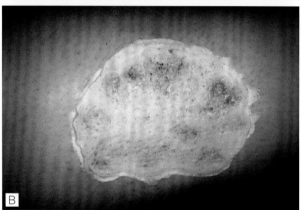

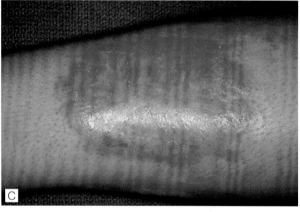

图 3.6　A. 术前，彩色文身中可见因红色颜料（朱砂或水银文身墨水）过敏引起的文身肉芽肿；B. 用 CO_2 激光汽化模式去除所有文身和肉芽肿后；C. 3 个月后残留永久性红色瘢痕

📋 病例讨论 2：当激光不是一种治疗选择时

　　TV 是一位 53 岁女性，1 年前决定在脚踝上文一个绿色叶柄上有红色雏菊的图案。大概在文身后 3 个月，她抱怨说文身处瘙痒且注意到皮肤逐渐增厚。而身上的其他文身没有这种情况，且同侧下肢足背的文身外观也很正常。她涂抹了氯倍他索软膏，起初有效，后来无效了。然后她又用了氟氢缩松贴膏，瘙痒减轻，但皮损大小没有变化。检查发现，患者是 V 型皮肤，脚踝部有一个厚斑块，可以辨认出独立的花瓣。没有看见明显的红墨水，但绿色茎叶仍然可见。考虑到她的背景肤色和红色墨水文身史，决定放弃激光治疗，手术切除更为有利。组织病理学检查显示红色墨水引起的肉芽肿反应导致了假性淋巴瘤。在这种情况下，QS 或 PS 激光治疗并没有太多益处，手术切除将是治疗的主要方法（图 3.7）。

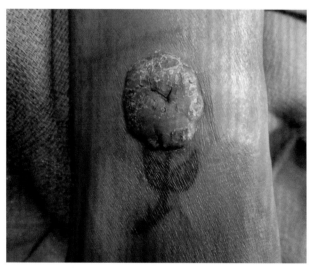

图 3.7　活检证实用红色墨水文身的部位为假性淋巴瘤

表皮病变的患者和设备

日光性黑子、雀斑样痣和雀斑

　　表皮中的色素是形成日光性黑子、雀斑样痣和雀斑的原因。任何损伤表皮的激光系统都可以在 1~2 次治疗后使病变得到改善（图 3.8 和图 3.9）。

相反，如果表皮损伤是更深层次损伤的一部分，后期可能会有瘢痕或色素脱失。这种情况可以考虑用点阵式光热作用，特别是当病变范围较大时（见第六章），但主要激光仍是 QS 或 PS 翠绿宝石、QS 或 PS Nd:YAG（532 nm）和 QS 红宝石激光。长脉冲激光和 IPL 也有一定的效果（见第五章）。

要点5

日光性黑子或雀斑治疗后，患者要规律、坚持不懈地做好防晒，预防色斑的复发。矿物防晒霜更好，因为它们能对紫外线形成物理防护。即使患者说有极少的户外暴露，医生也应该提醒他，即使开车也会导致色素沉着，因为挡风玻璃不能滤过紫外线中的UVA。

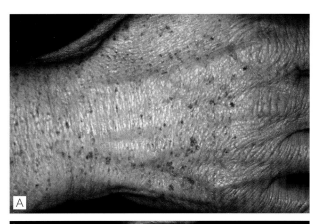
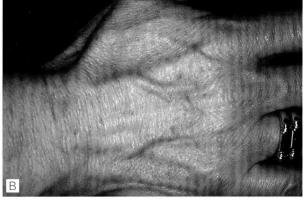

图3.8　A. 术前，手背可见多个小的褐色雀斑；B. 用倍频QS Nd:YAG激光单次治疗后6周，几乎完全清除

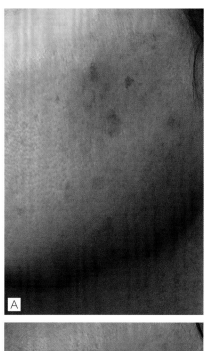
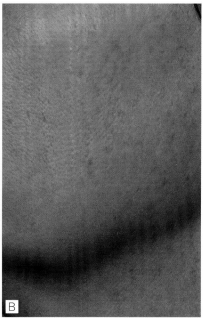

图3.9　A. 雀斑治疗前；B. 1次755 nm PS激光治疗后1个月

唇部黑色素斑

唇红的黑色素斑是几种疾病的特性，包括生理性种族性色素沉着，Laugier-Hunziker综合征和Peutz-Jeghers综合征。这些可以用QS红宝石、QS或PS翠绿宝石、倍频QS或PS Nd:YAG激光来治疗。对于综合征，应该让患者意识到随着时间的推移会出现新的色斑（图3.10）。

咖啡牛奶斑和斑痣

咖啡牛奶斑（café au lait macules, CALMs）在颜色、大小和形状上有差异，而组织病理学研究发现在基底层有过多的黑色素。当咖啡牛奶斑上存在更黑的斑点，则为斑痣。在治疗咖啡牛奶斑之前，要认真详细了解病史，排除神经纤维瘤（如果存在多块色斑）。常用的激光包括QS Nd:YAG、QS红宝石和 QS 翠绿宝石激光，现在还可以使用 PS 激光治疗。深肤色的患者有色素沉着和色素减退的风险。浅肤色的患者是去除咖啡牛奶斑的理想人选，但复发、残留色素沉着和色素不能完全清除等问题常见。清除至少需要 2～4 次治疗，间隔至少 8 周（图 3.11）。

> **！　要点 6**
>
> 使用 0.3～0.5 ml 利多卡因行颏神经阻滞可以为下唇的黑色素斑治疗提供足够的麻醉，眶下神经阻滞为上唇提供麻醉。两者都可以通过口内径路快速实施。对于上唇，在第一和第二前磨牙之间，向上对准瞳孔正中线斜行进针注入。对于下唇，在第一和第二下前磨牙之间注入。

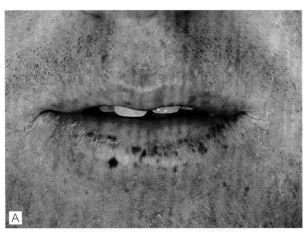

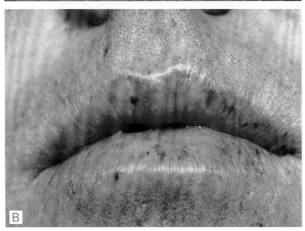

图 3.10　A. 术前，Peutz-Jeghers 综合征患者唇红黏膜处有多个小的雀斑；B. QS 红宝石激光 3 次治疗后 6 周明显消退，无瘢痕形成

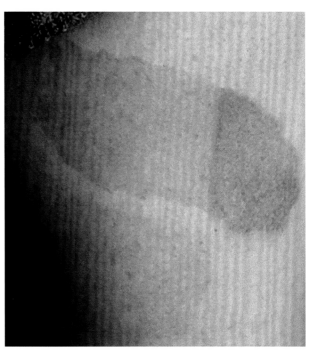

图 3.11　腿上孤立的咖啡牛奶斑用 QS Nd:YAG 激光测试后 12 周，皮损外侧出现色素沉着并发症

真表皮病变的患者和设备

这类病变包括贝克痣、黄褐斑、炎症后色素沉着（PIH）、药物引起的色素沉着和痣细胞痣。色素位于真表皮交界处，而贝克痣患者除了有色素外，皮损上常有终毛。只有当医生能够确保它们是良性病变时，痣细胞痣、交界痣、复合黑素细胞痣才能用激光治疗。

贝克痣

用 PS 翠绿宝石激光、QS 红宝石激光、QS Nd:YAG 和 1550 nm 点阵掺铒光纤激光治疗贝克痣的色素沉着区域有明显改善。在 QS 激光中，红宝石激光比 Nd:YAG 疗效稍好一些。通常需要 3～5 次治疗，间隔 8～12 周。不管选择哪种激光，色素的消退都是不完整和不均匀的。去除终毛可以用脱毛激光（见第四章）。

黄褐斑

黄褐斑是由多种因素导致的，包括激素的变化、日晒和药物等。典型表现是在女性面部出现的不均匀的色素沉着斑。遗憾的是，虽然激光可以改善黄褐斑的外观，但通常维持时间很短，复发很常见。必须告诉患者任何时候都要正确使用广谱防晒霜，且黄褐斑的治疗可能会导致炎症后色素沉着（PIH）。虽然不能最终治愈，但 QS 红宝石激光、QS 翠绿宝石激光、QS Nd:YAG 激光、Er:YAG 激光、1550 nm 点阵掺铒光纤激光、点阵 CO_2 激光都被报道用于改善黄褐斑。Kauvar 已经报告了成功使用低能量 QS Nd:YAG 激光治疗黄褐斑。黄褐斑治疗后加重或者"成功"治疗后复发非常常见。通常需要治疗 4～8 次，间隔 4～8 周。重要的是不要

试图在春季或夏季治疗黄褐斑，因为偶尔的日光暴露都可能会抵消激光治疗的任何改善。就像 PIH 一样，治疗前局部应用氢醌或 Kligman 的配方（5% 氢醌、0.1% 维 A 酸、0.1% 地塞米松）可能会提高疗效，而且这些外用药物应作为维持治疗方案的一部分继续使用。

本章的作者目前正在使用 PS 翠绿宝石激光治疗黄褐斑，包括平扫和 DLA 手具。平扫模式的光斑尺寸和能量密度范围分别为 0.9～4.8 mm、0.91～2.65 J/cm^2；2～5 Hz，1～2 遍；DLA 为 6 mm 光斑，0.57 J/cm^2，5～10 Hz，2～6 遍（图 3.12 和图 3.13）。

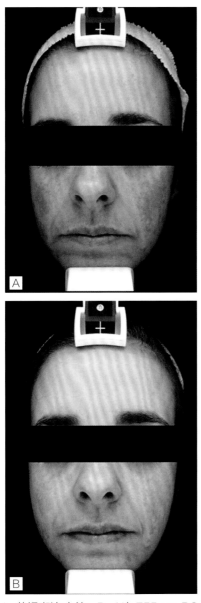

图 3.12　A. 黄褐斑治疗前；B. 4 次 755 nm PS 激光治疗后

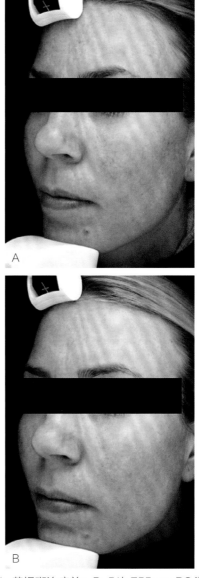

图 3.13　A. 黄褐斑治疗前；B. 5 次 755 nm PS 激光治疗后

炎症后色素沉着

PIH 的发生是由于含铁血黄素和（或）黑色素沉积。这种情况多是由炎症导致的，所以使用低能量密度，并确保患者治疗后不出现明显的红斑，避免激发 PIH 很重要。因此，在大面积治疗之前，我们鼓励先进行光斑测试。目前最常用的治疗 PIH 的激光系统是点阵式光热解系统，尽管有报道称该激光治疗可诱发 PIH（见第六章）。PIH 可发生在面部，但也可能是硬化剂治疗后含铁血黄素沉积的结果。对于硬化剂治疗后的色素沉着，可以用 QS 红宝石激光或 IPL（见第五章）（图 3.14）。所有接受面部 PIH 治疗的患者均应在治疗前后局部外用 4% 氢醌乳膏和广谱防晒霜。激光治疗面部 PIH 前，我们建议先尝试局部外用维 A 酸和一系列的化学剥脱剂，而激光作为改善色素沉着的最后一步。复发很常见，尤其是在阳光暴露后。

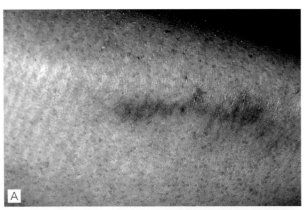
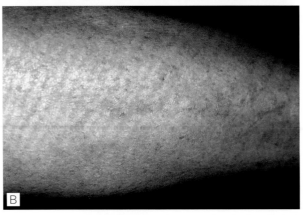

图 3.14　A. 小腿静脉硬化剂治疗后的炎症后色素沉着治疗前；B. QS 红宝石激光多次治疗后 6 周

> **! 要点 7**
>
> 关于长期使用氢醌的问题仍存在争议。虽然医生为患者提供剥脱剂是合理的，但如果患者希望维持激光治疗后的效果，也有一些不含氢醌的非处方制剂。这些不含氢醌的产品是由曲酸、对甲氧基苯甲酸和熊果苷等化合物组成的。

药物引起的色素沉着

米诺环素、多西环素、胺碘酮和叠氮胸腺嘧啶（AZT、齐多夫定）可引起灰褐色至褐色的色素沉着。据报道，使用 QS 翠绿宝石激光和 QS Nd:YAG 激光治疗后，Ⅱ 型米诺环素色素沉着被清除。Goldman 等报道了使用 PS 翠绿宝石激光治疗米诺环素诱导的硬化剂治疗后的色素沉着。停止用药是最重要的，激光治疗应该在试用 4% 氢醌后进行。

先天性色素痣

如果先天性色素痣太大，无法手术切除，可以考虑激光治疗。遗憾的是，治疗后常有瘢痕，特别是在躯干前面、侧面和手臂。作者报道了过去成功用 QS 激光，最近用 PS 翠绿宝石激光、Er:YAG 和 CO_2 激光或 QS 激光联合剥脱换肤术治疗。值得注意的是，大多数研究评估的是有先天性色素痣的儿童，而不是渴望去除的成年人。一般来说，用任何激光去除先天性色素痣的价值尚未得到证实，因为残存色素和色素再生都很常见。

真皮病变的患者和设备

真皮病变指色素在皮肤的更深层，需要波长较长的设备。这些病变包括太田痣、伊藤痣、颧部褐青色痣痣和先天性真皮黑素细胞增多症（也称为蒙古斑）。银质沉着症是另一个真皮病变的例子，非常明确是由于摄入了银导致的，可以用 QS 激光治疗。

太田痣、伊藤痣和颧部褐青色痣

太田痣表现为出生后或青春期出现在面部的蓝黑色、棕色或灰色斑片，单侧分布，可能累及巩膜。伊藤痣也类似，但其通常位于肩膀。颧部褐青色痣是典型的双侧分布，且位于颧骨区域。在深肤色（Ⅳ～Ⅵ型）患者中，1064 nm QS Nd:YAG 激光通常是用于治疗太田痣、伊藤痣和颧部褐青色痣最安全的激光。在浅肤色患者中，694 nm 的 QS 红宝石激光和 755 nm 的 QS 翠绿宝石激光也可以使用。点阵 1440 nm Nd:YAG 激光也被报道用于清除太田痣。最近，PS 翠绿宝石激光被用于太田痣的治疗。治疗通常间隔 3～4 个月，用 QS 激光治疗最多需要 10 次，用点阵激光需要 2～3 次治疗。应该告知患者，激光对面颊和太阳穴的色素清除效果优于上、下睑。也应让太田痣患者知道，巩膜的病变不适合采用目前的治疗技术。

先天性真皮黑素细胞增多症

蒙古斑的典型表现为身体上大小不一的蓝灰色斑疹，多在儿童期消退，偶尔也会持续到成年。可以用 PS 翠绿宝石、QS 翠绿宝石、红宝石或 Nd:YAG 激光治疗，尽管有 PIH 的风险。骶骨部位的蒙古斑往往比骶骨外的更容易对激光治疗产生抵抗，儿童期治疗效果更好。

银质沉着症

银质沉着症是一种罕见的皮肤病，是由于摄入了传统疗法中使用的银盐或银粒子而引起的。与银质沉着症蓝灰色斑有关的色素颗粒通常位于真皮上部。银质沉着症可以使用较低能量密度的 1064 nm QS Nd:YAG 成功治疗。治疗银质沉着症要特别注意麻醉，因为非常疼痛。

汞合金文身

牙龈或口腔黏膜的汞合金文身是由牙齿中放置

> **! 要点 8**
>
> 为了使牙龈麻醉，可考虑用盐酸丁卡因凝胶。用棉球涂药器涂抹，起效时间通常不超过 1 min。然而，激光治疗前用纱布清除凝胶非常重要。

的银填充物造成的，可用于美容，特别是在牙龈的前表面。这些金属沉积物可以使用 QS 红宝石或 QS 翠绿宝石激光去除。

术后护理

如果使用 QS 激光治疗真皮病变，治疗区可能会有一定程度的破损。在不粘纱布和纸带敷料下面涂一层凡士林。指导患者在用肥皂和水轻轻清洁该区域后，每天更换敷料。这应该一直持续到该区域完全再上皮化。千万不要形成干痂。治疗区应该在 5～14 天内愈合。表皮病变治疗后不需要特殊的伤口护理。会形成一个非常轻微的焦痂，就像原来的病变加深了，7～10 天内会脱落。

如果用 IPL 系统治疗，术后通常仅出现红斑，一般不需要敷料（见第五章）。点阵式光热分解激光治疗后，广谱防晒霜和不易产生粉刺的保湿霜应至少应用 1 周（见第六章）。

去除文身的疑难解答

在开始治疗前对文身患者进行评估时，要仔细触诊并检查文身部位，以确保没有先前存在的瘢痕、色素减退或硬结。许多患者可能并没有意识到，在文身的过程中可能造成瘢痕和正常色素的减少。

不能完全清除文身是激光治疗的常见问题，应与患者充分沟通。如果治疗无效，可能需要增加能量密度，但必须始终保持在安全的治疗参数内，以避免瘢痕形成或色素改变。在某些情况下，由于波长、脉冲持续时间和光斑大小的内在差异，换用不同的激光可能是值得的。同样重要并需强调的是，治疗后的皮肤可能仍然表现为色素减退，并且可能永远不会与周围皮肤的颜色完全融合。

去除色素性病变的疑难解答

与文身一样，良性色素性病变在激光治疗后不能完全去除是主要问题。然而，与文身不同的是，几乎不用额外治疗通常就会使咖啡牛奶斑、雀斑、太田痣和伊藤痣完全或几乎完全清除。增加能量密度常能使对治疗抵抗的顽固性病变得到改善。在治疗雀斑时，如果患者的手和脸都有病变，最好先治疗手上的。如果出现不良反应导致患者不快，其程度比同样的问题出现在脸上时要轻。深肤色的患者尤其如此。然而，面部比手部愈合得更快，耐受性也更好。

不良反应和并发症

色素改变

尽管有适当的预防措施，但激光治疗文身或良性色素性病变后仍可能发生色素改变。色素沉着通常会随着时间的推移或外用美白霜后改善，如4%～5%氢醌混合1%～2%氢化可的松和0.01%～0.1%维A酸。色素减退更难治疗，使用准分子激光或窄波紫外线（UVB）光可能会有所帮助。往往需要多次治疗，而且常常不能完全消除。尽管许多色素改变随着时间的推移会自行消退，但有些病例可能是永久性的。

如果一个接受了金治疗的患者无意中又接受了QS或PS激光治疗，皮肤上的金粒子可能会立即变

> **要点❾**
> 如果一个测试光斑使面部美容性文身颜色变深了，与其尝试去治疗这个黑色斑点，不如考虑手术切除，然后再进行剥脱和（或）点阵表皮重建治疗。

黑。这可能是由于皮肤中的金粒子发生了变化。有报道一种长脉冲红宝石激光可用来清除由此产生的色素。

在皮肤类型Ⅳ～Ⅵ型患者中，去除装饰性文身尤其具有挑战性，因为目前用于治疗文身的设备也用于治疗良性色素性病变。因此，诸如表皮水疱、色素减退和文身不完全清除等并发症是可以预料的，并且应该在第一次治疗前通过光斑测试进行评估。在全部治疗前等待6～8周，将使这种色素并发症表现出来，这样激光医生就可以做出适当的计划。

文身颜料的异常加深

美容性文身是用文身墨水来改善嘴唇的形状、增强眉的外观、突出眼睑或重建乳房切除后乳晕外观的过程。当文身者后来想要去除这种类型的文身时，应该格外小心，因为大多数情况下，白色墨水颜料已经被用来实现皮肤颜色的文身色调。在非美容性文身中，如存在柔和的颜色，如淡蓝色、青绿色、黄色、浅绿色、淡紫色和粉红色，也应怀疑添加了白色油墨。治疗可能会导致白色甚至红色文身即刻和永久地变黑。激光脉冲可以使墨水从铁锈色的三氧化二铁（Fe_2O_3）还原为墨黑色的氧化亚铁（FeO）。同样，由二氧化钛（TiO_2，T^{4+}）组成的白色墨水经激光治疗后可以还原为蓝色的Ti^{3+}。这种治疗后的变黑会立即出现。因此，建议先用一个单独的小而不明显的测试光斑，以确保不会发生这种并发症。即使在测试后，也应取得患者的书面同意，让他或她知道文身墨水变黑可能仍会在后续的治疗中发生，而且可能是永久性的。变黑通常在即刻的变白消退后表现出来。如果装饰性文身发生色素加深，后续可以用1064 nm QS Nd:YAG激光治疗来改善。Geronemus等发表了一个样本研究，成功地用PS Nd:YAG倍频激光治疗文身异常加深的患者。

热损伤和瘢痕

使用大光斑和6~8周的治疗间隔可以使激光对组织的影响降到最低。当治疗真皮色素病变时，如果遵循合适的激光治疗指南并使用恰当的治疗参数，出现明显的热损伤和瘢痕的概率很小（约5%）。如果出现，最可能的部位是胸部、上臂外侧和脚踝。理想的伤口护理、生理盐水清洗、凡士林油和不粘纱布敷料的使用可以防止感染并有助于使瘢痕最小化。尽管有这些努力，如果仍产生瘢痕，随后一系列的脉冲染料激光治疗、一系列小剂量曲安奈德瘢痕内直接注射或局部应用硅凝胶膜联合几周的瘢痕按摩，可能有助于改善瘢痕的外观。治疗后2周内出现鹅卵石纹理是早期瘢痕形成的迹象，可通过每日两次局部应用Ⅰ类糖皮质激素来逆转。QS激光治疗表皮病变后出现瘢痕的情况极为罕见。

特殊情况

文身肉芽肿

文身墨水导致的过敏性肉芽肿最常见于红色墨水中的朱砂。在这些情况下，不推荐使用任何QS激光，因为它可能会加重过敏反应，产生全身症状甚至过敏反应。使用剥脱性激光，如 CO_2 或 Er:YAG 激光，可以去除有害的油墨，同时也可以破坏肉芽肿。在激光治疗前应考虑活检，排除结节病、感染性肉芽肿（如非典型性分枝杆菌感染）和其他病变。

彩色文身

当治疗多种颜色的文身时，特别是黑、红或绿色，可能需要不止一种激光才能达到最大程度的改善。这种情况下，文身的黑色轮廓通常首先用 1064 nm 的 QS Nd:YAG 红外线激光进行治疗。这部分治疗完成后，再使用倍频 532 nm 的

QS Nd:YAG 激光的绿光来治疗红色文身。如果还有绿色文身墨水，可使用 QS 红宝石或翠绿宝石激光产生的红光进行治疗。此外，也可选用 650 nm 包含染料手具的 QS Nd:YAG 激光。应注意避免治疗脉冲的重叠，尽可能使激光束的大小与治疗文身颜色的数量相匹配。通过使用这种技术，可一次性对整个文身进行治疗，这比通过每次就诊时治疗不同颜色的方法能更迅速地解决问题。其他颜色对特定波长的治疗反应是不可预知的，处理方法只能是通过反复试验。如果文身墨水有明显的即刻变白反应，那么这种激光波长将趋向于能使该颜色褪色（表3.3）。

表 3.3　用于产生特殊文身颜色的文身颜料

文身颜色	来源
黑色	碳、氧化铁、印度墨水、铅、火药
红色	朱砂（硫化汞）、硒化镉、黄土、偶氮染料
绿色	氧化铬、孔雀石绿、水合三氧化二铬、铬酸铅
蓝色	钴铝
棕色	赭石
黄色	硫化镉、赭石、姜黄素黄
紫色	锰紫
白色	二氧化钛、氧化锌

扩展阅读

Adrian RM, Griffin L. Laser tattoo removal. *Clin Plast Surg*. 00; 27:181–192.

Alabdulrazzaq H, Brauer JA, Bae YS, Geronemus RG. Clearance of yellow tattoo ink with a novel 532-nm picosecond laser. *Lasers Surg Med*. 2015; 47(4):285–288.

Anderson RR, Geronemus R, Kilmer SL, Farinelli W, Fitzpatrick RE. Cosmetic tattoo ink darkening. A complication of Q-switched and pulsed-laser treatment. *Arch Dermatol*. 1993; 129(8):1010–1014.

Anderson RR, Parrish JA. Selective photothermolysis: precise microsurgery by selective absorption of pulsed radiation. *Science* 1983; 220(4596):524–527.

Armstrong ML, Roberts AE, Koch JR, et al. Motivation for contemporary tattoo removal a shift in identity. *Arch Dermatol*. 2008; 144:879–884.

Ashinoff R, Levine VJ, Soter NA. Allergic reactions to tattoo pigment after laser treatment. *Dermatol Surg*. 1995; 21(4):291–294.

Bae YC, Alabdulrazzaq H, Brauer J, Geronemus R. Successful treatment of paradoxical darkening. *Lasers Surg Med*. 2016; 48(5):471–473.

Bernstein EF, Schomacker KT, Basilavecchio LD, Plugis JM, Bhawalkar JD. A novel dual-wavelength, Nd:YAG, picosecond- domain laser safely and effectively removes multicolor tattoos. *Lasers Surg Med*. 2015; 14:10.

Brauer JA, Kazlouskaya V, Alabdulrazzaq H, et al. Use of a picosecond pulse duration laser with specialized optic for treatment of facial acne scarring. *JAMA Dermatol*. 2015; 151(3):278–284.

Brauer JA, Reddy KK, Anolik R, et al. Successful and rapid treatment of blue and green tattoo pigment with a novel picosecond laser. *Arch Dermatol*. 2012; 148(7):820–823.

Chan JC, Shek SY, Kono T, Yeung CK, Chan HH. A retrospective analysis on the management of pigmented lesions using a picosecond 755- nm alexandrite laser in Asians. *Lasers Surg Med*. 2016; 48(1):23–29.

Choi JE, Kim JW, Seo SH, et al. Treatment of Becker's nevi with a long-pulsed alexandrite laser. *Dermatol Surg*. 2009; 35:1105–1108.

Duke D, Byers HR, Sober AJ, Anderson RR, Grevelink JM. Treatment of benign and atypical nevi with the normal-mode ruby laser and the Q-switched ruby laser: clinical improvement but failure to completely eliminate nevomelanocytes. *Arch Dermatol*. 1999; 135:290–296.

Fitzpatrick RE, Goldman MP. Tattoo removal using the alexandrite laser. *Arch Dermatol*. 1994; 130(12):1508–1514.

Grevelink JM, Duke D, van Leeuwen RL, et al. Laser treatment of tattoos in darkly pigmented patients: efficacy and side effects. *J Am Acad Dermatol*. 1996; 34(4):653–656.

Hantash BM, Bedi VP, Sudireddy V, et al. Laser-induced transepidermal elimination of dermal content by fractional photothermolysis. *J Biomed Opt*. 2006; 11:041115.

Ho SG, Goh CL. Laser tattoo removal: a clinical update. *J Cutan Aesthet Surg*. 2015; 8(1):9–15.

Jeong SY, Shin JB, Yeo UC, Kim WS, Kim IH. Low-fluence Q switched neodymium-doped yttrium aluminum garnet laser for melasma with pre- or post-treatment triple combination cream. *Dermatol Surg*. 2010; 36:909–918.

Kagami S, Asahina A, Watanabe R, et al. Laser treatment of 26 Japanese patients with Mongolian spots. *Dermatol Surg*. 2008; 34:1689–1694.

Katz TM, Goldberg LH, Firoz BF, Friedman PM. Fractional photothermolysis for the treatment of postinflammatory hyperpigmentation. *Dermatol Surg*. 2009; 35:1844–1848.

Kauvar AN. Successful treatment of melasma using a combination of microdermabrasion and Q-switched Nd:YAG lasers. *Lasers Surg Med*. 2012; 44(2):117–124.

Kilmer SL. Laser eradication of pigmented lesions and tattoos. *Dermatol Clin*. 2002; 20:37–53.

Kilmer SL, Anderson RR. Clinical use of the Q-switched ruby and the Q-switched Nd:YAG (1064 nm and 532 nm) lasers for treatment of tattoos. *J Dermatol Surg Oncol*. 1993; 19(4):330–338.

Kirby W, Desai A, Desai T, Kartono F, Geeta P. The Kirby-Desai scale: a proposed scale to assess tattoo-removal treatments. *J Clin Aesthet Dermatol*. 2009; 2(3):32–37.

Kono T, Nozaki M, Chan HH, Mikashima Y. A retrospective study looking at the long-term complications of Q-switched ruby laser in the treatment of nevus of Ota. *Lasers Surg Med*. 2001; 29:156–159.

Kossida T, Rigopoulos D, Katsambas A, Anderson RR. Optimal tattoo removal in a single laser session based on the method of repeated exposures. *J Am Acad Dermatol*. 2012; 66(2):271–277.

Laubach H, Tannous Z, Anderson RR, Manstein D. Skin responses to fractional photothermolysis. *Lasers Surg Med*. 2006; 38:142–149.

Laumann AE, Derick AJ. Tattoos and body piercings in the United States: a national data set. *J Am Acad Dermatol*. 2006; 55:413–421.

Levin MK, Ng E, Bae YS, Brauer JA, Geronemus RG. Treatment of pigmentary disorders in patients with skin of color with a novel 755 nm picosecond, Q-switched ruby, and Q-switched Nd:YAG nanosecond lasers: a retrospective photographic review. *Lasers Surg Med*. 2016; 48(2):181–187.

Moore M, Mishra V, Friedmann D, Goldman M. Minocycline-induced postsclerotherapy pigmentation successfully treated with a picosecond Alexandrite laser. *Dermatol Surg*. 2016; 42(1):133–134.

Polder KD, Landau JM, Vergilis-Kalner IJ, et al. Laser eradication of pigmented lesions: a review. *Dermatol Surg*. 2011; 37:572–595.

Reddy KK, Brauer JA, Anolik R, et al. Topical perfluorodecalin resolves immediate whitening reactions and allows rapid effective multiple pass treatment of tattoos. *Lasers Surg Med*. 2013; 45(2):76–80.

Saedi N, Metelitsa A, Petrell K, Arndt KA, Dover JS. Treatment of tattoos with a picosecond alexandrite laser: a prospective trial. *Arch Dermatol*. 2012; 148(12):1360–1363.

第四章

激光脱毛

张金侠　周剑峰　杨蓉娅　译

概要和关键点

- 激光脱毛是目前全球美容界最普遍的需求。
- 激光脱毛的理论基础也是选择性光热作用。激光作用于毛囊而达到永久性或暂时性去除毛发的目的。
- 激光脱毛适用于所有皮肤类型的患者，特别是浅色皮肤和深色毛发者。
- 激光脱毛设备很难去除浅色、金色和红色的毛发。
- 在进行激光脱毛治疗之前，应避免使用蜡脱毛。
- 激光脱毛的仪器对操作者和患者都存在安全隐患。
- 在治疗前，每位患者都应签署知情同意书。
- 波长、光斑大小、脉冲持续时间和皮肤冷却等仪器的关键参数应该因人而异。
- 选择合适的治疗参数，每次治疗后可去除15%～30%的毛发。剩下的毛发会更细，颜色更浅。
- 最常见的并发症是暂时或永久的色素改变。

引言

　　激光对人类毛囊的非特异性损伤在50多年前就引起了关注。然而，直到哈佛的皮肤病专家 Rox Anderson 和 John Parrish 提出选择性光热作用理论，才证实了吸收光谱和大小能够选择性作用于特定靶组织的概念。他们在1996年首次报道了使用红宝石激光普通模式成功进行永久性和暂时性脱毛的情况。

　　去除多余的体毛是当今世界性的趋势，以激光或光为基础的脱毛技术是需求量最高的美容项目之一。在激光脱毛（laser hair removal, LHR）问世之前，只有漂白、拔毛、剃毛、打蜡及化学脱毛剂等暂时性脱毛方法。线脱是某些文化中常见的一种脱毛方法，是采用棉线拔除多余毛发，这些方法不但不能永久性脱毛，操作也很不方便。电解脱毛是将带电流的细针插入毛囊深处破坏毛囊而达到永久性脱毛目的的一种技术，但由于操作者技术及熟练程度不同而疗效各异，并不适用于大范围及敏感区域脱毛。依氟尼汀（α-二氟甲基鸟氨酸，DFMO）是一种能使头发生长缓慢的鸟氨酸脱羧酶抑制剂，目前已被美国食品药品监督管理局（FDA）批准用于去除女性面部多余的毛发。本章将详细介绍激光脱毛，包括毛囊的生理学、激光脱毛的理论基础、提高疗效的关键因素以及未来的趋势。

毛发的生理学基础

　　毛囊是一种激素依赖性结构（图 4.1），解剖学上分为漏斗部（毛囊口到皮脂腺入口）、峡部（皮脂腺入口到立毛肌的起点）和下段（立毛肌的起点到毛囊根部）。真皮乳头为毛囊根部提供血管神经支持，并有助于形成毛干。

　　毛囊的血管神经来源于真皮乳头层并形成生长轴。身体不同部位的毛囊有着不同的生长周期，包括生长期、退行期和休止期。生长期的特征是毛发活跃生长，毛干延长。中后期时，毛囊生长缓慢，继而凋亡。毛囊随之进入静息期，即休止期。如此循环，周而复始。毛发再生（特别是处于循环周期中的毛发）依赖于毛球基质内部或附近的干细胞。循环周期慢的干细胞位于立毛肌隆突处。

毛发的主要类型有胎毛、毳毛和终毛。胎毛是覆盖胎儿的细毛，在新生儿时期脱落。毳毛通常为直径 30 ~ 50 μm 的无色素毛发。终毛直径为 150 ~ 300 μm。同一毛囊产生的毛发类型也会变化，例如青春期的毛发从毳毛变成终毛或雄激素性脱发的毛发从终毛变成毳毛。

毛发颜色由毛干中的黑色素含量和类型所决定。黑素细胞位于毛球的上部和漏斗的外根鞘，产生两种类型的黑色素：棕黑色的真黑素和红色的棕黑素。

不同的文化习俗对多毛的定义不一致，但通常可以分为毛发过多或多毛症。前者指身体任何部位不依赖雄激素的毛发过度生长，后者是指女性的终毛出现在男性型部位（雄激素依赖性），如面部和胸部的毛发异常生长。多毛症也可出现在非雄激素依赖性的身体任何部位。此外，皮肤外科的植皮和皮瓣的方法进行手术时往往会把毛发带到此区域，造成局部毛发过多的困扰。

激光脱毛原理

激光脱毛的原理是选择性光热作用理论，色基是毛干中的黑色素，靶向含黑色素的毛囊。黑色素具有在电磁波谱中与红光和近红外（near-infrared, IR）波长相似的吸收光谱。为了达到永久性脱毛，最终的靶"目标"要到达隆起部位和（或）真皮乳头的毛囊干细胞。由于色基和靶组织距离较近，诞生了选择性光热分解的扩展理论，即热量从色基扩散至靶组织产生破坏作用。这要求激光仪器的脉冲持续时间长于色基和靶组织的实际时间。当毛囊干细胞没有被完全破坏时，主要是通过类退行期的状态，使毛发出现短期脱落。使用较低能量密度时，短暂的激光脱毛要比永久脱毛更容易实现。长期脱毛的效果取决于毛发颜色、肤色和能耐受的激光能量。每次治疗时如应用最佳治疗参数，有 15% ~ 30% 的毛发可以被长期去除（图 4.2）。表 4.1 列举了目前常用的激光和光脱毛设备。

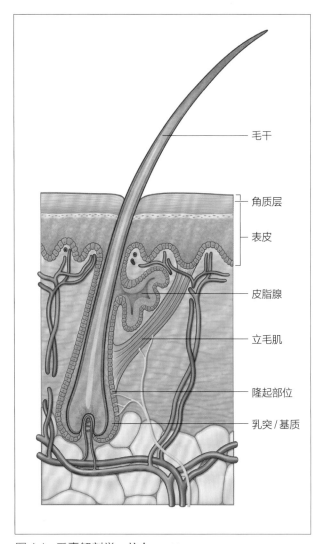

图 4.1　毛囊解剖学。摘自：Robinson JK, Hanke CW, Sengelmann RD, Siegel DM, eds. Surgery of the Skin. Philadelphia, PA: Elsevier Mosby; 2005: 575–588.

毛干
角质层
表皮
皮脂腺
立毛肌
隆起部位
乳突 / 基质

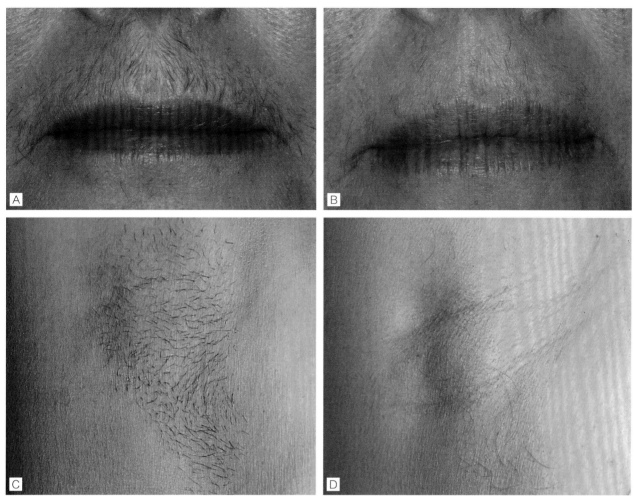

图 4.2　激光脱毛是安全有效的。A. 一名女性上唇部多毛。B. 同一受试者采用了长脉冲 755 nm 的翠绿宝石激光，12 mm 光斑，能量密度 16 J/cm²，3 ms 脉冲持续时间和 DCD 2 级 30/30/0 的设置，3 次治疗后的外观。C. 一名成年女性的腋下。D. 使用长脉冲半导体激光和大光斑、真空负压进行 4 次治疗后。能量密度 12 J/cm² 和脉冲持续时间 60 ms。上述两个受试者均取得了极好的激光脱毛效果，如治疗次数更多，效果会更好

表 4.1　市场上常见的激光和光脱毛设备 *

激光 / 光	波长（nm）	设备名称	脉冲持续时间（ms）	能量密度（J/cm²）	光斑大小（mm）	其他特性
长脉冲翠绿宝石	755	Apogee (Cynosure, Westford, MA, USA)	0.5 ~ 300	2 ~ 50	5 ~ 15	冷空气或整合冷却，可以添加 1064 nm Nd:YG 模块形成 Apogee Elite
	—	Arion (Alma Laser, Buffalo Grove, IL, USA)	5 ~ 140	高达 40	6 ~ 16	冷气冷却
		Clarity (Lutronic, Gyeonggi-do, Korea)	0.35 ~ 300	高达 60	2 ~ 20	低温或空气冷却选项，可用于 1064 nm 波长激光
	—	ClearScan ALX (Sciton, Palo Alto, CA, USA)	高达 200	高达 140	3,6 和 30 × 30	接触式冷却
	—	Coolglide (Cutera, Brisbane, CA, USA)	0.1 ~ 300	5 ~ 300	10	接触式冷却
	—	Elite (Cynosure)	0.5 ~ 300	25 ~ 50	5 ~ 15	冷气冷却，可用 1064 nm 的 Nd:YAG 激光，EliteMPX 模式能够同时应用 755 nm 的翠绿宝石和 1064 nm 的 Nd:YAG 激光治疗
	—	EpiCare LP/LPX (Light Age, Somerset, NJ, USA)	3 ~ 300	22 ~ 40	7 ~ 16	动态冷却

续表

激光/光	波长（nm）	设备名称	脉冲持续时间（ms）	能量密度（J/cm²）	光斑大小（mm）	其他特性
		Excel HR	0.1~300	高达80	3~18	冷却的蓝宝石冷却头，1064 nm Nd:YAG 激光自带
	—	GentleLASE Pro (Syneron-Candela, Wayland, MA, USA) GentleMax Pro (Syneron-Candela)	3 0.25~300	高达100 高达600	6~18 1.5~18	动态冷却，1064 nm Nd:YAG 激光自带
	—	Ultrawave 755/ Ⅱ / Ⅲ (AMC Aesthetics and Advance Aesthetic Concepts, Plattsburgh, NY, USA)	高达100	高达125	高达16	可以应用 532 nm、1064 nm 和 1320 nm Nd:YAG 激光
半导体	805	Advantage (Lutronic, Gyeonggi-do, Korea)	5~400	高达100	10×10, 10×30	接触式冷却
	800~810	F1 Diode (Opusmed, Canada)	15~40	高达40	5,7	冷却头
	808, 980	Leda (Quantel Derma)	6~60	高达60	50×12, 10×12	接触式冷却
	810, 940	MeDioStar XT (Aesclepion)	5~500	高达90	6,12	带冷气冷却的整合扫描
	800	LightSheer Duet (Lumenis, Israel)	5~400	10~100, 4.5~12	9×9, 22×35	更小手具的冷却头，更大手具的真空皮肤展平
	808	Clear & Brilliant Pelo (Solta Medical, Hayward, CA, USA)	4~100	高达100	50×15	接触式冷却
	810	Soprano XL (Alma Lasers, Buffalo Grove, IL, USA)	10~1350	高达120	12×10	接触式冷却
长脉冲 Nd:YAG	1064		—	—	—	—
	—	ClearScan YAG (Sciton)	0.3~200	高达400	3,6 和 30×30	接触式冷却
	—	SP and XP Dynamis, XP Focus, XP Max (Fotona)	0.1~50	高达300	2~10	N/A
	—	GentleYAG Pro (Syneron-Candela, Wayland, MA, USA)	0.25~300	高达600	1.5~18	动态冷却
	—	LightPod Neo (Aerolase, Tarrytown, NY, USA)	0.65~1.5	高达312	2	
	—	MultiFlex (Ellipse, UK)	N/A	高达600	1.5~5	接触式冷却
	—	Mydon (Quante Dermal)	0.5~90	10~450	1.5~10	配备 IPL 设备
	—	NaturaLase 1064/LP (Focus Medical, Bethel, CT, USA)	0.5~100	高达400	3~15	整合空气冷却
	—	Profile (Sciton)	0.1~10 000	高达75	N/A	整合空气冷却
	—	SmartEpil (Deka, Italy)	高达20	11	2.5,4,5,6	接触式冷却，2940 nm Er:YAG 和 410~1400 nm 闪光灯在同一设备内
	—	Synchro_FT (Deka)	2~30	高达50	2.5~13	可获得 IPL 手具

续表

激光/光	波长(nm)	设备名称	脉冲持续时间(ms)	能量密度(J/cm²)	光斑大小(mm)	其他特性
	—	Ultrawave Ⅱ/Ⅲ (AMC Aesthetics, and Advance Aesthetic Concepts)	高达300	5~500	高达12	脉冲的制冷剂冷却
	—	Varia (CoolTouch, Roseville, CA, USA)	0.6	高达500	2~10	动态制冷剂冷却
IPL设备	520~1200	Axiom (Viora, Jersey City, NJ, USA)	25~75 和 2.2~12.5	高达39	50×25, 35×15, 20×10	内置冷却系统
	400~1200	BBL (Sciton)	高达200	高达30	15×45	内置冷却系统
	560~590	Cynergy (Cynosure)	0.3~300	高达600	N/A	内置冷却系统
	400~1200	Duet/SkinStation/SpaTouch Ⅱ (Radiancy. Orangeburg, NY, USA)	3~10	35	22×55	—
	600~950	Ellipse I2PL/MultiFlex (Ellipse)	2.5~88.5	4~26	10×48	—
	650~950	Harmony XL (Alma Lasers)	30~50	高达40	30×30	带长脉冲Nd:YAG的MultiFlex模式
	530~1200	iPulse (Dermavista, Birmingham, AL, USA)	10~110	高达20	8.9 cm²	可获得755 nm翠绿宝石激光、1064 nm和1320 nm Nd:YAG
	390~1200	Med Flash Ⅱ (General Project, Italy)	高达100	高达45	N/A	空气冷却
	525~1200	Icon/StarLux, R, Rs (Palomar, Burlington, MA, USA)	5~500	高达70	28×12, 46×16	—
	500~1200	MiniSilk_FT (Deka)	3~8	高达160	48×13, 23×13	1064 nm Nd:YAG手具
	400~1200	Mistral (Radiancy)	高达80	4~15	25×50, 13×50, 13×35, 12×12	接触式冷却
	640~1400	NannoLight MP50 (Sybaritic, Minneapolis, MN, USA)	1~30	2.8~50	40×8	任意选择冷却的Nd:YAG手具
	640~1200	NaturaLight (Solamed, Tampa, FL, USA)	高达500	高达50	10×40	—
	750~1100	Solera Opus (Cutera)	自动	3~24	10×30	—
	550~950	PhotoSilk Plus (Deka)	高达30	10~340	21×10, 46×10, 46×18	—
	770~1100	ProWave (Cutera)	自动	5~35	10×30	Nd:YAG手具
	500~1200	Quadra Q4 (DermaMed, Lenni, PA, USA)	48	10~20	33×15	—
	695~1200	Quantum HR (Lumenis)	15~100	25~45	34×8	—
	560~950	SmoothCool (Eclipse, Dallas, TX, USA)	1~60	10~45	8×34	内置冷却系统
	530~1200	Trios (Viora)	25	高达22	15×50	自动温度控制系统
荧光脉冲光	615~920	OmniLight/NovaLight (American Medical Bio Care, Newport Beach, CA, USA)	2~500	高达90	7×15, 10×20, 30×30	蓝宝石头冷却

续表

激光 / 光	波长（nm）	设备名称	脉冲持续时间（ms）	能量密度（J/cm²）	光斑大小（mm）	其他特性
光能结合射频电能	580～980	eMax/eLight (Syneron)	高达 100	光学高达 50；射频高达 50 J/cm³	12×15	接触式冷却
半导体结合射频电能	800	eLaser (Syneron)	高达 100	光学高达 50；射频高达 50 J/cm³	12×15	接触式冷却
	810	MeDioStar Effect (Aesclepion)	高达 500	高达 90	10,12,14	声波技术，冷气冷却的整合扫描设备，同时产生 940 nm
家用设备	—	no!no!hair (Radiancy, Orangeburg, NY, USA)	—	—	—	基于热效应的设备
	—	Silkn SensEpil (Skinnovations, Israel)	—	—	—	基于 IPL，有限脉冲的设备
	—	Viss IPL (Viss Beauty, Korea)	—	—	—	基于 IPL，有限脉冲数
	—	Tria Laser 3.0 (Tria Beauty, Pleasanton, CA, USA)	—	—	—	半导体激光器，低、中、高能量密度
	—	SpaTouch Elite (Radiancy)	—	—	—	IPL 和热效应
	—	Kona (Radiancy)	—	—	—	IPL 和热效应

*此表仅作参考，作者已尽力提供详细的激光脱毛设备清单，但不保证全面性。

优化治疗的关键因素

激光脱毛技术使各种肤色的患者能够短暂和永久地去除多余毛发。治疗成功的关键在于正确地选择患者及仪器、术前准备、知情同意及理解激光安全原则。在使用激光脱毛之前应该深入了解毛发解剖、生理及其与激光的相互作用，特别是选择最佳的激光参数。

患者选择

在进行任何激光治疗之前都应进行病史采集、体格检查和签署知情同意书，包括告知预期效果和评估潜在风险（框 4.1）。对于女性患者，应适当了解其内分泌和月经紊乱情况。同样，突发多毛症的患者应评估其肿瘤性病因。尽管暂无激光脱毛对孕妇有潜在风险的证据，但仍不推荐治疗非紧急情况的孕妇。采集病史时应注意自身免疫性结缔组织病等光敏现象或易出现 Koebner 现象的疾病。对治疗区或其附近区域的反复皮肤感染病史的患者可以选择预防复发的药物。对既往有瘢痕疙瘩或增生性瘢痕形成病史者应警惕。同时，应关注患者以前的治疗方法，包括激光等，因为 2 周内使用蜡脱或镊子等任何拔毛的方法都会降低激光脱毛的疗效。尽管尚无拔毛或激光治疗后脱毛时间的规定，但我们建议至少间隔 6 周。剃须和脱毛膏不能去除整个毛干，可以一直用到激光治疗当天。

应关注患者治疗前的用药史，包括所有的光敏剂或非处方制剂。治疗前应停用局部维 A 酸类药物 1～2 天，还应关注患者的 Fitzpatrick 皮肤类型及其对阳光照射的反应。这将有助于确定哪些激光和光对患者是安全的（表 4.1），因为深肤色患者的表皮黑色素会竞争毛囊内黑色素对光的吸收。如患者有近期暴晒史，应暂缓激光治疗或调整适当治疗参数，直至恢复。最后，由于激光脱毛的色基是黑色素，还应该注意到患者的毛发颜色。黑色和褐色的终毛因含有足量的黑色素，可以作为激光脱毛的色基。相反，激光脱毛对黑色素缺乏或毛囊中存在真黑素导致的白色、灰色或红色/金色的毛发疗效欠佳（图4.3）。得益于在矿物油中局部溶解碳溶液的理论，对于毛囊中几乎没有黑色素的患者，可以尝试使用外源性色基来去除他们白色、灰色、红色和金色的毛发，但我们注意到使用外源性色基很少能达到长久脱毛的效果。另外，设置参数时还要考虑患者毛发的粗糙度和密度（见下文）。

框4.1　激光/脉冲光脱毛相关病史

- 可能导致多毛症的情况：
  - 激素性
  - 家族性
  - 药物（如皮质类固醇类、激素、免疫抑制剂，自己或配偶使用米诺地尔）
  - 肿瘤
  - 局部反复发作的皮肤感染史
  - 单纯疱疹病史，尤其是口周
  - 当治疗耻骨或比基尼部位时需注意生殖器疱疹病史
  - 瘢痕疙瘩/瘢痕增生史
  - 类似白癜风和银屑病等易出现同形反应（koebnerizing）的皮肤病史
  - 既往治疗史——方法、频率、末次治疗日期及疗效
  - 最近晒黑或暴露于强光
  - 毛发再生现象（近期）
  - 文身或痣
  - 患者的期望值
  - 可能会干扰治疗的爱好或习惯
- 目前常用药物：
  - 光敏药物

要点1

强烈建议患者不要使用任何方法拔毛，因为打蜡或拔毛会对激光治疗产生反作用。治疗前可以剃须或使用化学脱毛剂。为提高疗效，2周后再行激光治疗。

病例讨论1

患者是一名Fitzpatrick皮肤类型Ⅳ型的27岁西班牙裔女性，2年内曾在当地的一家水疗中心用半导体激光治疗"胡须区域"5次，仅有少量的毛发减少。采集病史发现她有月经不规则和周期性痤疮史，未在妇科就诊。

表面看来患者对激光治疗效果不佳，但回顾病史提示她有激素失调的临床表现。这可能促进毫毛转化为终毛，导致激光脱毛治疗无效，实际上在激光治疗中能促进新的毛囊生长。

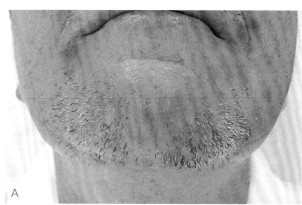

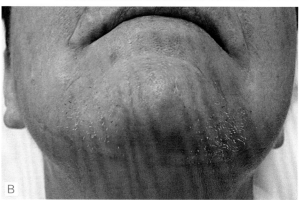

图4.3　黑色、深色的毛发进行激光脱毛是有效的，但不适用于白色毛发。A. 治疗前；B. 治疗后

! **要点 2**
由于有曝晒史的患者较易发生色素改变的风险，应等恢复后方可开始激光治疗。

! **要点 3**
激光脱毛目前不适合白色、灰色或金黄色毛发的患者，可以考虑其他脱毛方法。

知情同意

知情同意需要评估激光脱毛的潜在风险，包括但不仅限于暂时性和永久性色素沉着／色素脱失、水疱、瘢痕、溃疡、淤青、感染、痤疮和毛囊炎等。当治疗 Fitzpatrick 皮肤类型Ⅳ型及以上皮肤类型的患者或地中海、中东、亚洲或东南亚裔患者的侧面部和下巴时，需特别注意可能出现反常性多毛症（毳毛受刺激变为浓密的终毛）的风险。应告知患者所谓的永久性脱毛和完全性脱毛是不太可能的，但可以用多种方法长期有效地减少毛发。特别是有多囊卵巢综合征等激素异常的多毛女性患者，更应该知晓风险和疗效并且坚持长期治疗。同时，还需要告知患者治疗过程中可能出现的疼痛，必要时可以使用局部麻醉剂。1 周内可能出现红斑和水肿反应，每次治疗前后都应该严格防晒。

📋 **病例讨论 2**
患者为 32 岁女性，埃及人，Fitzpatrick 皮肤类型为Ⅴ型，选择激光脱毛去除侧面部耳前的黑色毳毛。
这对于治疗者来说是一种挑战，因为患者的深肤色和细毛发导致脱毛效果不佳，更重要的是会诱发罕见的反常性多毛症（见前述）。这种激光刺激毛发生长或诱导毳毛变成终毛的现象难以解释。在面部等敏感区域出现时可以再次行激光脱毛，但可能发生治疗抵抗的现象。

术前准备和激光安全性

是否需要局部麻醉，要根据患者需求和不同的解剖部位而定。各种表面麻醉剂包括利多卡因、利多卡因／丙胺卡因和其他酰胺／酯麻醉剂制品，都可以用于减轻激光脱毛所引起的不适，应于治疗前局部封包 30 min 至 1 h。利多卡因或丙胺卡因应用于某些区域时，应注意降低药物毒性以减少高铁血红蛋白血症的风险。背部和下肢局部使用高浓度复方利多卡因会致死。同样，大剂量使用任何局部麻醉剂都可能发生全身性中毒反应。

! **要点 4**
封包可使局部药物的吸收增加至少 1 倍。利多卡因是一种心脏毒性药物，丙胺卡因可以将血红蛋白转换成高铁血红蛋白。如背部和腿部等大面积应用表面麻醉剂时需要小心谨慎。

患者应被安置在有治疗椅的房间以利于观察。同时，房间应充分冷却及通风，以利于激光设备散热，且不要悬挂任何镜子或未遮盖窗户。配备一个随时可用的灭火器。在进行激光治疗时尽可能关闭氧气设备。在治疗过程中应常备负压装置来吸附激光仪器产生的烟和气味。由于视网膜中含有黑色素，会吸收红光和近红外波长的激光，患者和激光操作医生都应该戴护目镜，并且不同波长的激光或强脉冲光（IPL）设备之间不可互换。此外，用于激光脱毛的波长穿透深度可能损伤视网膜，故禁止在眶区内做治疗。

📋 **病例讨论 3**
患者是一名 35 岁女性患者，Fitzpatrick 皮肤类型为Ⅱ型，毛发乌黑。在咨询过程中，她表示想拥有永久的眉形。她已使用每隔几周打蜡的方法，自觉不便。

她白皙的皮肤和黑色的头发是激光脱毛的理想人选。几乎所有的脱毛激光仪器都适合，需要注意的是治疗部位。特别是眼周治疗时须谨慎，因为有损害视网膜色素的风险。

设备参数

波长

激光脱毛的色基是黑色素，其主要在毛干内，其次在外根鞘和基质区。红宝石、翠绿宝石、半导体、IPL 和钕：钇铝石榴石（Nd:YAG）激光以及电磁光中的红色和近红外波长仪器的靶组织都是黑色素。

长脉冲红宝石激光（694 nm）是最早用来脱毛的设备，可安全地用于 Fitzpatrick 皮肤类型 Ⅰ ~ Ⅲ 型的患者，常用的长脉冲红宝石激光仪器见表4.1。

多个研究发现，长脉冲翠绿宝石激光（755 nm）对长期脱毛有效。尽管一些专家反对将长脉冲翠绿宝石激光用在 Fitzpatrick 皮肤类型 Ⅰ ~ Ⅲ 型的患者，实际上，长脉冲翠绿宝石激光是可以安全地用于 Fitzpatrick 皮肤类型 Ⅰ ~ Ⅳ 型的患者。另外，一些研究已经证明了长脉冲翠绿宝石激光在大量 Fitzpatrick 皮肤类型 Ⅳ ~ Ⅵ 型人群中应用的安全性。与 Nd:YAG 激光联合的疗效并不高于单独使用翠绿宝石激光。常用的长脉冲翠绿宝石激光仪器见表4.1。

长脉冲半导体激光（LPDL，800 ~ 810 nm）也被广泛地用于激光脱毛。半导体激光可安全地用于 Fitzpatrick 皮肤类型 Ⅰ ~ Ⅴ 型患者。1060 nm 半导体激光则用于所有类型的皮肤患者，都是安全和长期有效的。

长脉冲 Nd:YAG 激光被认为是 Fitzpatrick 皮肤类型 Ⅵ 型患者的首选。经过每次间隔 2 个月的 4 次治疗后，18 个月的随访发现毛发清除率为 73.6%。

IPL 是由 400 ~ 1200 nm 多色、非相干光组成。各种滤光片可用于针对黑色素等特定的色基。一项单次 IPL 治疗的研究发现，1 年后可达到 75% 的毛发清除率。有两项研究直接比较了 IPL 和长脉冲翠绿宝石激光或 Nd:YAG 激光器的疗效，结果发现前者的脱毛效果较差。与此相反，在一项多毛女性（其中一些诊断为多囊卵巢综合征）的半脸对照研究中，经过 6 次 IPL 或 LDPL 治疗，统计学显示效果无差异，末次治疗后 1 个月毛发减少，分别为 77% 和 68%；3 个月时分别为 53% 和 60%，6 个月时分别为 40% 和 34%。

! 要点5

在患者行激光脱毛前，应先评估患者的 Fitzpatrick 皮肤类型。建议深肤色患者选择长的波长，以降低表皮黑色素吸收过多能量而引起不良反应的风险。

能量密度

能量密度是指单位面积所吸收的能量，用 J/cm^2 表示。一般能量密度越高，激光脱毛效果越好，但也更容易引起不良反应。建议经验不丰富的操作者使用每台仪器的推荐治疗能量密度。然而，确定患者最佳治疗能量密度合适的方法是，治疗后几分钟内观察毛囊周围的红斑和水肿等临床终点反应（图4.4）。最佳治疗能量密度是既能够产生这种终点反应，又无任何不良反应的最高耐受值。能量密度过高会导致表皮损伤，需降低。

! 要点6

当患者初次进行激光脱毛时，可应用不同的能量密度谨慎地测试几个光斑以确定最佳治疗参数。没有表皮损伤的最高可耐受能量密度将使每次治疗后的脱毛效果最佳。

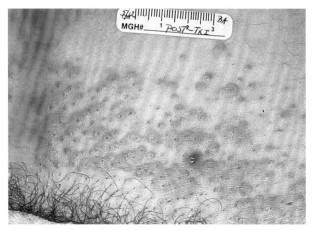

图 4.4　激光治疗后即刻毛囊周围红斑和水肿形成

脉冲持续时间

脉冲持续时间是指以秒为单位的激光照射的时间。激光操作医生根据选择性光热作用理论及热弛豫时间（TRT）来选择最佳的脉冲持续时间。终毛的直径约为 300 μm，因此单个毛囊的 TRT 约为 100 ms。但毛囊不同于其他组织，毛干内的色基（黑色素）和球部的"靶"细胞有一个空间分隔。因此，选择性光热作用的扩展理论提出了比 TRT 时间长的热损伤时间（TDT）。较短脉宽的仪器也能脱毛，目前尚不清楚哪种方法更有效。较长脉宽能使毛囊中的黑色素选择性吸收更多，使表皮角质细胞和黑素细胞中黑素小体的 TRT 更大，并使表皮损伤最小化。

要点 7

当治疗深肤色患者时，建议使用超过表皮黑色素 TRT 的脉冲延迟时间，以降低表皮受损伤的风险。

光斑大小

光斑大小是以毫米表示的激光束的直径。当激光束穿透皮肤时被真皮胶原纤维散射，而那些散射到区域之外的激光束基本上是浪费掉了。光斑越小的光子越有可能被散射到光束面积以外，而一个较大光斑的光可能在散射后仍留在治疗区域内。一项长脉冲翠绿宝石激光进行腋下脱毛的双盲随机对

要点 8

使用大光斑能达到最佳穿透深度及减少脉冲数量，从而加快治疗过程。

照试验，在其他治疗参数都相同的情况下来比较 18 mm 和 12 mm 的光斑，大光斑多去除了 10% 的毛发。一项前瞻性研究发现，LPDL 无皮肤冷却功能的 22 mm × 35 mm 大手具与有皮肤冷却的小光斑、高能量密度 LPDLs 的长期脱毛效果相似。故激光脱毛推荐使用较大的光斑。

皮肤冷却

在激光脱毛时，表皮中的黑色素能够与毛囊黑色素竞争吸收激光的能量，特别是深肤色的患者易出现表皮受损（图 4.5）。冷却治疗区域皮肤表面可减少表皮损伤以及减轻疼痛，同时降低高能量治疗时的风险。所有的皮肤冷却方法都是通过皮肤表面散热的方式。其中含水冷凝胶因被动吸收皮肤热量后不能进一步制冷而效果最差。另外，在激光脱毛前、中及后使用空气强制冷可以有效冷却皮肤。目前，大多数激光脱毛设备都有内置的皮肤冷却系统，由接触式制冷或制冷喷雾动态制冷构成。前者通常采用蓝宝石治疗头

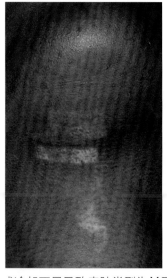

图 4.5　接触式冷却不足导致皮肤类型为 V 型患者的炎症后色素减退。照片由 Nathan Uebelhoer 提供

要点 9

皮肤冷却能够减少表皮损伤和疼痛。但使用冷冻剂喷雾等方式可能引发冷却过度，从而导致局部色素性改变。

在激光脱毛治疗前和治疗中冷却皮肤，适用于长脉冲持续时间（> 10 ms）。后者在治疗前和后用冷冻剂喷雾对皮肤进行动态冷却，但因其干扰激光束的发射并不能在治疗时同步冷却。动态制冷适用于脉冲持续时间 < 5 ms 的治疗设备。

术后护理

激光脱毛后治疗区域可能出现毛囊周围红斑和水肿。这些反应一般持续 2 ~ 7 天，可以通过局部冰敷和外用糖皮质激素药物来控制和减轻。患者经常会发现单次较短的脉冲持续时间的脱毛治疗会引起局部毛发几乎完全脱落，但需要提醒他们，大多数毛发可能会重新长出，这不是治疗失败而是正常现象。一般每次激光治疗只有约 15% 的毛发被永久地去除。另外，需告知患者激光脱毛脉冲持续时间较长时，治疗后可能出现毛发"生长"，需 1 ~ 2 周才能完全脱落，其间使用任何方法都能加速之。

激光脱毛治疗后需要强调严格防晒。常用的方式包括外用防晒霜，穿不能透过紫外线的衣服，务必要做到避免阳光直射。

要点 10

防晒系数（SPF）> 30 的产品不一定增加防晒效果，因为 SPF 值仅反映其对 UVB 的防护，更重要的是选择那些还能防护 UVA 的广谱防晒产品。

远期疗效

激光脱毛最早应用于临床是著名的韦尔曼中心的脱毛试验。入选的 13 名受试者选用红宝石激光

进行脱毛，2 年随访评估了 7 人，其中 4 人出现长期的永久性毛发减少，其余 3 人则毛发全部再生。50 名受试者使用 LPDL 治疗，18 人经过 1 ~ 2 次治疗后（9 mm 光斑，脉冲持续时间 5 ~ 20 ms，能量密度 15 ~ 40 J/cm²，单或三脉冲），平均随访 20 个月，发现毛发相应减少 25% ~ 33% 和 36% ~ 46%。其中 15 名受试者使用 LPDL 和长脉冲翠绿宝石激光点对点对照观察，经过 4 次治疗（9 mm 光斑，脉冲持续时间 20 ms，能量密度 12 ~ 40 J/cm²），1 年后随访发现前者毛发减少 49% ~ 94%，后者有相似的效果。20 名 Fitzpatrick 皮肤类型为 Ⅲ ~ Ⅳ 型的受试者中有 15 人采用长脉冲翠绿宝石激光（12 mm 和 18 mm 光斑，脉冲持续时间 3 ms，能量密度 20 J/cm² 或 40 J/cm²）或长脉冲 Nd:YAG 激光（12 mm 光斑，脉冲持续时间 3 ms，能量密度 40 J/cm²），共治疗 4 次，每次间隔 8 周，毛发分别减少 76% 和 84%，疗程结束后 18 个月回访发现毛发减少 74%。在另一项 22 名受试者的比较性试验中使用了高能量 LPDL（9 mm 光斑，脉冲持续时间 30 ms，能量密度 20 ~ 50 J/cm²）和低能量 LPDL（12 mm × 10 mm 光斑，脉冲持续时间 20 ms，能量密度 5 ~ 10 J/cm²），进行了 5 次间隔 6 ~ 8 周的治疗，18 个月后随访发现疗效相似，毛发减少率分别为 94% 和 90%。最后，作者在一项目前最大规模的前瞻性试验中发现了有统计学意义的结果，使用大治疗头 LPDL 每月治疗一次，共 3 次，6 个月和 15 个月后随访发现毛发清除率分别为 54% 和 42%，剩下的毛发变得稀疏和细软。

并发症

激光脱毛最常见的并发症是表皮损伤（图 4.6）和色素改变，包括色素沉着和色素减退（图 4.7）。这可能因为选择了不适合的波长、脉冲持续时间或能量密度，或表皮冷却不充分或患者有近期曝晒史（图 4.8）。即便是采用了最佳治疗参数，也有可能会发生色素改变，一般都是短暂的，可以恢复的，但也有永久性色素减退的情况（图 4.7B）。激光脱毛

对激光脉冲未覆盖区域的毛发疗效不佳（图4.9）。瘢痕较少发生，一般出现在深肤色患者使用不适合的波长、能量密度过高和（或）重复脉冲等情况下。

当治疗侧面颊、下巴等区域时，有可能诱发终毛生长，这种现象称为异常多毛症（图4.10）。常见于地中海、中东、亚洲和南亚裔的女性。它的确切机制仍然未知，可能是由于低于治疗能量密度的激光诱导了毛发生长。

治疗中应小心谨慎避开文身和痣，特别是不规则的痣。当治疗先天性血管性病变等皮肤疾病时，可能导致永久性毛发脱落。

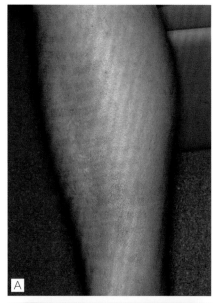

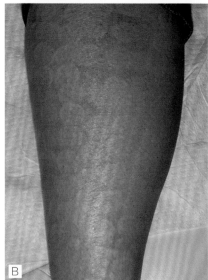

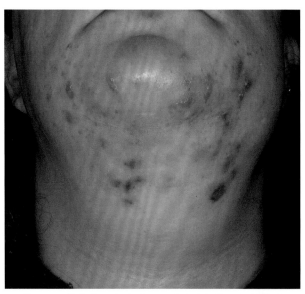

图4.6 激光能量密度过大导致表皮损伤、局部结痂

图4.7 激光脱毛引起的色素沉着（A）和永久色素减退（B）

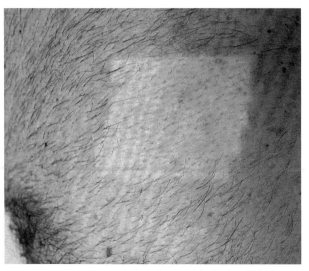

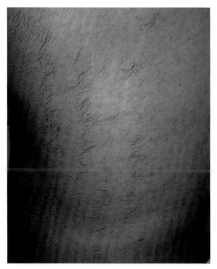

图4.8 近期晒黑皮肤治疗后导致色素减退的发生

图4.9 因缺乏适当的治疗重叠而遗留了未治疗的皮肤区域

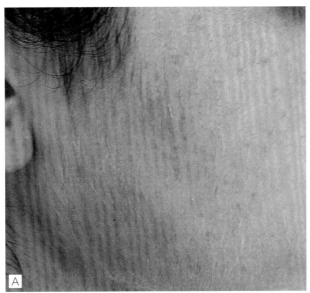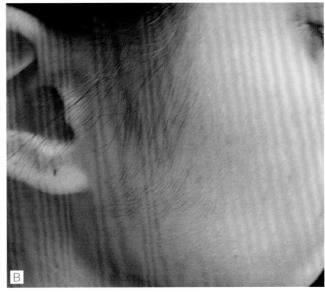

图 4.10 异常多毛症。细小毛发的转变，一次激光脱毛后从毳毛（Ａ）到深色的终毛（Ｂ）

回顾分析医疗事故诉讼数据库发现，脱毛治疗在激光治疗投诉事件是最常见的，特别是针对水疗等场所中的非医务人员的投诉非常多。

展望

减轻疼痛

减轻激光脱毛相关疼痛的最新技术是负压皮肤扁平化技术（pneumatic skin flattening, PSF），其工作原理是将真空室耦合起来产生负压使皮肤紧贴在治疗手具上，使得皮肤中的压力感受器在激光发射前受到刺激以阻止痛觉神经的激活。PSF 已被用于市场上的激光仪器中（表 4.1）。一项 LPDL 脱毛的研究显示，在只使用大光斑及负压设置而并无皮肤冷却和局部麻醉时，所有患者均未出现严重或不可忍受的疼痛。

家用激光与光脱毛设备

近年来，一些基于 IPL、激光和热技术的破坏毛囊的设备能够让患者在家里进行脱毛。表 4.1 列举了通过美国 FDA 510（k）批准的设备，其他无 FDA 510（k）许可证的家用设备也使用类似的技术。

这些设备都缺乏大样本对照研究的证据。一项研究发现一种基于热的家用脱毛设备在去除毛发、降低毛发密度或延缓毛发再生方面并没有剃须效果好。另外，由于不正确使用激光与光设备及缺乏医学基础会造成严重眼损伤，患者纠结于是否可以使用有潜在危险的设备。然而，去皮肤科诊所及水疗中心的费用高昂，出行不便，这些因素可能会间接推动家用脱毛设备的发展。

激光脱毛的替代技术

一项小型研究显示在蜡脱毛后，使用氨基酮戊酸（aminolevulinic acid, ALA）光动力疗法（photodynamic therapy, PDT）就能有效减少多达 40% 的毛发。

一些设备采用电（射频，RF）和光（激光／光）联合的光电协同（electro-optical synergy, ELOS）技术（表 4.1），原理是激光或 IPL 能够加热毛干并将双极射频（RF）的能量集中于周围的毛囊。因此降低了前者能量密度，提示可能适用于所有 Fitzpatrick 皮肤类型的患者，并可能有效地去除白色和无色素的毛发。有学者采用 IPL/RF-ELOS 联合技术治疗 40 例（Fitzpatrick 皮肤类型为 Ⅱ～Ⅴ型）患者的面部和非面部毛发，经过 4 次治疗后 18 个月回访发现，毛发清除率为 75%，效果与皮肤类型和毛发颜色无相关性，同时未发现明显的不良反应。在光电协同技术治疗前使用氨基酮戊酸（ALA）预处理能增强白色毛发的去除效果。另外，一种全反射放大的自发射频设备（TRASER）已被证实与激光脱毛的效果相似。

总之，选择性光热作用原理使脱毛从技艺迅速转变为科学。自 1996 年 Anderson 和同事首次报道激光脱毛以来，激光脱毛设备数量急剧增加，使其成为世界上最常见的美容操作。本章向读者介绍了毛发的解剖学和生理学基础、患者选择、术前准备、激光安全防护原则、各种激光/光设备介绍和激光-组织的相互作用。这些内容和疗效密切相关，同时最大限度地降低了不良反应和并发症。

扩展阅读

Alster TS, Bryan H, Williams CM. Long-pulsed Nd:YAG laser-assisted hair removal in pigmented skin: a clinical and histological evaluation. *Arch Dermatol.* 2001; 137(7):885–889.

Altshuler GB, Anderson RR, Manstein D, Zenzie HH, Smirnov MZ. Extended theory of selective photothermolysis. *Lasers Surg Med.* 2001; 29(5):416–432.

Anderson RR, Parrish JA. Selective photothermolysis: precise microsurgery by selective absorption of pulsed radiation. *Science* 1983; 220(4596):524–527.

Ball K, Gustavsson M, Harris R, Berganza L, Zachary CB. TRASER: acute phase vascular and follicular changes. *Lasers Surg Med.* 2014; 46(5):385–388.

Bernstein EF. Hair growth induced by diode laser treatment. *Dermatol Surg.* 2005; 31(5):584–586.

Biesman BS. Evaluation of a hot-wire hair removal device compared to razor shaving. *Lasers Surg Med.* 2013; 45(5):283–295.

Braun M. Comparison of high-fluence, single-pass diode laser to low-fluence, multiple-pass diode laser for laser hair reduction with 18 months of follow up. *J Drugs Dermatol.* 2011; 10(1):62–65.

Campos VB, Dierickx CC, Farinelli WA, et al. Hair removal with an 800-nm pulsed diode laser. *J Am Acad Dermatol.* 2000; 43(3):442–447.

Davoudi SM, Behnia F, Gorouhi F, et al. Comparison of long-pulsed alexandrite and Nd:YAG lasers, individually and in combination, for leg hair reduction: an assessor-blinded, randomized trial with 18 months of follow-up. *Arch Dermatol.* 2008; 144(10):1323–1327.

Dierickx CC, Grossman MC, Farinelli WA, Anderson RR. Permanent hair removal by normal-mode ruby laser. *Arch Dermatol.* 1998; 134(7):837–842.

Eremia S, Li C, Newman N. Laser hair removal with alexandrite versus diode laser using four treatment sessions: 1-year results. *Dermatol Surg.* 2001; 27(11):925–929, discussion 929–930.

Garcia C, Alamoudi H, Nakib M, Zimmo S. Alexandrite laser hair removal is safe for Fitzpatrick skin types IV–VI. *Dermatol Surg.* 2000; 26(2):130–134.

Gold MH, Bell MW, Foster TD, Street S. One-year follow-up using an intense pulsed light source for long-term hair removal. *J Cutan Laser Ther.* 1999; 1(3):167–171.

Goldberg DJ, Littler CM, Wheeland RG. Topical suspension-assisted Q-switched Nd:YAG laser hair removal. *Dermatol Surg.* 1997; 23(9):741–745.

Grossman MC, Dierickx C, Farinelli W, Flotte T, Anderson RR. Damage to hair follicles by normal-mode ruby laser pulses. *J Am Acad Dermatol.* 1996; 35(6):889–894.

Haak CS, Nymann P, Pedersen AT, et al. Hair removal in hirsute women with normal testosterone levels: a randomized controlled trial of long-pulsed diode laser vs. intense pulsed light. *Br J Dermatol.* 2010; 163(5):1007–1013.

Hussain M, Polnikorn N, Goldberg DJ. Laser-assisted hair removal in Asian skin: efficacy, complications, and the effect of single versus multiple treatments. *Dermatol Surg.* 2003; 29(3):249–254.

Ibrahimi OA, Avram MM, Hanke CW, Kilmer SL, Anderson RR. Laser hair removal. *Dermatol Ther.* 2011; 24(1):94–107.

Ibrahimi OA, Jalian HR, Shofner JD, Anderson RR. Yellow light gone wild: a tale of permanent laser hair removal with a 595-nm pulsed-dye laser. *JAMA Dermatol.* 2013; 149(3):376.

Ibrahimi OA, Kilmer SL. Long-term clinical evaluation of a 800 nm long-pulsed diode laser with a large spot size and vacuum-assisted suction for hair removal. *Dermatol Surg.* 2012; 38(6):912–917.

Jalian HR, Jalian CA, Avram MM. Increased risk of litigation associated with laser surgery by nonphysician operators. *JAMA Dermatol.* 2014; 150(4):407–411.

Khoury JG, Saluja R, Goldman MP. Comparative evaluation of long-pulse alexandrite and long-pulse Nd:YAG laser systems used individually and in combination for axillary hair removal. *Dermatol Surg.* 2008; 34(5):665–670, discussion 670–661.

Kilmer SL, Ross EV, Ibrahimi OA. *Clinical evaluation of a novel 1060 nm diode laser for the treatment of hypertrichosis.* 2016 [Manuscript in preparation].

Lask G, Friedman D, Elman M, et al. Pneumatic skin flattening (PSF): a novel technology for marked pain reduction in hair removal with high energy density lasers and IPLs. *J Cosmet Laser Ther.* 2006; 8(2):76–81.

Lou WW, Quintana AT, Geronemus RG, Grossman MC. Prospective study of hair reduction by diode laser (800 nm) with long-term follow-up. *Dermatol Surg.* 2000; 26(5): 428–432.

Nouri K, Chen H, Saghari S, Ricotti CA Jr. Comparing 18- versus 12-mm spot size in hair removal using a gentlease 755-nm alexandrite laser. *Dermatol Surg.* 2004; 30(4 Pt 1): 494–497.

Rao J, Goldman MP. Prospective, comparative evaluation of three laser systems used individually and in combination for axillary hair removal. *Dermatol Surg.* 2005; 31(12):1671–1676, discussion 1677.

Richards RN, Meharg GE. Electrolysis: observations from 13 years and 140,000 hours of experience. *J Am Acad Dermatol.* 1885; 33(4):662–666.

Rohrer TE, Chatrath V, Yamauchi P, Lask G. Can patients treat themselves with a small novel light based hair removal system? *Lasers Surg Med.* 2003; 33(1):25–29.

Zenzie HH, Altshuler GB, Smirnov MZ, Anderson RR. Evaluation of cooling methods for laser dermatology. *Lasers Surg Med.* 2000; 26(2):130–144.

第五章

非剥脱性激光和光疗皮肤年轻化

廖 勇　周剑锋　杨蓉娅　译

概要和关键点

- 非剥脱性换肤术是一种安全、有效、多方面改善皮肤光老化的方法。
- 非剥脱性换肤术可达到适度的改善，同时休工期也最短。
- 非剥脱性换肤术在不造成开放创面的情况下改变了皮肤的细胞及非细胞成分。
- 患者评估时需慎重考虑医疗因素及患者预期。
- 非剥脱性模式极少需要局部麻醉以外的麻醉方式。
- 在做好充分准备的前提下，该治疗很少出现并发症。
- 光动力治疗已被用来最大限度地提高激光与组织的相互作用以及对光老化疗效的改善。
- Ⅳ～Ⅵ型皮肤的治疗需要调整激光参数，以尽量减少色素异常的发生。
- 通常，非剥脱性治疗后1~3天，患者即可恢复正常活动。
- 对于休工期有限的患者，间隔2~3个月的多次治疗可达到较好的疗效。

引言

随着激光和非激光光源的发展，皮肤年轻化的重点是在尽量缩短恢复期的同时提高疗效。面部皮肤年轻化（至少对于细小皱纹来说）治疗的金标准是剥脱性激光。尽管剥脱性治疗能达到可预见的美容效果，但是瘢痕、感染、色素异常和恢复时间延长的风险降低了其对患者的吸引力。患者越来越重视皮肤年轻化疗效与休工期时间的平衡。非剥脱性

皮肤年轻化（nonablative skin rejuvenation, NAR）一般不需要注射麻醉，通常只需要表面麻醉或完全不需要麻醉。因此，非剥脱性治疗手段在皮肤年轻化治疗中占有重要地位。

由于"非剥脱性皮肤年轻化"这个术语有时被随意地使用，因此明确其定义非常重要。非剥脱性皮肤年轻化最纯粹的形式是改善肤质，但不造成皮肤的物理性剥脱或汽化。剥脱性治疗是通过汽化作用去除部分或全部表皮，有时也包括部分真皮。本章重点介绍非点阵的非剥脱性皮肤年轻化。除了光设备，我们还将讨论基于非剥脱的射频（radiofrequency, RF）技术。

可以通过以下四种方式选择性地损伤真皮和（或）深层表皮：

1. 靶向真皮和（或）真－表皮连接处的分散性色基。

2. 水对中红外波长范围的激光（1.3～1.55 μm）吸收较少，使得激光穿透相对较深（300～1500 μm的深度处，激光仅衰减50%）。

3. 通过表面用冷却电极对皮肤给予射频能量，使得真皮和脂肪的温度高于表皮。

4. 此外，除了第六章所述的非剥脱点阵激光外，射频微针装置还可以通过绝缘或非绝缘微针直接对皮肤造成局部损伤。这些设备可发挥多种作用，从收紧皮肤（如第六章所述）到改善较浅的色斑和皮肤纹理（主要取决于微针插入的深度）。

光损伤治疗可以分为不同的类型，治疗方案基于先前描述的激光－组织或射频－组织相互作用的理论逻辑。治疗目标是通过减少毛细血管扩张和色斑，增强真皮重塑，最大限度地实现皮肤年轻化。

用于非剥脱性皮肤年轻化的激光和非激光系统是一组不同的设备，发射的波长包括：可见光（400～760 nm）、近红外（760～1400 nm）、中红外（1.4～3 μm）、强脉冲光（IPL）以及发光二极管（LED）和射频（RF）设备（框5.1）。上述治疗方法都可靶向特定成分从而诱发真皮重塑，但不造成表皮剥脱。大多数学者认为，光热作用加热真皮的效应有：①促进成纤维细胞合成胶原蛋白；②通过改变黏多糖和真皮基质的其他成分诱导真皮重塑。也有人认为激光/光和细胞内分子成分的相互作用改变了酶的功能及细胞结构成分。从酶到细胞壁成分再到核酸不同组分的改变，可能会改变细胞的内环境和活力。

使用氨基酮戊酸（ALA）的光动力治疗（PDT）已被证明可增强激光和其他光源的效果。已有多种激光和光源被用于原卟啉Ⅸ的光活化，从而达到皮肤年轻化的效果（图5.1）。

非剥脱性皮肤年轻化通常用于逆转真皮的光老化。这种损伤与患者的年龄以及紫外线暴露的程度直接相关。紫外线B（UVB）与表皮角质细胞的相互作用可引起核酸发生改变，从而诱导细胞出现异型性。随着时间的推移，长波紫外线（UVA）促进氧自由基的形成，诱导正常血管形成内稳态改变、细胞凋亡、黑素细胞合成色素、免疫细胞失调、细胞因子失调、真皮基质成分改变以及细胞遗传密码的转录、翻译和复制被阻断。光老化临床表现的组织学改变包括：表皮萎缩、网状结构消失、弹性纤维在真皮乳突层聚集、胶原生成紊乱和减少，以及血管增生。紫外线所造成的上述变化与光皮肤老化的临床表现相关，包括：皮肤松弛、萎缩、脆性增加、皱纹增多、毛细血管扩张以及皮肤整体颜色、纹理和质地的改变。因此，皮肤年轻化的目标是采用更强健的新生皮肤来替代受损的表皮和真皮成分。医生应该尽力去改变角质细胞的质量和黑素细胞的色素合成，这是表皮光损伤的两个关键因素。表皮光损伤的修复通常关注于提高成纤维细胞的功能及其稳定性。研究表明，使用毫秒和纳秒级532 nm及1064 nm激光照射后，体外培养成纤维细胞的抗氧化能力和胶原合成能力均明显提高。

Richard Glogau博士开发了一个分类量表来记录临床光老化的进程（表5.1）。通过追踪可发现，

框5.1 非剥脱性换肤设备

- 可见光/血管特异性激光
  - 532 nm 磷酸钛钾盐（KTP）
  - 585 nm/595 nm 脉冲染料激光
- 近红外激光
  - 1064 nm QS Nd:YAG 激光
  - 1064 nm 长脉冲 Nd:YAG 激光
  - 1320 nm Nd:YAG 激光
- 中红外激光
  - 1450 nm 半导体激光
  - 1540 nm 铒：玻璃激光
- 强脉冲光（IPL）（500～1200 nm）
- 射频（RF）系统
- 发光二极管（LED）

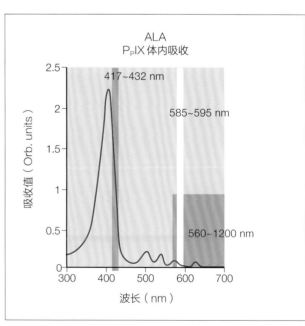

图5.1 原卟啉Ⅸ吸收：由于原卟啉Ⅸ具有多个吸收峰，因此皮肤应用卟啉前体后可以使用多种激光和光源来增强效果

表 5.1 Glogau 光老化分类

级别	分类	典型年龄	描述	皮肤特点
Ⅰ	轻度	20 岁或 30 岁	无皱纹	早期光老化：轻度色素性变化、无角化、极少的皱纹、淡妆或者不化妆
Ⅱ	中度	30 岁或 40 岁	动态皱纹	早期至中度光老化：早期晒斑、可触及但不可见的角化、开始出现平行的笑纹、涂一些粉底
Ⅲ	中重度	50 岁	静态皱纹	光老化加重：明显色素性变化、可见的毛细血管扩张、可见的角化、一直涂很重的粉底
Ⅳ	重度	≥ 60 岁	仅有皱纹	重度光老化：肤色晦暗、皮肤癌病史、遍布皱纹——没有正常的皮肤、化妆品"结块和掉落"

患者年幼时肤色较均匀，几乎没有皱纹；随年龄增长，开始出现静态皱纹，肤色变得不均匀。

正如人们所料，当前的非剥脱性治疗对 Glogau Ⅰ 级患者光老化矫正的效果要优于光损伤较为严重的患者。虽然剥脱性皮肤年轻化可能会更好地恢复皮肤正常结构，尤其是对于 Glogau Ⅲ 或 Ⅳ 级患者而言（表 5.1），但许多患者难以接受其休工期和潜在风险。随着非剥脱性技术的发展，越来越有可能在低风险、快速恢复的前提下恢复皮肤的年轻和健康状态。本章的余下内容将集中于非剥脱性皮肤年轻化患者的选择以及不同设备进行讨论。

患者选择

对于非剥脱性皮肤年轻化治疗的患者选择，首先要评估患者光老化的程度和类型（表 5.1）。理想的患者是：伴轻度至中度光损伤的 Glogau Ⅱ 或 Ⅲ 级患者。非剥脱性治疗启动新的胶原合成（胶原蛋白 Ⅰ 和胶原蛋白 Ⅲ），适用于 Glogau Ⅰ 级患者，以防止光损伤的进展。另外一种情况是，Glogau Ⅳ 级患者期望通过非剥脱性皮肤年轻化治疗获得显著的变化，但结果常常会让他们感到失望。

Sadick 采用了一种不同的方式对患者进行分类，基于光损伤的组织学定位来评估外观缺陷。他的选择过程考虑了表皮（Ⅰ型）损伤（图 5.2）和

真皮/皮下（Ⅱ型）损伤（图 5.3），因此，针对这些损伤进行有选择性的治疗。

患者选择的另一个重要因素是患者的 Fitzpatrick 皮肤类型。Fitzpatrick 皮肤类型为 Ⅳ、Ⅴ 和 Ⅵ 型的皮肤可能不适合接受选择性加热黑色素的那些非剥脱性模式的治疗。对于肤色较深的患者，非剥脱性皮肤年轻化治疗最常见的不良反应是色素沉着，在适当应用黑色素合成抑制剂的情况下，这种情况通常会在 4～8 周后消退（但在某些情况下会持续更长时间）。中红外激光几乎不会直接作用于黑色素，可用于深色皮肤类型的患者。然而，如果采用更高能量密度的激光对这些患者进行治疗，可能导致热损伤和皮肤整体加热，可能进一步引起局部色素异常。非制冷剂冷却装置可以最大限度地减少整体加热，而采用制冷剂喷雾的冷却装置（特别是在使用超过 80 ms 时）有可能诱发和液氮冷冻类似的色素改变。第十章将详细讨论关于治疗深色皮肤的激光和非激光光源。

除了皮肤类型和光损伤程度外，还需要根据医学标准排除一些可能不适合接受非剥脱性激光和光源治疗的患者（框 5.2）。应当考虑推迟进行非剥脱性皮肤年轻化治疗的原因包括：口服维 A 酸、近期接受过皮肤年轻化治疗、局部感染以及活动性皮炎。口服维 A 酸类药物很可能不会影响患者的预后，但尚无对照研究探讨这类药物对非剥脱性换肤术的影响。一些文章建议推迟 6～12 个月，这很

可能是根据剥脱性换肤术等待时间推算出来的。数位皮肤激光专家在患者服用维A酸1个月后给予了非剥脱性换肤治疗，患者未见不良反应。

Ⅰ型光年轻化适应证

- 血管性病变，包括：
  - 玫瑰痤疮的症状、红斑、潮红
  - 毛细血管扩张
  - 激光皮肤换肤后的红斑

A

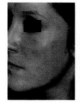

Ⅰ型光年轻化适应证

- 毛囊皮脂腺变化
- 毛孔变小
- 皮肤光滑

B

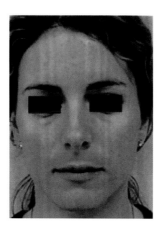

Ⅰ型光年轻化适应证

- 色素性皮肤变化，包括：
  - 色素性光损伤
  - 斑点状色素沉着
  - 过度色素沉着
  - 光老化
  - 晒斑
  - 皮肤变色
  - 化学剥脱或者激光剥脱性技术之后：分界线

C

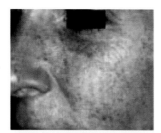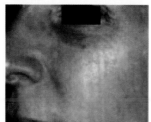

图5.2（A~C）：Ⅰ型光老化适应证。摘自：Sadick NS 2003 Update on non-ablative light therapy for rejuvenation: a review. Lasers in Surgery and Medicine 32: 120-128.

Ⅱ型光年轻化

- 真皮和皮下组织的衰老
  - 皱纹
  - 脂肪营养不良

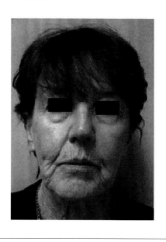

图5.3　Ⅱ型光老化适应证。摘自：Sadick NS 2003 Update on non-ablative light therapy for rejuvenation: a review. Lasers in Surgery and Medicine 32: 120-128.

框5.2　非剥脱性换肤术的相对禁忌证

- 活动性皮炎（即痤疮、自身免疫性疾病等）
- 活动性感染（即疱疹、脓疱病等）
- 有瘢痕/肥厚性瘢痕形成病史
- 有Koebner型皮炎病史（即银屑病、白癜风等）
- 有光诱导性皮炎病史（即多形性日光疹、狼疮等）
- 过去1个月内曾经口服维A酸药物
- 近期接受过剥脱性换肤治疗
- 近期进行过中度或者深度化学剥脱术
- 待治疗部位近期进行过有创皮肤手术或治疗

医生还必须考虑设备的波长。例如，使用可见光的设备（如LED设备等）可能会加重光毒性/光敏性反应或者光敏性全身性疾病患者的症状，例如皮肤红斑狼疮（尽管近期的研究中，只有7%的系统性红斑狼疮患者对可见光有反应）（图5.4）。相反，一些激光可能具有保护作用。越来越多的证据表明，IPL可以活化成纤维细胞，并对未来紫外线引起的皮肤损伤提供保护。

填充物和肉毒毒素注射很可能不受非剥脱性治疗的影响，可在同一疗程中使用。然而，非剥脱性换肤治疗应最后进行。这一顺序可最大限度地降低肉毒毒素扩散的风险。注射 1 h 后，肉毒毒素的扩散应该已经停止。这种治疗顺序可降低出现水肿的可能性，水肿会影响最佳填充位置治疗终点反应的判定。

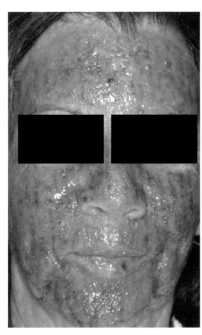

图 5.4　光动力治疗后出现的重度光敏性反应。图中所示是一名患者接受光动力治疗 6 天后的情况。光敏性反应在 3 周后消退

可见光和近红外光 / 血管靶向性激光（表 5.2）

可见光和近红外激光通常用来治疗血管性和色素性病变。可见光治疗血管性病变能够从组织学层面改善色素异常、整体皮肤纹理、真皮基质异常和日光性弹力纤维变性。可以观察到日光性黑子、瘢痕（包括瘢痕疙瘩和肥厚性瘢痕）和光老化都可以得到临床改善。Orringer 等报道称，接受闪光灯泵浦脉冲染料激光（flashlamp-pumped pulsed dye laser, PDL）进行治疗后，患者的 I 型前胶原 mRNA 水平升高，随后实现了真皮基质的重塑。无论这是细胞环境热变化造成的继发反应，还是血管损伤诱导的细胞因子的作用，总而言之，结果是实现了真皮重塑、光老化逆转和皱纹的部分修复。

第一种利用选择性光热分解原理而设计的激光器是 PDL。这种激光被优化后用于鲜红斑痣的治疗。随着对血管性病变治疗认识的提高，PDL 设

表 5.2　非剥脱性换肤术中常用的可见光 / 血管性激光 *

波长 (nm)	激光类型	能量	脉冲持续时间（ms）
532	闪光灯 / 弧光灯泵浦 KTP	最高至 950 J/cm²	5 ~ 100
532	半导体泵浦 KTP	0.1 ~ 5 W	5 ~ 1000
585 ~ 595	脉冲染料	最高至 40 J/cm²	0.45 ~ 40 350
755	翠绿宝石	1 ~ 50 J/cm²	0.5 ~ 300
808	半导体	最高至 170 J/cm²	最高至 1000
940	半导体	最高至 900 J/cm²	5 ~ 625
532/1064	QS Nd:YAG	最高至 16 J/cm² 最高至 37 J/cm²	5 ~ 20
1064	Nd:YAG	最高至 990 J/cm², 120 J	0.1 ~ 300

KTP，磷酸钛钾盐；Nd:YAG，钕：钇铝石榴石。

* 此表描述了在非剥脱性换肤术中有一定应用价值的多种激光。由于每种激光器都具有其特性和设置，因此具体信息请参阅每种特定激光器的使用手册，以获取优化患者治疗的准确信息。

备的结构也发生了变化，包括染料成分（罗丹明）和波长。PDL问世的大约35年间，其波长已经不再局限于最初的577 nm波长（对应血红蛋白吸收峰值）和早期0.3～0.45 ms的脉冲持续时间。目前，市售的PDLs的发射波长在585～595 nm，可穿透至真皮深层和更深在的血管。新的PDLs有更宽的脉冲持续时间范围，多数可发射高达40 ms的脉冲波列，这可以避免非常小的血管发生血管内血栓，继而形成紫癜。除了直接加热血管，继而造成真皮温度升高之外，血管靶向治疗还可以引起炎症级联反应，从而促进胶原的合成。Bjerring研究发现，接受低能量密度PDL治疗2周后，患者的Ⅱ型胶原增加了148%，而IPL治疗仅增加32%；然而，作者承认IPL的参数设置（4～7 J/cm²）低于红-褐色斑治疗时的常规设置。

研究表明，靶向血管中血红蛋白的其他波长的激光可以使皮肤年轻化。长脉冲755 nm翠绿宝石激光（病例讨论1）、810 nm半导体激光和1064 nm Nd:YAG激光被用于更深、直径更大的血管。随后"同时发生的"真皮重塑与每种激光的穿透深度相关。Weng等研究发现，接受532 nm、1064 nm QS Nd:YAG和1064 nm长脉冲Nd:YAG激光照射后，成纤维细胞的胶原合成显著增加，且抗氧化酶活力显著升高。与532 nm激光相比，由于1064 nm激光的真皮散射程度和色基吸收更弱，故1064 nm Nd:YAG激光可诱导更深层次的重塑。因此，一些医生使用多种激光，例如532 nm激光治疗皮肤色素异常和毛细血管扩张；然后，在同一次治疗过程中通过1064 nm激光来获得更深层次的重塑。

RF设备在皮肤表面以宽幅的模式进行深度加热，通常以表面滑动的方式进行操作，操作人员以旋转的方式在皮肤上来回移动手具（图5.5）。表面温度（T）在40～42 ℃为最佳。较高的表面温度可能会导致疼痛和（或）表皮损伤，而较低的表面温度可能无效。这些设备导致的实际深部温度通常只能在模型中测定。基于本章的设定，我们在此

只讨论微针射频和双极射频。可实现更深层加热的单极射频和超声设备将在第九章进行讨论。Sadick和Makino均使用双极构型的模式研究了皮肤的电热反应，他们发现随着皮肤温度的升高，作用深度可达到双侧电极之间距离的一半，该处电极之间产生强能量（图5.6）。

许多较新的系统已经应用了阻抗匹配，它根据组织电阻调整能量，以便传递到皮肤的能量最佳。大多数采用移动技术的设备都是基于形成的温度梯度，在这个温度梯度中，皮肤表面温度可能低于真皮浅层的温度。由于最大电场位于电极边缘，有两种机制可提高真皮与表皮的损伤比。一种方法是冷却活性电极。冷却可增加表面阻抗，从而保

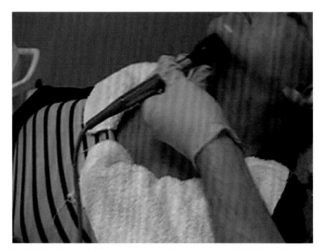

图5.5　注意电极手具置于颈部，在这种配置中，操作员以圆形方式将电极手具在颈部移动，直至每个区域的表面温度在5～10 min内达到40～42 ℃（Fractora Forma, Inmodelnc., Irvine, California）

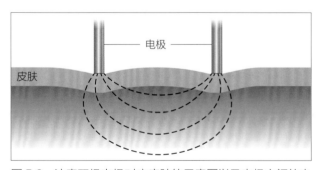

图5.6　注意双极电极对应皮肤的示意图以及电极之间的电场几何形状。电流的最大深度大约是电极之间距离的一半。

摘自：Sadick, NS, Makino, Y. Selective electro-thermolysis in aesthetic medicine: a review. Lasers Surg Med. 2004;34(2):91–97.

! 要点 1

联合治疗可以改善治疗效果。作者发现，同一次治疗过程中联合应用 532 nm 和 1064 nm 激光治疗效果更佳。联合治疗可同时靶向作用于多种色基，532 nm 激光可用于治疗日光性黑子和毛细血管扩张，而 1064 nm 激光的吸收光谱决定其可增强 532 nm 激光的除皱效果。此外，长脉冲可见光技术[IPL、PDL 或大光斑（10 ~ 12 mm）磷酸钛钾盐（KTP）设备]可首先用于减少血管异常和较深的日光性黑子，然后在同一疗程中使用 QS 激光治疗那些低对比度的色素性皮损。

📋 病例讨论 1

　　一名 60 岁出头的白人女性提出了全面部年轻化的诉求，她要求重点关注日光性黑子、毛细血管扩张和面部整体年轻化（图 5.7A）。采用长脉冲 755 nm 翠绿宝石激光对患者的前额、脸颊、鼻子和下巴进行了治疗（能量密度 36 J/cm²，光斑大小 8 mm，脉冲持续时间 3 ms）。治疗 6 周后，患者面部的色素沉着斑及毛细血管扩张显著改善，整体外观更加年轻（图 5.7B）。

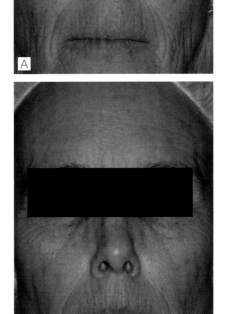

图 5.7　光损伤患者接受长脉冲翠绿宝石激光进行年轻化治疗。A. 治疗前；B. 治疗后

护表皮。此外，暴露于环境温度的表皮其表面的冷却速度快于深层真皮。由于长期使用 RF 治疗头后，真皮的冷却速度会变慢；因此，即使表面温度为 42 ℃，也可将 1 ~ 2 mm 深度的真皮温度提升至 45 ~ 50 ℃。

　　近红外激光已被用于皮肤年轻化技术。一种方案是配置 5 ~ 7 mm 光斑的 1064 nm 激光的治疗头，在 5 Hz 和 12 ~ 15 J/cm² 的参数条件下快速来回移动。根据体表温度或未麻醉患者对温度的耐受程度移动手具，从而调整治疗部位。通常体表温度达到 39 ~ 42 ℃，即可将手具移动至相邻的部位。

采用此方法治疗时，无须使用麻醉剂，患者在疼痛不能耐受时可及时报告，以提醒操作者移动手具，避免造成表皮损伤。这种治疗（Laser Genesis, Cutera, Brisbane, CA）易于操作，术后仅出现轻微的红斑。一项通过照片和活组织检查对 50 名亚洲患者进行评估的研究发现，上述患者的皱纹、毛孔大小和弹力蛋白合成均有改善，无须表皮冷却。非剥脱性皮肤年轻化的另一个工具是 QS Nd:YAG 激光。5 ~ 10 Hz 和 2 ~ 4 J/cm² 条件下使用移动技术，该激光应用 4 ~ 6 mm 光斑进行多遍治疗。治疗终点为轻度红斑，此激光可多次应用，治疗间隔

2~4周。通常可观察到细纹、瘢痕和色素异常的适度改善。

其他加热真皮中层的设备包括：卤钨灯和氙气闪光灯。前者的输出范围是1100~1300 nm，后者的输出范围为600~1200 nm。和其他的近红外激光相同，其作用是温和加热真皮中层和皮下浅层。这些设备的应用范围包括：皮肤紧致和皮肤年轻化，两者之间存在一定程度的差异。紧致的定义是对整体皮肤轮廓的改善。相反，上述设备可有效加热皮肤表层，可观察到更为普遍和模糊的变化。在一项平行研究中，卤钨灯可改善41%患者的皮肤松弛症状。这与大多数采用轻微持续加热的同类型研究相同，主观改善率超过了客观指标的改善。

治疗血管性疾病激光的不良反应包括：色素异常、紫癜、水疱和瘢痕。表皮冷却技术可减少表皮加热，最大限度地减少色素改变。可见光治疗Fitzpatrick皮肤类型为Ⅳ~Ⅵ型的患者时，必须进行表皮冷却。对近期被晒黑的患者需进行皮肤光斑测试。在激光治疗前后，可应用多种不同的冷却设备进行表皮冷却，例如铝制"滚轮"、冰袋、蓝宝石冷却头、其他接触型冷却装置、冷空气冷却或者

要点2

使用接触式冷却模式的激光治疗时，关键是应最大限度地减少出现冷凝的积聚（常发生于蓝宝石或玻璃窗上）。上述冷凝可衰减激光，降低治疗效果。

制冷剂喷雾冷却。治疗不同类型的皮肤时，需充分了解并适当调整治疗的能量密度、光斑大小和脉冲持续时间，以避免紫癜、水疱和瘢痕的形成。

中红外激光（表5.3）

临床和组织学证据表明，中红外激光可实现非剥脱性、非点阵皮肤年轻化。1320 nm Nd:YAG激光是一种用于皮肤年轻化的常用非剥脱性中红外激光。结合表面冷却技术，这种激光可以在不损伤表皮的情况下实现胶原重塑。以水为靶基，非特异性的真皮热损伤引起水肿、血管改变以及真皮基质中成纤维细胞的重新排列。愈合过程可产生轻度的除

表5.3　非剥脱性换肤术常用的中红外激光/仪器 *

波长（nm）	激光类型	能量	脉冲持续时间（ms）	光斑大小（mm）	冷却系统
1319	Nd:YAG	最高30 J/cm²	5~200	6, 30×30	整合的冷却系统
1320	Nd:YAG	5~40 J/cm²	30~200	6, 10	整合的接触式冷却系统、整合的制冷剂喷雾系统
1450	半导体	最高25 J/cm²	210, 250	4~6	整合的动态冷却器械、整合的制冷剂喷雾系统
1540	铒:玻璃	10~30 J/cm²	3~100	4	蓝宝石镜片
515~1200	IPL	最高70 J/cm²	1~500（单一模式）2.2~12.5（脉冲模式）	10, 12, 15, 15×8, 15×10, 20×10, 20×30, 30×10, 34×8, 35×15, 34×18, 50×25, 50×10, 46×18, 46×10	冷尖端接触式冷却系统

IPL，强脉冲光；Nd:YAG，钕:钇铝石榴石。

* 这张表格描述了在非剥脱性换肤术中有一定应用价值的多种激光。由于每种激光器都具有其特性和设置，因此具体信息请参阅每种特定激光器的使用手册，以获取优化患者治疗的准确信息。

皱效果。1450 nm 半导体激光应用方式和 1320 nm Nd:YAG 相同，也被用于非剥脱性皮肤年轻化。

1540 nm 铒：玻璃激光同样可诱导组织中的水加热、热损伤和新的胶原形成。该波长范围内，激光的穿透深度介于 1320 nm（最深）和 1450 nm（最浅）。制订中红外波长激光的治疗策略时，激光的穿透深度应与日光性弹性纤维变性的深度一致。

每种非点阵的中红外激光都采用冷却系统来最大限度地降低表皮损伤和色素变化。1320 nm Nd:YAG 激光使用脉冲前或脉冲后喷雾，而另一种则使用接触式制冷板和扫描器。1450 nm 半导体激光在脉冲前、中和后都使用制冷剂喷雾。上述长波长激光和表面冷却系统的联合应用，使这些激光可适用于 Fitzpatrick 皮肤类型为Ⅳ、Ⅴ和Ⅵ型皮肤的患者。然而，尤其对于 1450 nm 的系统而言，其总喷雾时间较长（长达 220 ms），存在造成冷冻损伤的风险。将喷雾时间更短的 1320 nm 激光和 5 ℃ 蓝宝石透镜加入 1540 nm 铒：玻璃激光系统中，未见冷冻损伤的报告。

每种激光的不良反应特征与治疗皱纹或者痤疮瘢痕时采用的能量密度直接相关。尽管研究表明这些激光器对大部分患者具有适宜的治疗效果，但医生必须注意避免色素异常以及罕见瘢痕的发生，上述情况通常继发于过高能量密度的治疗。

> **❗ 要点 3**
> 使用高能量密度应用于小面积（例如上唇）治疗时须慎重。高能量密度可能会造成蓄积性加热，增加发生色素沉着或瘢痕的风险。

强脉冲光

IPL 设备发射 400～1200 nm 波长范围的宽谱光，靶向作用于多种结构。尽管这些设备不发射单色、准直或相干光，但仍然基于选择性光热分解作用。通过使用滤光片选择 400～1200 nm 范围的特定波长，IPL 可靶向特异性的色基。较短的波长用于治疗肤色较浅的患者，或者借助滤光片或电子调节使得光谱"红移"，从而最大限度地降低肤色较深患者的黑色素吸收。血红蛋白吸收峰可选择性地用于靶向血管结构。最后，为了实现非剥脱性皮肤年轻化，可以靶向于真皮中的水分，引发光热作用，诱导胶原新生。

IPL 的使用和潜在风险与其多样性有关。IPL 可用于治疗临床最相关的色基（水、黑色素和血红蛋白），从而治疗多种皮肤病。目前市面上有多种 IPL 设备，其设计和治疗参数也多种多样。通过添加复杂的图形用户界面和应用特定的、用户友好的预编程设置，较新的系统已经进行了一定的改进。然而，但我们应该熟悉一两种 IPL 系统，因为每个系统都有不同的界面、波长范围、滤光片、功率输出、脉冲形态、冷却系统和光斑大小。一些不同的参数组合使得不同 IPL 系统之间难以进行比较。例如，有些 IPL 设备在一定程度上可基于理论建模和光子循环情况来计算其能量密度，而有些设备则完全基于手具顶端蓝宝石或石英窗口的实际输出来确定其能量密度。因此，即使两种 IPL 设备界面显示的设置参数相同，也并不代表它们可获得同样的疗效。新的 IPL（Icon, Cynosure, Westford, Massachusetts）会配备一个分光光度计（色度计）。该仪器通过蓝牙技术将患者的色素水平直接传输至 IPL。而后通过用户界面图形会给出特定皮肤区域的推荐测试参考值。

最后，尽管 IPL 设备已用于治疗多种不同的疾病，但射频也已被用来补充和改善 IPL 设备（Elos、Syneron-Candela）的治疗效果。这种技术被称为光电协同（electro-optical synergy, ELOS）。双极射频对升温的组织具有偏好性。充分考虑该技术的上述特性，先通过 IPL 系统对靶色基进行预热，然后利用射频技术对"高温"的组织靶点进行

> **！要点 4**
>
> 皮肤绷紧的状态下确保手具和皮肤的良好接触，可最大限度地增加激光穿透皮肤的深度，在光斑范围内均匀地治疗皮肤，降低炎症后色素沉着的风险。面部使用 IPL 设备治疗时，尤其对于深色皮肤而言，这变得非常重要，因为人的面部具有一定的轮廓，非常不平整，而大部分 IPL 设备采用直角手具，使得在鼻周和眼周区域难以实现良好接触。一些 IPL 设备提供更小的专用区域大小的手具（6~12 nm），而另一些使用可扣式适配器，缩短了光的路径，使得更易用于不规则的皮肤表面。

进一步加热。接触式冷却有助于避免表皮损伤。这种协同作技术可有效治疗光老化，减少皱纹、晒斑和毛细血管扩张。最近，这种技术被添加至长脉冲翠绿宝石激光和 PDLs 的临床试验中。ELOS 应用的目的之一是通过降低光的能量密度来提高真皮与表皮的加热比。

发光二极管（没有光敏剂如氨基酮戊酸的情况下使用）

用于治疗光老化的发光二极管（light-emitting diodes, LEDs）由一大组可发射高强度光的小灯泡组成。有些公司已经将这些设备微型化，制成手持式的家用产品，而大部分专业人员使用的设备可进行单次全面部治疗。LED 设备的优势之一是患者对其耐受性好，无疼痛感，且可同时进行大面积皮肤的治疗。

LED 设备通常可发射一定波长范围的光。这些设备可发射从蓝光到红外光的多种波长。根据波长和治疗参数不同，LEDs 可在峰值波长附近的小范围内发射毫瓦强度的光。例如，选择主波长为 500 nm 的 LED 设备可能会发射 480~520 nm 范围

的光。然而，更先进的、温控严格的 LED 设备现在可输出更小带宽和波长"漂移"更少的光。

LED 设备和皮肤的相互作用尚不清楚，但大多数研究者认为，细胞受体、细胞器或现有蛋白质产物的光调节作用在一定程度上参与了上述过程。与上文讨论的大多数设备不同，该设备通过与细胞外基质和成纤维细胞之间的非热相互作用，重塑现有胶原蛋白、增加成纤维细胞的胶原合成、抑制胶原酶活性，最终达到减少皱纹的效果。

早期的 LED 系统是 Gentle Waves 设备。该系统输出 588 nm 的黄光脉冲，脉冲时间 250 ms，脉冲间隔时间 10 ms，共计 100 次脉冲，总的光剂量为 0.1 J/cm^2。虽然一些试验显示，患者毛孔大小、肤色和肤质出现显著改善，但最系统的对照临床试验显示，经过一系列治疗后，皮肤客观指标并未出现显著变化。Boulos 发现，588 nm Gentle Waves 系统具有强安慰剂效应，而盲法评分员几乎未观察到客观指标的改善。尽管两项试验均获得主观改善，但在盲法研究中未证实有客观指标的改善。

在一项 633 nm 和 830 nm LED 生物刺激的研究中，4 周时间内，每周进行两次治疗，结果显示胶原蛋白合成增加，皱纹轻度改善。在一项使用皮肤组织重建替代物的研究中，633 nm LED 照射后也观察到胶原合成增加。此外，本研究的临床治疗组每周接受 3 次治疗，连续 4 周（共 12 次治疗），与安慰剂组相比，患者皱纹出现轻度至中度的改善。

光动力治疗

自 1999 年以来，光敏剂在医学和美容皮肤学领域发挥了越来越重要的作用。20% 5-氨基酮戊酸（5-aminolevulinic acid，5-ALA，一种"药物前体"）可被快速增殖的表皮和真皮细胞所吸收，转化为血红蛋白通路中的光反应产物，主要是原卟啉 IX（图 5.1）。随后，原卟啉 IX 可被特定波长的光

激活，如图5.1中的吸收峰所示，从而产生单线态氧并破坏细胞。

许多光源已被用于PDT（框5.3）。这种多变性可能是由于原卟啉IX具有多个吸收峰。最大吸收峰处于417 nm、540 nm、570 nm和630 nm。PDL、IPL和LED设备都已被用来激活原卟啉IX。有多种变量可影响PDT的即刻反应，其中包括：ALA孵育时间、应用ALA前的皮肤预处理、皮肤光损伤的程度、解剖学位置、光剂量、波长范围、皮肤温度和能量密度。整体而言，低能量密度下（即连续波光源）比脉冲光产生更多的单线态氧。此外，我们还发现同时外用麻醉乳膏和ALA溶液可以加速ALA的吸收，因此加速原卟啉的形成，从而产生更强的应答反应。

框5.3　ALA-PDT 使用的激光和光源

1. IPL Quantum SR*（Lumenis Ltd., Yokneam, Israel）
   a. 560 nm 滤镜
   b. 双脉冲（2.4/4.0 ms，延时10 ms）
   c. 单遍扫描，无重叠
   d. 25～35 J/cm²

2. Lumenis One*（Lumenis Ltd., Yokneam, Israel）
   a. 560 nm 滤镜
   b. 双脉冲（4.0/4/0 ms，延时20 ms）
   c. 单遍扫描，无重叠
   d. 15～25 J/cm²

3. VascuLight SR*（Lumenis Ltd., Yokneam, Israel）
   a. 560 nm 滤镜
   b. 双脉冲（3.6/6.0 ms，延时10 ms）
   c. 单遍扫描，无重叠
   d. 30～35 J/cm²

4. Icon Pulsed Light System*（Cynosure, Westford, Massachusetts）
   a. 20 ms
   b. 19～30 J/cm²
   c. 单遍扫描，无重叠

5. Photogenica V Star*（Cynosure Inc., Chelmsford, Massachusetts）
   a. 585 nm 或者595 nm 波长 PDL
   b. 10 mm 光斑大小
   c. 40 ms 脉宽
   d. 7.5 J/cm²
   e. 双遍扫描，50% 重叠

6. V Beam（Candela Corp., Wayland, Massachusetts）
   a. 595 nm PDL
   b. 10 mm 光斑大小
   c. 6 ms 脉宽
   d. 7.5 J/cm²
   e. 双遍扫描，50% 重叠

7. ClearLight*（Lumenis Ltd., Yokneam, Israel）
   a. 405～420 nm 蓝光
   b. 照射时间8～10 min

8. BluU*（Dusa Pharmaceuticals, Wilmington, Massachusetts）
   a. 417 nm±5 nm 蓝光
   b. 照射时间8～15 min

9. SkinStation*（Radiancy, Orangeburg, New York）
   a. 500～1200 nm 脉冲光
   b. 双遍扫描
   c. 45 J/cm²

10. Aurora（Syneron Medical Ltd., Irvine, California）
    a. 580～980 nm
    b. 能量16～22 J/cm²
    c. 单遍扫描

11. Sciton BBL*（Sciton Inc., Palo Alto, California）

    a. 560 nm BBL 滤光镜

    b. 14 J/cm²

    c. 12 ms

    d. 单遍扫描

作者正确使用了下列激光和光源进行 ALA-PDT 治疗（上文列出的其他设备也可以使用），参数与上文所述类似：

1. Icon IPL (Cynosure, Westford, Massachusetts)

2. Omnilux Blu and Red (PhotoMedex, Orangeburg, New York)

3. Sciton BBL (Sciton, Palo Alto, California)

4. Ellipse Nordlys (Ellipse medical, Hørsholm, Denmark)

5. Excel V (532 nm, Cutera, Brisbane, California)

6. Lumecca (Inmode, Irvine, California)

ALA-PDT，氨基酮戊酸 – 光动力治疗；PDL，脉冲染料激光。

* 作者使用的设备；其他参数设置来源于同事。

摘自：Chart appeared in Gold MH. Skin and Aging. 2005; 13(2): 49

！ 要点 5

- 建议采用微晶磨削、化学剥脱、丙酮、乙醇、维 A 酸类药物并彻底清洗治疗区域，从而使得角质层更加均一，进而 PDT 可能穿透更深、更均匀。

- 许多研究表明，PDT 可用于治疗日光性角化病和痤疮。一些研究证明 PDT 可增加胶原的合成。Gold 等报道称，IPL 治疗之前使用 5-ALA 可改善鱼尾纹、皮肤纹理、斑状色素沉着、毛细血管扩张和日光性角化病（病例讨论 2）。

📋 病例讨论 2

    一名 57 岁的白人男性接受了整体光损伤的评估和治疗，包括面颊部位的日光性角化病和晒斑（图 5.8A）。应用 Levulan（DUSA Pharmaceuticals, Inc），先孵育 2 h，蓝光照射 5 min；ALA 孵育时间段的最后 30 min 于治疗区涂抹 5% 利多卡因乳膏，发现其可促进 ALA 的吸收并增强 PDT 的治疗效果。最后，使用 532 nm 长脉冲绿色激光（Gemini, Cutera, Brisbane, California）（10 mm 光斑大小、18 ms 脉冲持续时间、7 J/cm² 能量密度，并配有接触式冷却系统）治疗整个面颊和

鼻部区域。治疗 2 个月后，患者光损伤的皮肤改变得到显著改善（图 5.8B）。

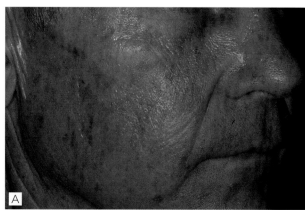

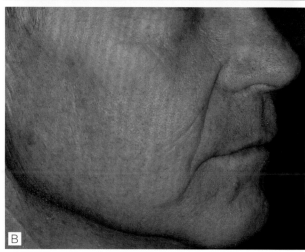

图 5.8　采用 ALA/Gemini 532 nm 长脉冲绿色激光治疗光老化：A. 治疗前；B. 治疗后

射频微针

目前在美国已上市多种射频微针和（或）小型电极点阵设备。穿透深度 0.6～3.5 mm（图 5.9）。一些设备仅经其表面传输能量，而另一些则深度可调，可以深达真皮和皮下层交界处。可提供绝缘和非绝缘设计。治疗目标是在皮肤局部造成损伤，并形成一个凝固损伤带，获得可逆性的病理性损伤。基于特定的技术，通常会进行 1～3 次的重复治疗。其截面密度为 5%～20% 不等。RF 设备常被称为"色盲"。上述特征正适用于表面加热移动设备；然而，对于微针设备，如果设备引起的损伤非常浅表，就存在出现炎症后色素沉着的风险。瘢痕中弹力组织的丧失导致美容和功能的缺陷，皮肤老化的主要原因就是弹性的丧失；射频微针比迄今为止的任何其他技术都更能增强弹性纤维的合成（图 5.10）。Ozog 等的一篇论文显示，点阵 CO_2 激光对弹性组织染色没有影响。相比之下，Hantash 则发现在射频微针治疗后，可观察到新的弹性纤维合成。

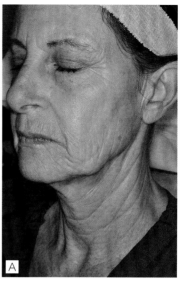

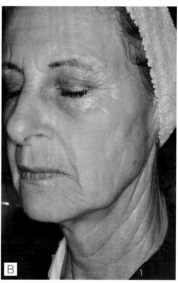

图 5.10　一次点阵射频治疗前（A）和治疗后（B）

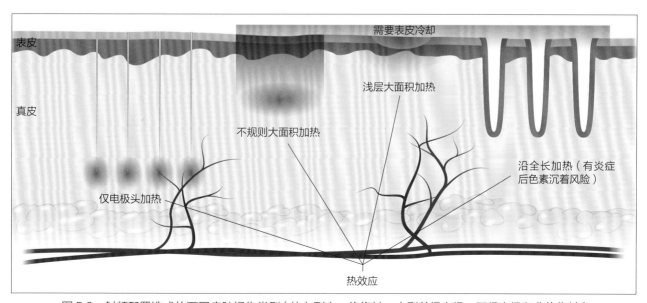

图 5.9　射频配置造成的不同皮肤损伤类型（从左到右：绝缘针，大型单极电极，双极电极和非绝缘针）

基于射频移动技术的大型电极加热设备

使用移动技术时，操作人员通常以一个圆形或来回往复的方式在面积约 5 cm×10 cm 的区域移动手具（图 5.5）。例如，可在 5～10 min 的时间内将面颊区域的皮肤表层温度加热到 39～42 ℃。这些温度通常由低成本的温度监控器（图 5.11）或设备治疗头内置的温度传感器进行外部监测。在没有局部麻醉的情况下进行上述治疗时，通过患者的反馈来避免皮肤过热非常重要。治疗的目的是建立一个相对较长的时间－温度组合，有可能在真皮中上部启动适度的胶原重塑。该治疗过程耐受性好、安全，但效果常常比较温和，在常规组织学上不会产生易于识别的显微损伤。

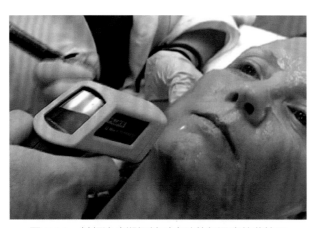

图 5.11 射频治疗期间针对皮肤外部温度的监控器

治疗策略概述

患者选择是确保获得最佳预期疗效的重要因素。尽管可能同时存在毛细血管扩张或晒斑，但患者的治疗目标可能仅为皱纹，而不是其他光老化问题。由于每种光设备都具有其独特的优势，因此治疗方式的选择也非常重要。例如，如果患者关注于过度的毛细血管扩张，就可考虑使用 532 nm 磷酸

钛钾盐（KTP）、PDL 或者 IPL 设备。如果治疗目标是获得深层的真皮重塑，则可考虑使用长波长的设备，例如中红外线或射频设备。由于 IPLs 的广泛应用和多功能性，目前许多皮肤科医生采用该类设备同时治疗多种光老化皮损，包括色素沉着、毛细血管扩张、皱纹和皮肤纹理异常。如果患者表现为日光性角化病或皮脂腺增生，可在接受可见光治疗红色和褐色色素异常的同时或之前/之后进行 PDT 治疗。患者通常表现为多发性毛细血管扩张和日光性角化病。如果仅使用针对血管性疾病的激光或 IPL 进行治疗，那么日光性损伤和日光性角化病部位相关的毛细血管扩张将持续存在或者复发；因此，无论是使用 5% 氟尿嘧啶乳膏还是 PDT 进行预治疗，均会增强整体皮肤年轻化的效果，降低单一手段疗效不全面的可能性（病例讨论 3）。

对于所有激光或光源，患者准备和临床设施均非常重要。所有需要的物品（纱布、凝胶、护眼用品等）都应该放置在易于获取的器械架上。治疗手柄应按照制造商的说明书进行清洗，并确保将设备放置在没有绳索或光纤的无张力位置。

许多医生提倡在治疗前局部外用维 A 酸，不仅可以最大限度地改善治疗效果，还可以降低发生治疗后色素沉着的风险。治疗前应对患者皮肤进行清洗。任何表面残留物，包括油、化妆品、乳液或者局部麻醉剂（如果使用），都有可能阻碍光线进入皮肤，可使用乙醇擦去上述残留物。应该在乙醇完全挥发后再开始治疗。

医生应留取患者治疗前的照片。应确保患者体位便于医生对所有部位进行治疗操作。患者通常处于仰卧位来进行面颈部、胸部和前臂等光损伤部位的治疗。然后佩戴适当的护目镜或眼罩（基于治疗部位决定内置或外置），以提供适当的眼部保护。即使给予了适当的眼部保护，也应告知患者在治疗过程中有可能看到闪光。即使患者已佩戴护目镜或眼罩，但是当很多看到闪光时仍会感到焦虑。应告知患者，已为其采取了充分的保护措施，让他们感到放心。

病例讨论3

　　一名51岁的白人男性双侧面颊存在色素沉着性斑块，面颊和前额有多处日光性角化病（图5.12A）。首先使用Levulan（DUSA Pharmaceuticals, Inc.）进行治疗，孵育2 h后进行PDT照射治疗。随后，使用V-Beam Perfecta（Syneron-Candela Corporation USA, Irvine, California）进行治疗（10 mm光斑、8 J/cm² 能量密度、10 ms脉冲持续时间，双侧面颊放置3个冰块进行冷却）。随访6周后，光化性角化病、晒斑和毛细血管扩张症均明显改善，获得整体面部年轻化的效果（图5.12B）。

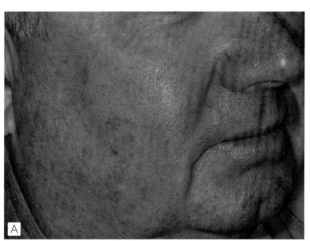

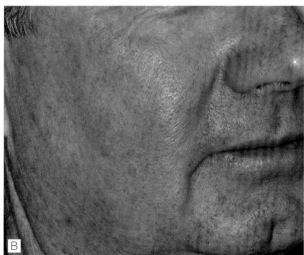

图5.12　患者接受氨基酮戊酸（ALA）/光动力治疗（PDT）和PDL联合治疗后，其光化性损伤、日光性黑子、毛细血管扩张和总体肤质均有明显改善：A. 治疗前；B. 治疗后

小结

　　非剥脱性皮肤年轻化治疗可在不造成表皮损伤的情况下重塑光损伤真皮成分，恢复时间极短。该方法对医生和患者均充满吸引力。该治疗对肤色异常（色素和血管）的逆转作用是可预估的。遗憾的是，对此许多临床医生认为，除了靶向色素和血管性病变的新型点阵激光及可见光技术外，非剥脱性技术的客观临床结果和组织学预后与临床医生的预期疗效并不一致。

扩展阅读

Alam M, Dover JS. Treatment of photoaging with topical aminolevulinic acid and light. *Skin Ther Lett*. 2004; 9(10):7–9.

Barolet D, Roberge CJ, Auger FA, Boucher A, Germain L. Regulation of skin collagen metabolism in vitro using a pulsed 660 nm LED light source: clinical correlation with a single- blinded study. *J Invest Dermatol*. 2009; 129(12):2751–2759.

Berlin AL, Hussain M, Goldberg DJ. Cutaneous photoaging treated with a combined 595/1064 nm laser. *J Cosmet Laser Ther*. 2007; 9(4):214–217.

Bhat J, Birch J, Whitehurst C, Lanigan SW. A single-blinded randomised controlled study to determine the efficacy of Omnilux Revive facial treatment in skin rejuvenation. *Lasers* Boulos PR, Kelley JM, Falcao MF, et al. In the eye of the beholder—skin rejuvenation using a light-emitting diode photomodulation device. *Dermatol Surg*. 2009; 35(2):229–239.

Chan HH, Yu CS, Shek S, et al. A prospective, split face, single-blinded study looking at the use of an infrared device with contact cooling in the treatment of skin laxity in Asians. *Lasers Surg Med*. 2008; 40(2):146–152.

Chang AL, Bitter PH Jr, Qu K, et al. Rejuvenation of gene expression pattern of aged human skin by broadband light treatment: a pilot study. *J Invest Dermatol*. 2013; 133(2):394–402.

Cho SB, Lee SJ, Kang JM, Kim YK, Oh SH. Treatment of refractory arcuate hyperpigmentation using a fractional photothermolysis system. *J Dermatolog Treat*. 2010; 21(2):107–108.

Dang Y, Ren Q, Hoecker S, et al. Biophysical, histological and biochemical changes after non-ablative treatments with the 595 and 1320 nm lasers: a comparative study. *Photodermatol Photoimmunol Photomed*. 2005; 21(4):204–209.

Dang Y, Ren Q, Li W, Yang Q, Zhang J. Comparison of biophysical properties of skin measured by using non-invasive techniques in the KM mice following 595 nm pulsed dye, 1064 nm Q-switched Nd:YAG and 1320 nm Nd:YAG laser non-ablative rejuvenation. *Skin Res Technol*. 2006; 12(2):119–125.

Goldman MP, Alster TS, Weiss R. A randomized trial to determine the influence of laser therapy, monopolar radiofrequency treatment, and intense pulsed light therapy administered immediately after hyaluronic acid gel implantation. *Dermatol Surg.* 2007; 33(5):535–542.

Gu W, Liu W, Yang X, et al. Effects of intense pulsed light and ultraviolet A on metalloproteinases and extracellular matrix expression in human skin. *Photomed Laser Surg.* 2011; 29(2):97–103.

Karrer S, Baumler W, Abels C, et al. Long-pulse dye laser for photodynamic therapy: investigations in vitro and in vivo. *Lasers Surg Med.* 1999; 25(1):51–59.

Katz BE, Truong S, Maiwald DC, Frew KE, George D. Efficacy of microdermabrasion preceding ALA application in reducing the incubation time of ALA in laser PDT. *J Drugs Dermatol.* 2007; 6(2):140–142.

Kim HS, Yoo JY, Cho KH, Kwon OS, Moon SE. Topical photodynamic therapy using intense pulsed light for treatment of actinic keratosis: clinical and histopathologic evaluation. *Dermatol Surg.* 2005; 31(1):33–36, discussion 36–37.

Kono T, Groff WF, Sakurai H, et al. Comparison study of intense pulsed light versus a long-pulse pulsed dye laser in the treatment of facial skin rejuvenation. *Ann Plast Surg.* 2007; 59(5):479–483.

Lee SY, Park KH, Choi JW, et al. A prospective, randomized, placebo-controlled, double-blinded, and split-face clinical study on LED phototherapy for skin rejuvenation: clinical, profilometric, histologic, ultrastructural, and biochemical evaluations and comparison of three different treatment settings. *J Photochem Photobiol B.* 2007; 88(1):51–67.

Liu H, Dang Y, Wang Z, Chai X, Ren Q. Laser induced collagen remodeling: a comparative study in vivo on mouse model. *Lasers Surg Med.* 2008; 40(1):13–19.

Ross EV, Sajben FP, Hsia J, et al. Nonablative skin remodeling: selective dermal heating with a mid-infrared laser and contact cooling combination. *Lasers Surg Med.* 2000; 26(2):186–195.

Ross EV, Zelickson BD. Biophysics of nonablative dermal remodeling. *Semin Cutan Med Surg.* 2002; 21(4):251–265.

Ruiz-Rodriguez R, Lopez-Rodriguez L. Nonablative skin resurfacing: the role of PDT. *J Drugs Dermatol.* 2006; 5(8):756–762.

Sadick NS. Update on non-ablative light therapy for rejuvenation: a review. *Lasers Surg Med.* 2003; 32(2):120–128.

Sadick NS. A study to determine the efficacy of a novel handheld light-emitting diode device in the treatment of photoaged skin. *J Cosmet Dermatol.* 2008; 7(4):263–267.

Sadick NS, Makino Y. Selective electro-thermolysis in aesthetic medicine: a review. *Lasers Surg Med.* 2004; 34(2):91–97.

Seguchi K, Kawauchi S, Morimoto Y, et al. Critical parameters in the cytotoxicity of photodynamic therapy using a pulsed laser. *Lasers Med Sci.* 2002; 17(4):265–271.

Simmons BJ, Griffith RD, Falto-Aizpurua LA, Nouri K. Use of radiofrequency in cosmetic dermatology: focus on nonablative treatment of acne scars. *Clin Cosmet Investig Dermatol.* 2014; 7:335–339.

Sterenborg HJ, van Gemert MJ. Photodynamic therapy with pulsed light sources: a theoretical analysis. *Phys Med Biol.* 1996; 41(5):835–849.

Tanaka Y, Matsuo K, Yuzuriha S. Objective assessment of skin rejuvenation using near-infrared 1064-nm neodymium:YAG laser in Asians. *Clin Cosmet Investig Dermatol.* 2011; 4:123–130.

Wang R, Liu W, Gu W, Zhang P. Intense pulsed light protects fibroblasts against the senescence induced by 8-methoxypsoralen plus ultraviolet-A irradiation. *Photomed Laser Surg.* 2011; 29(10):685–690.

Weiss RA, McDaniel DH, Geronemus RG, et al. Clinical experience with light-emitting diode (LED) photomodulation. *Dermatol Surg.* 2005; 31(9 Pt 2):1199–1205.

Weiss RA, McDaniel DH, Geronemus RG, et al. Clinical trial of a novel non-thermal LED array for reversal of photoaging: clinical, histologic, and surface profilometric results. *Lasers Surg Med.* 2005; 36(2):85–91.

Weng Y, Dang Y, Ye X, et al. Investigation of irradiation by different nonablative lasers on primary cultured skin fibroblasts. *Clin Exp Dermatol.* 2011; 36(6):655–660.

Wu DC, Fitzpatrick RE. Facial rejuvenation via the sequential combined use of multiple laser modalities: safety and efficacy. *Lasers Surg Med.* 2016; 48(6):577–583.

Yoon JH, Park EJ, Kwon IH, et al. Concomitant use of an infrared fractional laser with low-dose isotretinoin for the treatment of acne and acne scars. *J Dermatolog Treat.* 2014; 25(2):142–146.

第六章

非剥脱性点阵激光皮肤年轻化

廖 勇 周剑锋 杨蓉娅 译

概要和关键点

- 非剥脱性点阵换肤术是安全有效的治疗方法，已经成为面部年轻化及痤疮瘢痕治疗的基础。
- 其他治疗的适应证包括痤疮瘢痕、轻至中度光老化及部分类型的色素异常。
- 非剥脱性点阵光热作用仅有很短的休工期，治疗后的即刻活动几乎不受影响。
- 常规治疗区域包括面颈部、胸部、手臂和手部。
- Fitzaptrick 皮肤分型中的所有类型皮肤都可接受治疗，基于不同皮肤分型对治疗参数进行调整。
- 术前咨询是治疗过程的重要组成部分，从而确保获得最佳的治疗效果。
- 治疗后常见的不良反应为红斑和肿胀，通常数天内消退。
- 长期并发症极其罕见。
- 该领域的技术日新月异，设备的选择应基于个性化需求。
- 家用备是点阵激光换肤术新的前沿领域，但效果相对温和；因此，无法取代现有医用激光设备。

引言

皮肤年轻化领域的治疗方法在不断发展和完善。自从 2004 年引入点阵光热作用技术以来，其为皮肤年轻化治疗提供了安全有效的方法。由 Anderson 和 Manstein 提出的点阵光热作用技术可在真皮层产生靶向微小热损伤区（microthermal zones, MTZs），即控制宽度及深度的皮肤热变性柱。最初通过应用该技术的设备在表皮和真皮内诱导坏死柱，同时保留组织结构完整的角质层，且不剥脱任何皮肤，因此被称为非剥脱性点阵光热作用（nonablative fractional photothermolysis, NAFR）。

NAFR 有一个主要优势是不适感较轻和治疗后恢复时间极短。与传统的激光换肤设备相比，点阵光热作用只作用于部分皮肤区域，使得可通过未受损区域进行快速修复。尽管需通过多次治疗才可达到理想的效果，但 NAFR 治疗后红肿所致的休工期平均只有 3 天；而非点阵模式剥脱性激光换肤治疗后开放性创面所致的平均休工期为 7～10 天。结合其良好的安全性，NAFR 已成为激光皮肤年轻化治疗光老化及痤疮瘢痕等多种临床诉求的基本治疗手段。

病理生理学

在点阵光热作用中，一组规则排列的像素光能阵列可造成表皮及真皮呈点状组织损伤区或微小热损伤区（MTZs）（图 6.1）。此后，基于上述技术已开发出多种不同的激光设备。通过调整激光参数可控制 MTZs 垂直柱的密度、深度和大小。由点阵光热作用产生的单个点状损伤被周围健康组织所包绕，与传统的剥脱性换肤术相比，愈合更快。上述 MTZ 的靶向损伤被认为可刺激胶原新生和重塑，从而改善瘢痕及光老化的临床表现。在 Manstein 等的原始研究中，他们对 NAFR 治疗后的组织学变化进行了详细描述。治疗后即刻，乳酸脱氢酶

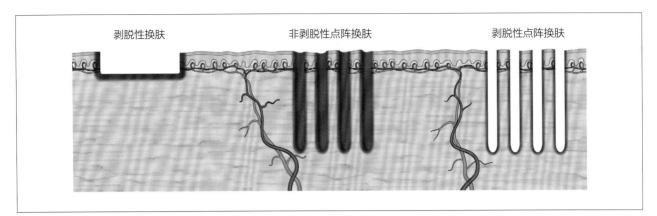

剥脱性换肤　　　　　非剥脱性点阵换肤　　　　　剥脱性点阵换肤

图 6.1　图示为传统剥脱性换肤、非剥脱性点阵和剥脱性点阵换肤的区别。在点阵激光技术下，低温治疗区形成未受影响的组织中介岛。愈合时间明显缩减，而且能量可安全到达较深的真皮组织

（LDH）活性染色提示与 MTZ 相关边界清楚的柱状结构内表皮细胞和真皮细胞的坏死。治疗 24 h 后，真皮细胞活力继续下降，但通过角质形成细胞迁移的机制，表皮缺损可得到修复。治疗 1 周后，LDH 染色仍可见单个的 MTZs，但 3 个月后就不存在细胞活力丧失的组织学证据。水作为靶色基，使得热损伤靶向表皮角质形成细胞和胶原蛋白。

Hantash 等证明了点阵光热作用快速修复的一种独特机制。2006 年，他们通过弹力纤维抗体证实，受损真皮成分被整合至显微表皮坏死碎片（microscopic epidermal necrotic debris, MEND）柱，介由经表皮清除过程被透表皮排出。上述机制尚未被既往激光技术所描述，其解释了光老化和瘢痕中变性胶原的清除机制，且推测这将为色素沉着性疾病（如黄褐斑）和其他沉积性疾病（如淀粉样物质沉积症及黏蛋白病）提供新的治疗策略。

流行病学

美国皮肤外科学会（American Society of dermatology Surgery）的《皮肤外科手术年度调查》（*Annual Survey on dermatology Procedures*）对美国皮肤外科医生进行的美容性操作的总量进行了整体评估。该调查显示，自 2012 年以来，微创美容治疗增加了100% 以上。2015 年，激光换肤治疗 207 000 例，比 2014 年增加 36%。大多数激光换肤术都是非剥脱性的，且接受治疗的患者以女性为主。

设备

随着点阵光热技术的不断发展，新设备不断推向市场。目前上市的 NAFR 系统如表 6.1 所示。此表并不全面，而且可以想象，设备将会不断进行更新。该部分将简要介绍一些比较常用的设备。

Manstein 描述了最初的非剥脱性点阵换肤系统，采用 1500 nm 波长的手持式扫描手具。目前更新后的上市型号为 Fraxel re:store（Solta Medical, a division of Valeant Aesthetics, Bothell, Washington），采用 1550 nm 铒玻璃激光。该装置可基于所需治疗对 MTZs 的密度和能量进行调节。密度基于治疗部位不同，可在 5% ～ 48% 的范围内调整，同时通过能量设定调控穿透深度（300 ～ 1400 μm）。目前对非剥脱性点阵激光的研究大多数是基于该设备。

索尔塔公司（Solta Medical）的第二款设备 Fraxel Dual 将 1550 nm 铒激光与 1927 nm 铥光纤激光耦合于同一平台。铥激光更适用于浅表性治疗，且能更有效处理色素异常性问题；而 1550 nm 铒激

光穿透更深，可刺激胶原重塑。该系统更加灵活，使得医生可根据相应的治疗需求在两种激光之间自由切换。Fraxel Dual 也内置了冷却装置，从而帮助减少治疗过程中的不适感。

　　赛诺秀公司的帕洛玛品牌（Cynosure, Westford, Massachusetts）提供独立手具的强脉冲光平台（Icon），其附加一个独立装置，以涵盖广泛的用途。Lux1440 和 Lux1540 的手具提供了两种波长选择（1440 nm 和 1550 nm）的点阵非剥脱性光热治疗。此外，该公司为其非剥脱性激光的手具研发了一种新的 XD 微透镜。该公司宣称在其研究中，当真皮被手具上的光学探头挤压后，手具更接近较深层的目标，且真–表皮交界处的间隙水分被排入周围的空间。由于水的吸收更少，激光的散射就会减少，从而使得较深层的靶目标能够增加激光的吸收。

　　赛诺秀公司（Cynosure, Inc., Westford, Massachusetts）推出的 Affirm 是基于 1440 nm Nd：YAG 的激光设备，采用专利的联合尖端脉冲技术（Combined Apex Pulse, CAP）。该技术可形成被非凝固组织环绕的凝固组织柱，据称可以提高治疗效果。Affirm 使用冲压手具，具有两种光斑大小，以及可穿透 300 μm 深度的能量。新的突破性技术已经添加至其多元化技术中，包括原系统加入 1320 nm 波长激光，且穿透深度扩展至 1000～3000 μm。该设备已不再生产，但公司仍提供后续支持和服务。

　　该领域的新设备是一款皮秒级翠绿宝石激光，其采用衍射透镜阵列，将 6 mm 光斑发出的 750～850 ps 的脉冲光进行细分，从而将高能激光传输至聚焦区域并限制潜在并发症的发生（PicoSure with Focus lens array, Cynosure, Chelmsford, Massachusetts）。Brauer 等已证明 PicoSure 在治疗表皮色素异常和轻度皮肤纹理改变方面的有效性，上述变化与光老化、萎缩纹和痤疮瘢痕相关。最令人感兴趣的是，它似乎可应用于治疗所有皮肤类型的患者，且出现红、水肿和色素沉着的风险低；即使发生，也相对较轻且可自行消退。

表6.1　非剥脱性点阵激光

设备	制造商	类型	波长（nm）
Affrm	赛诺秀公司（Westford, Massachusetts）	Nd:YAG	1440 ± 1320
Clear+Brilliant	瓦伦特公司（Bothell, Washington）	半导体	1440
Fraxel Re:Fine	瓦伦特公司（Bothell, Washington）	铒	1410
Fraxel Re:Store	瓦伦特公司（Bothell, Washington）	铒	1550
Fraxel dual	瓦伦特公司（Bothell, Washington）	铒＋铥	1550+1927
IconLux 1440	帕洛玛、赛诺秀公司（Westford, Massachusetts）	Nd:YAG	1440
IconLux 1540	帕洛玛、赛诺秀公司（Westford, Massachusetts）	铒	1540
Matrix RF	赛诺龙公司（Wayland, Massachusetts, Irvine, California）	半导体＋双极 RF	915+RF
Mosaic	路创丽公司（San Jose, California）	铒	1550
PicoSure Focus Array	赛诺秀公司（Westford, Massachusetts）	翠绿宝石	755

应用

虽然 NAFR 目前已被美国食品和药品管理局批准用于治疗良性表皮色素性病变、眶周皱纹、换肤、黄褐斑、痤疮和手术瘢痕、日光性角化病和萎缩纹；但据报道，它也被用于许多其他临床问题（框 6.1）。

框 6.1　非剥脱性点阵换肤治疗的临床适应证

- 光老化
- 瘢痕（萎缩性、增生性、色素减退性）
- 色素沉着性疾病（黄褐斑、太田痣、药物诱发的色素沉着）
- Civatte 皮肤异色症
- 癌前病变（日光性角化症、播散浅表性光化性汗孔角化症）
- 萎缩纹
- 血管性疾病（但非首选治疗方法）（毛细血管扩张、残余血管瘤）

光老化

Manstein 等于 2004 年进行了一项开创性的研究，他们使用一种初始的非剥脱性点阵换肤设备，首次证实了点阵光热技术改善眶周皱纹的临床有效性。接受 4 次点阵设备治疗 3 个月后，基于单盲方式评价，研究者发现 34% 的患者有中度至显著的改善，47% 的患者有皮肤质地的改善。总的来说，96% 的患者接受治疗后，感到较前有所改善。非剥脱性点阵换肤治疗的皮肤紧致效果与剥脱性换肤近似，治疗第 1 周时感到紧致，1 个月时略显松弛，3 个月时再次紧致（病例讨论 1）。

📋 病例讨论 1：理想的患者

一名 58 岁的白人男性因轻度皱纹和轻至中度光损伤（伴有面部散在雀斑样痣）前来咨询。推荐其进行了一系列的非剥脱性点阵换肤激光治疗。第 6 次激光治疗后 6 个月时随访患者。其对自己皮肤质地和肤色的改善非常满意，随后又推荐一些自己的朋友来就诊。

他是理想的接受非剥脱性点阵换肤治疗的患者。只要适当选择，患者大都可见上述典型的改善效果。1927 nm 波长的点阵激光最适合于治疗光老化相关的表皮色素沉着，1550 nm 和 1540 nm 波长最适合于改善纹理。上述情况下，每次就诊时或交替使用不同波长激光的组合可获得最佳的治疗效果；由于可快速改善色素问题，通常首先推荐使用 1927 nm 的激光。皮肤纹理改善相对较慢。

随后的研究证实，NAFR 不仅对眶周皱纹有效。Wanner 等的研究显示，面部及非面部光老化也存在统计学意义上的显著改善，其中 73% 的患者至少改善了 50%。2006 年，Geronemus 报道了他使用点阵激光的经验，证实该治疗对轻至中度皱纹的有效性。图 6.2 和图 6.3 展示了非剥脱性点阵换肤治疗后皱纹及色素沉着的明显改善。对于较深的皱纹（如上唇的垂直纹）也可获得改善，但改善程度不及剥脱性治疗。

除了面部光老化，NAFR 也可安全、有效地应用于颈部、胸部、手臂、手部、下肢及足部（图 6.4）。对上述这些部位，应用其他治疗方式非常具有挑战性，可能会使剥脱性治疗出现并发症（例如瘢痕）的风险增加，或者与既往应用其他非剥脱性设备一样缺乏治疗效果。Jih 等报道了 10 位应用非剥脱性点阵换肤治疗双手色素沉着、粗糙及皱纹的患者，发现临床改善具有统计学意义。我们的经验发现，只要设置好合适的治疗参数，NAFR 的治疗非常安全。

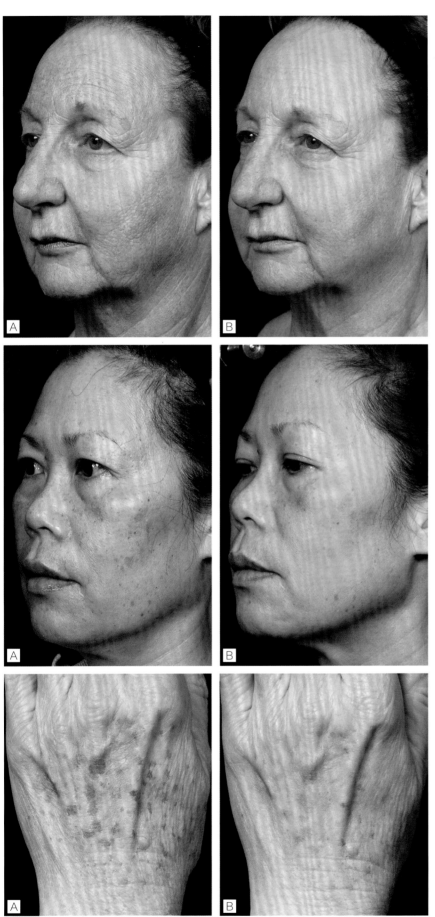

图6.2 中等程度的皱纹经过Fraxel 1927 nm 2次治疗1个月后的改善情况。照片由 Solta Medical 提供

图6.3 皱纹及色素异常经过Fraxel re:store 3次治疗1个月后的改善情况。照片由 Solta Medical 提供

图6.4 手部皱纹及色素异常经过Fraxel re:store 2次治疗1个月后的改善情况。照片由 Solta Medical 提供

瘢痕

瘢痕会对个体产生巨大的心理、生理及美容性影响。以往治疗瘢痕的方法包括：外科环钻植皮术、皮下切除术、磨削术、化学剥脱术、皮下填充术以及剥脱性和非剥脱性激光换肤术。已发表的研究表明，NAFR 可成功用于多种瘢痕的治疗（包括痤疮瘢痕），且具有良好的安全性（图 6.5）。理论上，点阵光热作用能够可控地将大量能量传送至真皮深层，导致胶原溶解和新的胶原合成，从而使得痤疮瘢痕的异常纹理变得平滑。Weiss 在一项大型临床研究中发现，经过 1540 nm 点阵激光系统治疗 3 次（每次间隔 4 周），85% 的患者认为其痤疮瘢痕得到改善，改善程度的中值在 50%～70%。Alster 在一项对 53 名轻至中度痤疮瘢痕患者的研究中发现了类似的、令人印象深刻的研究结果（接受 3 次治疗、间隔 4 周），治疗后 87% 的患者表示痤疮瘢痕的外观至少改善了 51%～75%。我们认为非剥脱性点阵换肤可用于治疗面部痤疮瘢痕。

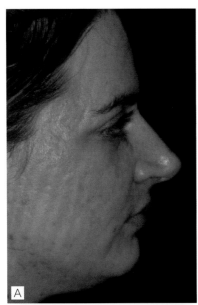

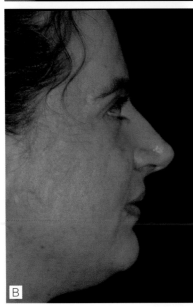

图 6.5　肤质及滚筒型痤疮瘢痕经过 Fraxel re:store 4 次治疗 2 个月后显著改善

> **！ 要点 1**
>
> 痤疮瘢痕深在或皱纹严重的患者通常需要使用高能量的设置，从而使得激光穿透更深，继而重塑皮肤深层胶原结构。皮肤颜色较深的患者通常推荐的能量密度较低，以降低炎症后色素沉着（postinflammatory hyperpigmentation, PIH）的风险。

NAFR 也可安全地用于治疗肤色较深患者的痤疮瘢痕（图 6.6）。一项对皮肤分型Ⅳ或Ⅴ型的韩国患者的研究显示，接受 3～5 次非剥脱性点阵换肤治疗后未见明显的不良反应，特别是色素改变。此外，所有类型的痤疮瘢痕患者（包括冰锥型瘢痕、箱车型瘢痕、滚筒型瘢痕）都有改善，其中 8 位患者（30%）有极佳的改善，16 位患者（59%）有显著的改善，3 位患者（11%）有中度的改善。基于良好的疗效及安全性，许多临床医生倾向于选择 NAFR 来治疗痤疮瘢痕，而非剥脱性点阵激光。Alexis 的一项研究表明，对于肤色较深的患者，瘢痕的改善非常有效，且风险较低。低能量密度似乎可以降低色素沉着的风险，但这并不常见，通常较轻且持续时间较短。

NAFR 也可用于治疗其他类型的瘢痕，包括增生性和色素减退性瘢痕。在一项针对 8 名增生性瘢痕患者的研究中，基于医生的临床评估，所有患者的瘢痕都有所改善，平均改善程度为25%～50%。尽管闪光灯泵浦脉冲染料激光长期以来被认为是治疗增生性瘢痕的首选激光，但与脉冲染料激光（pulsed dye laser, PDL）相比，NAFR也显示出极大的应用前景。在一项对12位患者共15处手术瘢痕的研究中，NAFR在改善浅表色素沉着、纹理变化和整体瘢痕厚度方面方面优于PDL。

Haedersdal的小组对瘢痕进行NAFR治疗后6个月发现，组织学上存在持续的胶原重塑，17名受试者中有82%在研究结束时对瘢痕的改善表示满意。他们还研究了NAFR对瘢痕的作用机制，揭示了铒玻璃激光诱导的基质金属蛋白（matrix metalloprotein, MMP）的调控和白介素表达。作者推测这些基因表达水平的改变可能与真皮重塑、抗炎作用和表皮分化增加有关。尽管还需要更多的研究，但NAFR已经被认为应该是一种可与PDL联合使用或作为PDL的替代治疗方案。

通常，色素减退性瘢痕的治疗效果并不确切，但目前的证据表明，NAFR可能非常有效。一项NAFR激光治疗的试验性研究显示，接受治疗的7名患者中，有6名的色素减退性瘢痕得到51%～70%的改善。上述色素恢复的机制被认为是继发于黑素细胞从正常着色皮肤迁移至瘢痕组织，致使边界融合的结果（图6.7）。

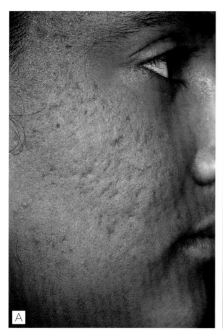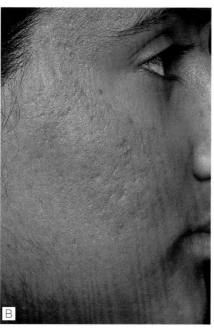

图6.6　肤色较深的患者经过Fraxel re:store 5次治疗1个月后，痤疮瘢痕显著改善。照片由Solta Medical 提供

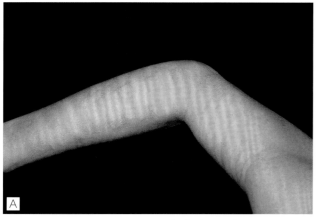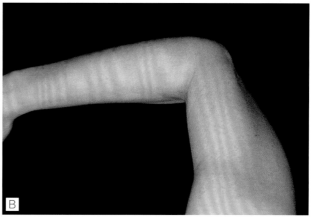

图6.7　色素减退瘢痕经过 Fraxel 1927 nm 3次治疗1个月后的改善情况

黄褐斑

尽管个别报道称 NAFR 可成功治疗黄褐斑，但该治疗的远期效果仍不肯定。Rokhsar 和 Fitzpatrick 的初步试验性研究证实，在治疗 3 个月时，60% 的患者黄褐斑清除率可达到惊人的 75%~100%。只有一名患者现出了暂时的色素沉着，并最终恢复。Goldberg 等的另一项研究显示，III 型皮肤患者的黄褐斑可得到"良好"的改善。他们还通过电镜显示了黑素细胞的减少。有学者提出，真皮内容物（例如黑色素）可经由黑色素穿梭（melanin shuttling）的机制，通过治疗路径被清除。然而，最近其他的研究表明，黄褐斑经过 NAFR 治疗后改善程度不大。德国 Raulin 的研究小组对 51 名患者进行了 1550 nm 点阵 NAFR 治疗的大规模研究，结果表明激光治疗并不比防晒霜好。最后，令人担忧的是，Wind 等的一项研究显示，在一项对比激光和三联乳膏局部治疗的半脸随机对照试验中，29 名患者中有 9 人在接受 NAFR 治疗后色素沉着加重，导致患者对激光治疗侧的满意度明显较低。

最近，临床医生已经使用 1927 nm 铥光纤激光治疗黄褐斑，但仍缺乏确定性研究。在 Polder 和 Bruce 的一项试验性研究中，3~4 次激光治疗后 1 个月，黄褐斑面积和严重指数（Melasma Area and Severity Index, MASI）评分显著降低 51%。然而，6 个月时，MASI 评分下降至 34%。尽管初期的 NAFR 研究显示出对黄褐斑治疗的希望，但仍不清楚该激光治疗对慢性顽固患者是否真正有效，以及是否改变了疾病的自然转归。根据我们的经验，

> **！ 要点 2**
> 治疗皮肤色素异常时（病变通常比较浅表），应当使用低能量和高密度的参数设定。在低能量设置时，MTZs 的密度较高。

NAFR 并不是特别有效，也未显示出长期改善患者黄褐斑的证据。

光化性角化病

在治疗日光性角化病时，应包括受累解剖部位的整个区域，即所谓的区域治疗，以确保临床可见和镜下病灶均被覆盖。Katz 等首次尝试应用 1550 nm 点阵激光治疗该癌前病变，获得了较好的临床效果，治疗后 1 个月时的清除率大于 73%，6 个月时清除率为 55.6%。然而，治疗后的组织病理活检显示未实现组织学清除，因此不建议 NAFR 作为单一方法治疗日光性角化病。最近，1927 nm 点阵铥激光被 FDA 批准用于治疗日光性角化病。Geronemus 的研究表明，应用 1927 nm 铥激光单次治疗后，日光性角化病平均清除 63%；2 次治疗后，84% 的病灶可被清除。但仍然缺乏组织学上彻底清除的确切数据。虽然临床数据尚不充分，但我们的临床经验提示，NAFR 在治疗头面部广泛的日光性角化病的效果明确。仍需更进一步的研究来证实其有效性，尤其是组织学分析的数据。

> **！ 要点 3**
> 1927 nm 点阵铥激光的穿透深度比 NAFR 铒激光要浅表，可用于治疗日光性角化病，特别适用于治疗发生于面颈部、胸部以及手部的日光性黑子。

萎缩纹

虽然非剥脱性点阵换肤已经被 FDA 批准用于治疗萎缩纹，但只有少数小型研究对其有效性进行了验证。Kim 等进行的一项早期研究证实，6 名女性患者的萎缩纹出现实质性的改善。此外，组织学检查提示表皮厚度增加、胶原蛋白和弹力纤维沉

积。其他研究也证实了萎缩纹的改善，但改善幅度不大。一项研究显示，27% 的患者获得良好至非常好的临床改善；另一项研究显示，63% 的患者获得 26%～50% 的改善。然而，仍需进行大规模的研究以更清楚地确定 NAFR 治疗萎缩纹的有效性。以我们的经验，其有一定效果，但并不明显。一篇共识性的文章建议，在患者接受一系列治疗前，应先进行大面积的治疗区测试。

Civatte 皮肤异色症以及颈部皮肤色素异常

Civatte 皮肤异色症的特征是色素沉着、色素减退、皮肤萎缩和毛细血管扩张。尽管许多学者认为 PDLs 和强脉冲光是治疗 Civatte 皮肤异色症的首选方法，但 1550 nm 和 1927 nm 的点阵非剥脱性设备可有效改善患者的整体肤色及肤质，但不能改善颈部松弛。

其他疾病

NAFR 还被用于治疗其他许多疾病，包括太田痣、米诺环素诱发的色素沉着、网状毛细血管扩张、血管瘤退化后残余的纤维脂肪组织、顽固性播散浅表性光化性汗孔角化症、播散性环状肉芽肿和胶样粟丘疹。尽管单个病例报道难以评估其临床疗效，但上述报道仍提示该技术具有潜在的应用价值。

▍患者选择

术前咨询至关重要，从而保证了疗效最大化而并发症最小化。临床医生应该评估患者对治疗的预期和目标。向患者展示典型病例的治疗前、后照片，有助于患者设立对疗效的预期。即便如此，患者也必须了解治疗反应可能存在个体差异。

为了使 NAFR 达到满意的疗效，必须进行

要点 4

治疗前需拍照片以记录和评估治疗效果。

2～3 次的 1927 nm 治疗，以及 4～6 次的 1540 nm 和 1550 nm 治疗，从而改善皮肤纹理。通常治疗间隔为 4 周，因此整个疗程可能需要 6 个月或更长时间才能完成（病例讨论 2）。相反，上述患者可能通过单次剥脱性点阵换肤治疗获益，通常治疗次数较少，但恢复期较长。治疗过程中会感到疼痛，但局部麻醉和强制空气制冷可使大部分患者对治疗耐受。红斑及肿胀反应平均持续 3 天。表皮色素异常患者治疗后，局部可出现持续约 5 天的棕色砂纸样感觉。

📋 病例讨论 2：有时多做几次会更好

一名 48 岁男性患有严重的滚筒型和箱车型痤疮瘢痕，应用 1550 nm 设备进行了 6 次非剥脱性点阵换肤治疗。治疗结束后 6 个月，患者希望继续接受治疗从而进一步改善痤疮瘢痕。通过对比治疗前后照片发现，患者的痤疮瘢痕已获得一定改善，但仍有进一步改善的空间。建议患者再接受 2 次治疗，并在第 8 次治疗结束后 6 个月时进行随访。患者对治疗效果非常满意，自觉最后 2 次治疗后瘢痕显著改善。这种治疗反应是可预期的，因为非剥脱性点阵换肤的疗效与治疗次数呈曲线形正相关。前 2 次治疗效果非常有限，随后 2 次效果会相对明显一些，最后 2 次则可以见到比较明显的改善。对于瘢痕比较严重的患者，建议在前 6 次治疗结束后观察 6 个月，评估前期治疗的最终效果后决定是否追加 2 次治疗。

NAFR 可安全地用于所有 Fitzpatrick 皮肤分型的患者，但对肤色较深的患者应谨慎治疗。Alajlan 和 Alsuwaidan 以及 Alexis 对点阵激光治疗痤疮瘢痕的研究显示，对深色皮肤的患者来说，点阵激光治疗痤疮瘢痕的安全性很

高。虽然色素沉着在深色皮肤患者中更为常见（特别是使用较高能量时），但这种色素沉着通常持续时间短。为了尽量减少深色皮肤患者的并发症，建议使用美白面霜配合较低的能量参数设定。

了解既往的激光治疗史和治疗反应非常重要，包括：瘢痕疙瘩和单纯疱疹感染的病史、皮肤光反应类型、炎症后色素沉着（PIH）史、目前用药情况（包括既往服用异维A酸）、利多卡因过敏、疼痛耐受性和焦虑水平。

不适合接受点阵换肤治疗的患者包括妊娠期或哺乳期女性、有活动性感染的患者（尤其是单纯疱疹）。使用异维A酸后多久进行NAFR治疗仍存在争议。最初的建议是停药后至少等待6个月。最近的研究表明，使用异维A酸后，该治疗的并发症风险也很低，许多专家建议要么缩短等待期，要么直接治疗（Prather H等）（框6.2）。此外，不应对存有不切实际的期望的个体进行治疗。

理想的治疗患者应是皮肤白皙（Fitzpatrick皮肤分型为Ⅰ~Ⅲ型）、有治疗意愿的患者，希望在数天休工期内获得可达到的预期结果，并有符合现实的期望者（病例讨论3）。

框6.2 非剥脱性点阵换肤治疗的禁忌证

- 妊娠
- 活动性感染（细菌、病毒或真菌）
- 近期口服异维A酸史（推荐停药6个月）
- 患者存在不切实际的期望

📋 病例讨论3：直接拒绝

一名76岁的女性前来接受非剥脱性点阵换肤治疗的术前咨询。她刚刚在海滩愉快地度过了夏天，准备几周后回家里度过冬季。检查发现，她有明显的光损伤，在松弛和深皱纹的

皮肤背景下，晒黑的皮肤上可见很多日光性黑子。在咨询过程中，她明确表示，由于即将离开本地，她希望接受一次恢复时间短且可显著改善皱纹的治疗。通过互联网她了解到非剥脱性点阵换肤治疗可以极大地改善她的老化面部皮肤，且恢复时间很短，并希望尽快进行此项治疗。

该患者显然不适合接受非剥脱性点阵换肤治疗。应当告知患者，虽然NAFR是一种恢复期较短的有效治疗手段，但需要进行至少间隔数周的完整疗程的治疗才能达到满意的效果。此外，该患者被明显晒黑的皮肤并不适合接受激光治疗，因其可能会增加色素沉着的风险，所以她需要选择更为保守的治疗参数。最后，她松弛下垂的皮肤并不能通过该治疗得到改善。该患者更适合接受剥脱性点阵换肤治疗或通过其他非手术或手术方式来收紧皮肤。

治疗预处理

所有患者在治疗前、治疗期间、治疗后即刻都应外用广谱防晒霜（SPF > 30），且避免日光暴晒。没有证据表明深色皮肤类型（Ⅳ~Ⅵ型）患者在非剥脱性点阵换肤前1~2个月外用氢醌会降低炎症后色素沉着的风险。也没有任何科学证据证明，敏感肌肤患者接受治疗前需停用外用的维A酸类药物。尽管如此，许多医生仍建议在非剥脱性点阵换肤前应用氢醌并要求其停止使用维A酸类药物。

❗ 要点5

非剥脱性点阵换肤治疗前不必停用外用维A酸类药物。对于敏感性皮肤的患者，应用维A酸可能会提高其对治疗的耐受性。

对于有单纯疱疹病毒（herpes simplex virus, HSV）感染史的患者，建议口服抗病毒药物进行预治疗（框 6.3）。虽然一些医生提倡无论既往有无感染，都应常规针对 HSV 进行预防性干预，但我们不认为这是必需的。Firoz 等首次报道了 3 例 NAFR 治疗后发生于三叉神经分布区域带状疱疹的病例。所有患者都有水痘感染的既往史，且均未进行相应的预防性治疗。因此，有带状疱疹家族史但本人未发病的患者，可能从抗病毒预治疗中获益。非剥脱性点阵换肤前没有必要预防性应用抗生素。

首次治疗当天应拍摄一系列的标准化照片，便于患者观察他们的治疗进展。应在开始治疗前 1 h 应用表面麻醉剂。目前可选的麻醉剂包括：5% 利多卡因、7% 利多卡因 /7% 丁卡因、23% 利多卡因 /7% 丁卡因以及 30% 利多卡因。我们的经验是，使用 30% 的利多卡因作为贴敷软膏的基础，因为它可获得最大的舒适度且红斑反应最轻。为了将局部麻醉药全身毒性的风险降到最低，每次治疗的面积不应超过 $300 \sim 400 \ cm^2$。在治疗前，应将所有的麻醉剂彻底清洗干净（病例讨论 4）。对于一小部分单纯应用表面麻醉剂不能耐受治疗的患者，可给予口服抗焦虑药物和止痛剂。对那些应用表面麻醉剂后治疗时仍感到极度不适的患者，首先可再等待 30 min，并确保在 90 min 的时间内多次补充药物，以增加其透皮吸收。值得注意的是，随着局部麻醉时间的延长，该手术的耐受性将大大提高。如果效果仍不佳，我们首先添加酮洛拉克（Toradol）。对于更焦虑或不耐受的患者，我们已经成功地使用地西泮和肌内注射哌替啶（地美罗）配合使用。治疗过程中不需要应用静脉镇静剂。虽然一些医生建议为患者佩戴金属眼罩保护眼睛，但许多医生建议在治疗过程中嘱患者闭眼即可。治疗室内所有人员都应佩戴眼睛保护装置。当选择治疗参数时，需要周密考虑多种因素，包括患者的临床适应证、解剖部位以及患者皮肤的日光反应分型。研究表明，通常深色皮肤者使用更低的密度设定、较少的扫描次数和较长治疗间隔的点阵换肤治疗后，炎症后色素沉着相对少见。非面部部位治疗时，应设定较低的密度和能量参数。

框 6.3　NAFR 的操作步骤

① 征得患者同意并做好准备工作
　a. 告知治疗的风险和局限性，回答相关问题
　b. 评估患者的期望值
　c. 术前拍照
　d. 有唇疱疹病史的患者进行 HSV 预防性治疗
② 清洗治疗区域
③ 用乙醇轻柔擦拭清洁皮肤
④ 术前涂抹表面麻醉剂并留置 1 h
⑤ 操作步骤
　a. 使用皮肤冷却装置
　b. 手具与皮肤保持垂直
　c. 注意避免大面积加热
⑥ 患者出院准备
　a. 使用冷敷纱布或冰块减轻水肿
　b. 重申术后护理
　c. 确定随诊时间

! 要点 6

应避免进行大面积治疗（ $> 400 \ cm^2$ ），以降低利多卡因中毒的风险。

! 要点 7

对于肤色较深的患者，应当降低能量密度。通过降低能量和减少扫描次数，以降低发生色素沉着的风险。

病例讨论 4：毒性反应

　　一名身材娇小的 45 岁女性（体重 46 kg）因皮肤光老化接受面颈部及胸部非剥脱性点阵换肤治疗。她既往未接受过类似治疗，对治疗过程有些焦虑。在对患者进行咨询并解决其顾虑之后，患者签署知情同意书并拍摄术前照片；然后将 30% 的利多卡因凝胶涂抹于其面颈部和胸部。

　　在其接受治疗前，医生的日程安排被推迟，以至患者在局部麻醉后一个半小时才开始治疗。她耐受了面颊部的第一遍治疗，随后突然出现焦躁不安，并表示非常焦虑。治疗立即终止，但患者开始主诉恶心伴口周麻木。医生开始给患者输注生理盐水并密切观察病情变化，在之后的几小时内并未出现后续不适症状。患者的血清利多卡因水平升高至 2 μg/ml。

　　为了避免类似情况的发生，表面麻醉的应用时间不应超过 1 h。此外，应避免在一次就诊时进行大面积的治疗。Marra 在文献中也报道过类似的情况。

综合技术

　　我们发现平卧位对于患者和操作者均是最舒适的姿势。采用这种姿势，操作者可以舒适地坐着，肘部呈 90° 以减轻疲劳及重复性压力的损伤。在治疗时，患者体位是确保激光手具垂直使用的关键。例如，当治疗颈部时（特别是下颌下区），使下巴向上倾斜可更好地暴露治疗区域，并有易于操作。

　　Fraxel 系统（Solta Medical, adivision of Valeant Aesthetics, Bothell, Washington）的扫描手具治疗面部痤疮瘢痕、皱纹和光老化时，我们给予 8 遍扫描。我们应用双重扫描、50% 重叠的技术。进行一个线性扫描后，完全停止手具，抬起并重新定位，

然后沿相同的路径进行第二次扫描。随后将手具横向移动 50%，重复该技术直到完全覆盖整个治疗区域。因此，每个区域治疗 4 遍。接下来的 4 遍，我们直接将路径改为与之前治疗路径垂直，以确保激光完整而平均地覆盖。将面部划分为 4 个象限也有助于管理治疗区域，并且减少重叠或遗漏某个区域的风险。

　　对于面部换肤而言，治疗参数应根据患者的需求和耐受性个性化设定。我们通常从 40～50 mJ 的能量水平和 6～8 的治疗水平起始（表 6.2）。如果可以耐受，通常这些参数的设置常常会在后续治疗时增加。

　　在冲压手具时，点阵的能量基于手具的大小进行传递。例如，StarLux 系统（Cynosure, Westford, Massachusetts）和 15 mm 的 Lux1540 手具通过 3～4 遍的治疗，通常在两个方向上有 50% 的覆盖。每次脉冲之间应将手具抬离皮肤，且不建议进行脉冲叠加。应用 Lux1540 的 15 mm 手具进行面部换肤时，我们建议每激光束的能量为为 10～15 mJ，脉宽 10～15 ms。皮秒聚焦透镜阵列治疗的耐受性更好，改善不适反应需要的麻醉时间更短，通常 30 min 即可。建议进行多遍治疗，每次治疗的脉冲总数为数千次。患者每 4～6 周接受治疗不超过 6 次，或直到获得满意的结果。

冷却

　　与 NAFR 激光设备一起使用的冷却装置应该是所有治疗的标准。Zimmer 制冷（Zimmer Medizin Systems, Irvine, CA）是一种普遍应用强制空气制冷的冷却设备，其可显著增加患者的舒适度。有些激光系统目前也同时内建冷却装置。在一项对 20 名患者的研究中，有 19 名患者在使用冷却装置后疼痛明显减轻。

表6.2　推荐的治疗参数

设备	适应证		能量（mJ）	脉宽（ms）	治疗水平*	次数
1550 nm（Fraxel）	面部换肤 （皱纹、痤疮和瘢痕，但黄褐斑和色素异常除外）		40～70	—	6～10	8
	非面部换肤	—	20～40	—	6～10	
	黄褐斑	—	10～20	—	4～6	8
1927 nm（Fraxel）	面部换肤		10	—	5	8
	非面部换肤	—				
	黄褐斑	—	10	—	3	8
			5～10	—	2～4	8
1440 nm（StarLux/Icon）	10 mm 手具	面部换肤	25～70	7～10	—	2
	15 mm 手具	面部换肤	6～10	7	—	1～3
1540 nm（StarLux/Icon）	10 mm 手具	面部换肤	40～70	10～15	—	3～6
	15 mm 手具	面部换肤	10～15	10～15	—	3～4
	15 mm 手具	黄褐斑†	5～12	10～15	—	2～5
1440 nm（Affrm）	10 mm 手具	面部换肤	3～5	—	—	2
	14 mm 手具	面部换肤	3～4	—	—	2
755 nm（PicoSure Focus Array）	6 mm	面部换肤 （皱纹、瘢痕和色素异常）	0.71 J/cm² 500～750 ps	—	—	6～8
	—	—	—	—	—	—
	—	—	—	—	—	—

* 深色皮肤（Ⅳ～Ⅵ型）的治疗水平应适当降低，以减少色素过度沉着的风险。
† 用于治疗时。

治疗后处理

治疗结束后，建议患者即刻冰敷局部皮肤至少 10 min，然后在接下来的数小时内定时重复冰敷。这样不仅能使患者感觉舒适，还能缓解治疗后的肿胀。肿胀通常会持续 1～3 天，但在极少数情况下，肿胀会持续 1 周。虽然在第一次治疗前很难预估肿胀，但在一系列治疗中，肿胀反应通常保持不变。第一次治疗后没有肿胀的患者，在随后的治疗中也不会肿胀。所有接受治疗的患者术后均会即刻出现红斑（图 6.8），一般在 3 天内消退。推荐患者使用不致粉刺的保湿霜。建议患者治疗后数周内佩戴太阳镜，以降低色素沉着的风险。对于色素沉着风险较高的患者，可能要在治疗后立即开始应用氢醌。我们通常在看到炎症后色素沉着的迹象后才开始常规应用美白药物，通常是在治疗后第 21 天左右。Alster 等的研究显示，发光二极管设备（Gentlewaves, Light BioSciences, Virginia Beach, Virginia）可减轻治疗后红斑的程度和缩短其持续时间，但其确切作用机制尚不清楚。

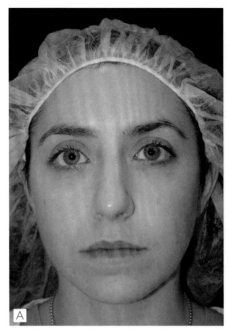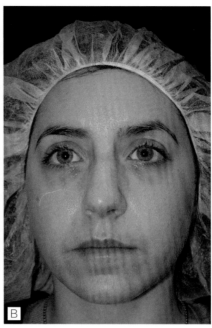

图6.8　治疗前（A）和非剥脱性点阵换肤治疗后即刻（B）出现红斑

安全性和并发症

NAFR 治疗的耐受性好、安全性高。Fisher 和 Geronemus 研究了即刻及短期的不良反应，显示出令人满意的结果。一项对 60 名皮肤分型为 Ⅰ ~ Ⅳ 型患者的研究发现，所有患者在治疗后即刻都出现了预期的红斑，大对数患者 3 天内恢复。86.6% 的患者出现局部干燥，通常在治疗后 2 天出现，5 ~ 6 天恢复。这会造成轻度不适，但通过保湿可明显改善。其他常见的治疗后不良反应均持续时间短，包括面部水肿（82%）和脱屑（60%）。也有报道称 46.6% 的患者出现轻微且浅表的抓痕。上述抓痕均可完全消退，被认为是与缺乏经验的操作者使用手持手具或脉冲堆叠有关。瘙痒（37%）和古铜肤色（26.6%）也是治疗后常见的不良反应。

也许这项短期研究最有价值的发现是治疗对患者生活质量的影响。72% 的患者报告称，影响其社交活动的平均时间仅 2.1 天，这与传统换肤激光的休工期形成鲜明的对比。最常见的原因是红斑及水肿。治疗具有良好的耐受性，平均疼痛评分为 4.6 分（评分范围 1 ~ 10 分）。

由于 NAFR 是专门为减少并发症而开发的，因此，其长期并发症也极其罕见。Graber 等对 NAFR 的并发症及长期不良反应进行了大规模研究。与 Fisher 和 Geronemus 的研究一致，他们报道 NAFR 的短期并发症发生率较低。422 名患者总共接受了 961 次治疗，最常见的并发症为痤疮皮损（1.87%）、HSV 暴发（1.77%）和糜烂（1.35%），上述并发症的发生率均低于剥脱性治疗。痤疮皮损倾向于发生在有痤疮病史的患者，因此，对于某些患者可考虑预防性应用抗生素。其他少见的并发症包括持久性红斑和水肿。

当不同皮肤分型的患者采用相似的治疗参数时，那些肤色较深的患者更易发生并发症，尤其是炎症后色素沉着（PIH）。虽然 PIH 是一种罕见的并发症（0.73%），但其平均持续时间为 51 天，明显长于其他任何并发症。研究提示，适当的参数设定使得肤色较深的患者可更安全地进行治疗。尽管能量和 MTZ 密度同时决定治疗水平，但 Chan 等首次证明 MTZ 密度可能会增加出现 PIH 的风险。通过减少密度并延长治疗间隔时间，可显著降低深色皮肤患者出现 PIH 的风险。治疗前及治疗后使用防晒霜和氢醌，可进一步降低出现 PIH 的风险。

虽然并发症（特别是长期并发症）极其罕见，但应告知患者预期典型的不良反应，包括治疗后红斑、水肿、皮肤干燥和脱屑（框6.4）。

框6.4　非剥脱性点阵换肤治疗的并发症

常见并发症	少见并发症
● 痤疮样皮损	● 持久性红斑
● HSV 暴发	● 持久性水肿
● 糜烂	● 再发性红斑
● 炎症后色素沉着	● 皮炎
	● 脓疱疮
	● 瘢痕形成
	● 水痘 - 带状疱疹病毒
	● 利多卡因中毒

技术的发展

点阵换肤是一个相对新的领域，治疗参数不断更新，新技术的应用也日新月异。自从2004年第一台点阵换肤设备应用以来，激光系统一直在不断改进和更新。例如，Fraxel re:store（Solta Medical, a division of Valeant Aesthetics, Bothell, Washington）可提供了穿透更深、皮肤覆盖率更大以及比原始SR750模式更大的可变光斑。非剥脱性激光的波长显著拓宽，并配有皮秒755 nm翠绿宝石技术和红外线（LuxIR fractional, Cynosure, Westford, Massachusetts）系统，目前有些甚至还配有射频系统。eMatrix系统（Syneron Candela, Wayland, Massachusetts）是点阵双极射频设备，采用像素嫩肤的新概念。这项技术可在真皮内形成一个较宽的圆锥形损伤区，但对表皮的破坏有限。尽管鲜有针对这项新技术的临床研究，但随着该领域的进一步发展，点阵光热技术将不断发展。

家用设备——未来方向？

鉴于医用设备获得的巨大成功，一些公司已经开发了用于光嫩肤的家用非剥脱性点阵的替代设备。PaloVia皮肤再生激光设备（PaloVia Skin Renewing Laser）（Cynosure, Westford, Massachusetts）是首个被FDA批准用于减少眼周细纹和皱纹的手持式点阵非剥脱性半导体激光（1410 nm，15 mJ，10 ms脉冲持续时间）。已证实其穿透深度约250 μm，两项关键性研究显示每日应用该设备后4周，至少有90%的患者面部皱纹改善了一个级别。在治疗关键阶段的自我评分中，87%的患者认为他们的皱纹有不同程度的减轻。

另一种家用的光嫩肤设备RéAura（Solta Medical, a division of Valeant Aesthetics, Bothell, Washington and Philips, Einthoven, Netherlands）目前正在进行更进一步的研究，并等待FDA的批准。这是原始Fraxel re:store的家用版（Solta Medical, a division of Valeant Aesthetics, Bothell, Washington），使用1435 nm激光高速扫描仪并可产生大约200 μm微小的点阵状皮肤损伤。一项对80名患者进行的研究显示，接受每周2次面颈部、胸部及双上臂治疗共8~12周，结果显示在完成疗程的1周和4周时，患者的整体外观、细纹、色素沉着、老年斑/日光性黑子、质地、紧致度及光泽都有统计学意义的显著改善。

尽管家用点阵技术取得了进步，但家用设备不能也不会取代专业非剥脱性点阵设备。虽然可观察到皱纹及质地得到适度改善，但真皮损伤的程度无法与专业设备比拟。家用点阵设备同时也存在潜在错误操作的极大风险，但生产这些设备的公司竭尽全力防止上述情况的发生。

更进一步的话题：经验丰富的操作者的治疗技巧

许多患者都有光老化相关的色素改变和皱纹。一种联合治疗方法结合了两种非剥脱性点阵换肤波长，从而优化了治疗效果。交替使用1927 nm和1550 nm治疗可解决上述两个问题（病例讨论5）。而1550 nm、1540 nm或1440 nm的NAFR设备用于解决皱纹。有时与称为"megasessions"的技术结合在一起，可以显著改善纹理和肤色。一些组合包括NAFR治疗前应用QS翠绿宝石激光、QS Nd:YAG激光、长脉冲绿色激光或IPL。我们自己的研究表明，在Lux1540非剥脱性换肤治疗前立即进行MaxG IPL（Cynosure, Westford, Massachusetts）的治疗，可使医生双盲临床试验评价的光老化评分获得显著的改善。

📋 病例讨论5：联合治疗

一位62岁的女性主因大量日光性黑子和轻度皱纹来进行美容咨询。她听说强脉冲光（IPL）治疗可以改善她的褐色斑点。虽然医生认为通过IPL可以显著改善其色素异常沉着，但建议使用1550 nm的非剥脱性点阵设备替代1927 nm设备进行治疗。这种治疗策略可谓"一箭双雕"，既能治疗色素沉着，又可改善皱纹。患者6个月内共接受了6次治疗（两种激光各3次），治疗完成后效果非常显著，她对疗效非常满意。

小结

NAFR技术彻底改变了我们对许多皮肤疾病的治疗策略。再加上易于接受的不良反应和极短的休工期，该项新技术将继续得到普及应用。随着新设备的涌现以及现有系统的不断更新，其应用也将继续推广和扩大。临床研究证实的有效性和进一步的科学验证将有助于继续推动这项技术的发展。

扩展阅读

Alexiades-Armenakas MR, Dover JS, Arndt KA. The spectrum of laser skin resurfacing: nonablative, fractional, and ablative laser resurfacing. *J Am Acad Dermatol*. 2008; 58(5):719–737.

Amann PM, Marquardt Y, Steiner T, et al. Effects of non-ablative fractional erbium glass laser treatment on gene regulation in human three-dimensional skin models. *Lasers Med Sci*. 2016; 31(3):397–404.

A mechanistic study of the effects of NARFR in scars. Bogdan Allemann I, Kaufman J. Fractional photothermolysis—an update. *Lasers Med Sci*. 2010; 25(1):137–144.

This article reviews both ablative and non-ablative fractional photothermolysis. It includes a table of available devices. A little bit cumbersome to read but reviews the literature comprehensively. Brauer JA, Kazlouskaya V, Alabdulrazzaq H, et al. Use of a picosecond pulse duration laser with specialized optic for treatment of facial acne scarring. *J Am Med Assoc Dermatol*. 2015; 151(3):278–284.

A study describing the use of a pixilated handpiece affixed to a picosecond alexandrite leaser for treatment of acne scars Cohen BE, Brauer JA, Geronemus RG. Acne scarring: a review of available therapeutic lasers. *Lasers Surg Med*. 2016; 48(2):95–115.

A nice review of all available technologies for the treatment of acne scarring with a large section on NAFR. Geronemus RG. Fractional photothermolysis: current and future applications. *Lasers Surg Med*. 2006; 38(3):169–176.

One of the earliest articles discussing the clinical applications of non-ablative fractional photothermolysis through the eyes of one early implementer. Good clinical photos. Graber EM, Tanzi EL, Alster TS. Side effects and complications of fractional laser photothermolysis: experience with 961 treatments. *Dermatol Surg*. 2008; 34(3):301–305.

A study with a large population reporting potential complications. The study also documents the safety of non-ablative fractional photothermolysis.

Manstein D, Herron GS, Sink RK, Tanner H, Anderson RR. Fractional photothermolysis: a new concept for cutaneous remodeling using microscopic patterns of thermal injury. *Lasers Surg Med*. 2004; 34:426–438.

The seminal article on the concept of fractional photothermolysis. It includes an excellent background to the technology, mechanism of action, and clinical data.

Marra DE, Yip D, Fincher EF, Moy RL. Systemic toxicity from topically applied lidocaine in conjunction with fractional photothermolysis. *Arch Dermatol*. 2006; 142(8):1024–1026.

A case report of systemic toxicity to topical lidocaine during treatment with non-ablative fractional photothermolysis. Metelitsa AI, Alster TS. Fractionated laser skin resurfacing treatment complications: a review. *Dermatol Surg*. 2010; 36(3):299–306.

A good review of treatment of complications with non-ablative fractional photothermolysis. Narurkar VA. Nonablative fractional laser resurfacing. *Dermatol Clin*. 2009; 27(4):473–478.

A review of non-ablative fractional photothermolysis and its clinical applications with good before and after photos. Prather H, et al. Laser Safety in Isotretinoin Use: A Survey of Expert Opinion and Practice. *Dermatol Surg.* 2017.

Sherling M, Friedman PM, Adrian R, et al. Consensus recommendations on the use of an erbium-doped 1,550-nm fractionated laser and its applications in dermatologic laser surgery. *Dermatol Surg.* 2010; 36(4):461–469.

In this article, a group of laser experts provide their recommendations of treatment settings on one particular laser, the Fraxel re:store. An excellent resource to obtain guidelines for treatment settings for new practitioners. Taudorf EH, Danielsen PL, Paulsen IF, et al. Non-ablative fractional laser provides long-term improvement of mature burn scars—a randomized controlled trial with histological assessment. *Lasers Surg Med.* 2015; 47(2):141–147.

Tierney EP, Kouba DJ, Hanke CW. Review of fractional photothermolysis: treatment indications and efficacy. *Dermatol Surg.* 2009; 35(10):1445–1461.

第七章

激光换肤术

谢宜彤　周剑锋　杨蓉娅　译

概要和关键点

- 激光换肤术是一种非常流行的治疗方法。
- CO_2激光、铒：钇铝石榴石（Er:YAG）激光、钇钪镓石榴石（YSGG）激光在一定程度上都属于激光换肤的范畴。
- 完全剥脱是指按照选定的深度对治疗区域进行100%的去除。
- 点阵式剥脱是指间断地去除部分治疗区域。
- 复合点阵激光是一种剥脱性和非剥脱性点阵激光换肤术的联合。
- 恢复时间与治疗深度和表面损伤的百分比有关。
- 与完全剥脱治疗相比，点阵剥脱治疗的休工期更短。
- 这些激光的应用经验对治疗效果非常重要。
- 治疗后的护理是非常重要的。
- 所有这些激光治疗中都可能出现并发症。

引言

激光换肤术在美国乃至世界范围内都是一种非常流行的治疗。从 1997 年至 2015 年，来自美国美容整形外科学会（American Society of Aesthetic Plastic Surgery）核心专家每年收集的统计数据显示，随着设备的引进，这种治疗的排名呈现上升、下降和再次上升的趋势。2015 年，核心治疗机构里进行了超过 41.8 万例完全剥脱和点阵剥脱的激光换肤治疗，使其成为第八大最受欢迎的手术或非手术治疗（表 7.1）。

表 7.1　2015 年美国美容整形外科学会排行前十的美容项目

1.	肉毒毒素等	6.	强脉冲光
2.	透明质酸	7.	非手术紧肤
3.	激光脱毛	8.	激光换肤——完全剥脱和点阵剥脱
4.	化学剥脱	9.	脂肪抽吸
5.	微晶磨削	10.	硬化疗法

20 世纪 90 年代中期，CO_2激光非常受欢迎，但到了 20 世纪初期，该技术的受欢迎程度有所下降，在某种程度上被非剥脱技术所取代。2004 年以后，随着点阵激光的引进，激光换肤术再度兴起。

历史

激光被引入整形外科和皮肤科领域最初是由于血管性病变的治疗。在 20 世纪 90 年代中期，CO_2激光的引入使得换肤治疗迅猛发展，并在一些临床应用中替代了化学剥脱和皮肤磨削。CO_2激光波长是 10 600 nm，水为其吸收靶色基，可引起组织汽化。最初使用的是连续模式激光，但由于其过深的剥脱深度和组织热损伤所致的并发症，使其必须向皮肤发送短脉冲激光，以尽量减少并发症的发生。竞争技术也提供了其他短脉冲，都可以达到足够的能量来实现组织的汽化（Ultrapulse laser, Lumenis lasers, Yokneam, Israel）或利用光电闪光扫描仪的螺旋式扫描连续激光束（Silk-touch and Feather-touch lasers, Lumenis lasers, Yokneam, Israel）。两种方法都使得组织的曝光时间小于 1 ms，其允许残余热损伤为 75 ~ 100 μm 的组织剥脱。短期内去除皱纹和收紧松弛组织的效果非常明显，但在长期随访中发性，很大一部分患者在治疗后会出现色素减退。这些导致患者出现色素改变的并发症和过长的休工期，使得人们在世纪之交逐渐弃用了 CO_2 激光"完全剥脱"换肤这项技术。

Er:YAG 激光（2940 nm）在 2000 年左右被引进，并用于浅层换肤。铒激光比 CO_2 激光有更高的水吸收率（高十几倍的效果）和组织剥脱，但伴随的热损伤更少（5 ~ 10 μm）。早期的机器功率较低，缺少发射模式，为了达到更深的剥脱效果，需要更多的重复治疗次数以及更长的治疗时间。随着系统功率的显著提升，可将其用于更深层次的换肤治疗。在激光的能量输出和剥脱深度之间存在着线性关系：每 1 J 的 Er:YAG 激光能量输出可以带来 3 ~ 4 μm 的剥脱深度。相比 CO_2 激光，其休工期基本相似，但并发症更少。对比研究结果表明，剥脱深度和凝固时间是影响恢复时间长短的决定性因素。联合 CO_2 和 Er:YAG 激光治疗也流行了一段很短的时间（Derma-K, Lumenis lasers, Yokneam, Israel / Derma-K），其输出光束被依次或同时发送。

可调脉宽或长脉宽 Er:YAG 激光（Sciton Inc., Palo Alto, California）可以控制过量残余热损伤的产生，而这种热损伤往往会导致周边正常组织受损。这些可调脉宽 Er:YAG 激光针对紧肤和减轻皱纹的疗效等同于 CO_2 激光，而产生的红斑期更短、色素减退风险更低。所以目前这类设备非常流行。

目前，也报道了一些用于换肤的其他波长激光（2780 nm、2790 nm）（Cutera Lasers, Palomar Lasers），它们可有不同程度的热损伤及剥脱参数设置，但并未获得大规模的市场推广应用。等离子换肤是通过使用氩等离子能量来产生深度可控的皮肤组织凝固。其组织修复时间和临床疗效与

Er:YAG 激光相似。这类设备也曾流行过一段时间，但是由于制造商的经济问题迫使其退出市场。近年来，这类设备又重返市场。

2004 年，Manstein 等引入了局灶性光热作用理论（点阵激光）这一概念。如前所述，完全剥脱或传统激光换肤是完全去除治疗区域的表皮，其损伤深度取决于能量等级大小；而点阵激光换肤的每一治疗区域只造成一小部分皮肤损伤，在每个创面区间都会间隔留有正常皮肤组织（图 7.1）。最先上市的非剥脱能量激光是 1550 nm（Solta Medical, Mountain View, California）。这类非剥脱点阵激光

传统剥脱性激光换肤术

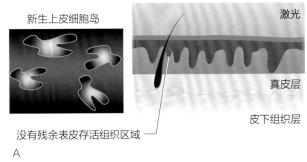

非剥脱性点阵激光

剥脱性点阵激光

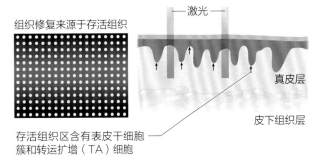

图 7.1 A. 传统剥脱性激光换肤（完全剥脱）；B. 点阵激光；C. 剥脱性点阵激光

在保留完整表皮的基础上形成了一些热损伤柱。其组织修复来源于更深层次的结构以及邻近结构，这区别于仅来自底层组织修复的完全剥脱换肤。与完全剥脱治疗相比，使用这种技术可以安全地进行更深层次的治疗（例如真皮网状层）。这种技术的优势是避免了开放性的创伤，同时降低了产生色素问题以及瘢痕的风险。相比完全剥脱换肤，劣势是需要多次治疗，并且临床疗效欠佳。自从此类设备被引进后，很多制造商推出了波长为1440 nm、1540 nm、1550 nm的类似的非剥脱点阵激光设备。这些设备具有不同的输出功率、光斑大小、密度等，比较它们的临床疗效较为困难，然而相似的组织损伤程度应该可以产生相似的临床效果。

> **要点1**
> 完全剥脱性激光换肤是指去除全部皮肤的上层（指定深度）。

> **要点2**
> 点阵激光换肤是指去除"部分"或一定百分比的皮肤（特定深度）。

CO_2激光、铒激光及YSGG剥脱性点阵激光换肤技术比非剥脱性点阵激光技术临床疗效更显著，同时又较完全剥脱性技术修复期更短、并发症更少（图7.1）。这些设备不仅波长不同，而且机器功率、光斑大小、在汽化孔周边以及深部造成的组织损伤程度也不相同。Sciton公司的一款畅销铒激光设备可以调控其组织损伤程度，甚至类似于完全剥脱设备。其他一些新型的CO_2点阵激光可以允许有不同的热损伤区（Deka Medical），然而还有一些设备可以在一次单个光斑发射过程中同时进行浅层和较深层次的穿透（Syneron, Yokneum, Israel）。正如非剥脱点阵激光，由于不同设备的输出功率、光斑大小、能量密度、热损伤程度不同，故直接比较不同设备之间的差异性是比较困难的，但类似的组织热损伤程度应该可以产生相似的临床疗效。

将最新的波长引入到点阵领域是Solta医疗公司的铥（1927 nm）。这种非剥脱点阵设备对去除表皮色素和治疗光化性角化病特别有效。

目前，市场上最新的点阵激光是由Sciton公司制造的混合点阵激光，称作Halo。这是一个非常有意思的设备，因为它可以在同一个治疗孔中先发射Er:YAG点阵激光，然后再发射非剥脱1470 nm脉冲。该设备组织修复时间极短，临床应用效果令人满意。

患者选择

患者的选择和对潜在并发症的清晰了解，对于确保临床疗效至关重要。对于完全剥脱和点阵激光换肤治疗最常见的适应证是浅表色素改变、皮肤日晒伤、纹理异常、浅到深层的皱纹、痤疮瘢痕及手术瘢痕。其他适应证也有较好的疗效，如肥厚性酒渣鼻（鼻赘）、皮脂腺增生、睑黄瘤、汗管瘤、光化性唇炎和弥漫性日光性角化病。也有报道过采用点阵换肤成功治疗如黄褐斑在内的色素改变性皮肤病，但临床疗效缺乏一致性。通常换肤的区域是面部，但身体和颈部皮肤也可以使用不同的技术进行治疗。非面部区域的皮肤缺乏修复皮肤组织所需的附属结构，并且需要采用非侵入性的手段进行治疗以避免并发症。这些设备一般用于Fitzpatrick皮肤分型Ⅰ～Ⅳ型的患者，但随着技术的改进，也可用于Fitzpatrick皮肤分型Ⅴ～Ⅵ型的患者。

对于患者的评估，首先是询问和观察患者的Fitzpatrick皮肤分型、种族和治疗区域的病理特点。例如，非剥脱点阵激光单次治疗较深的痤疮瘢痕将无法获得满意的临床疗效，但其可以温和改善浅层轻度皱纹。接下来的评估是患者对于治疗后愈合所需"休工期"的接受程度。一位工作繁忙的经理并不急于尽快达到最终的治疗效果，或许可以进行多次无休工期的非剥脱点阵激光治疗；然而，一位新娘的母亲为了参加女儿的婚礼，希望在短时间内达到最大化的改善，也许她需要更激进的治疗方案。最后一个评估参数是医学学术期刊或专业书籍中较少提及的，即患者的经济情况。深层完全剥脱换肤治疗需要使患者在全身麻醉下进行操作治疗，相比局部麻醉下的浅表治疗，患者的花费更多。然而，对于有较深皱纹的患者在全身麻醉下进行一次更具侵袭性的治疗，或许比多次浅表治疗的性价比高。另一个考虑因素是，当患者进行其他治疗，如面部提升、腹壁成形或乳房美容手术时，可同时进行激光换肤治疗。这些患者通常会为了安排这些手术提前安排休工期，这同时为深层换肤提供了恢复的时间。

> **要点 3**
> 对于患者的评估，首先是询问和观察患者的 Fitzpatrick 皮肤分型、种族和治疗区域的病理特点。

> **要点 4**
> 评估患者对于自己治疗后恢复阶段所需"休工期"的接受程度也是非常重要的。

很多医生在诊室内有各种各样的设备，可以为患者提供多种治疗选择，往往过多的选择会让患者感到困惑。因此，有效的咨询会诊涉及对病变的详细全面的评估，可为患者提供一个包括休工期、疗效、风险和花费等方面的选择。

预期疗效及备选方案

疗效取决于所使用的设备及其所产生的损伤深度和程度。针对纹理问题、色素改变和浅表皱纹等浅表问题的治疗，有多种治疗方案可供选择，包括 Er:YAG 激光、CO_2 激光、YSGG 激光的非侵袭性完全剥脱换肤术，或者使用等离子体或非剥脱或剥脱性点阵激光。许多操作者使用浅层的完全剥脱和点阵激光进行联合治疗，而另一些操作者联合剥脱性和非剥脱性点阵激光进行治疗，还有一些操作者采用强脉冲光（IPL）联合换肤术的治疗。其他治疗手段，包括使用 15%~30% 的三氯醋酸（TCA）等进行化学剥脱、IPL、QS 激光（如针对色素改变可使用 532 nm 激光），对于有浅层病理改变的皮肤问题也可获得相似的临床疗效。相比化学剥脱，我们更倾向于使用激光和等离子体设备进行临床治疗，是由于这些设备在脉宽与脉宽之间以及患者与患者之间所产生的组织效应差异性最小，故临床治疗具有均一性和可预测性。同时，由于激光治疗效果的可预测性，其学习曲线较化学剥脱的学习曲线更短（更易于掌握）。用激光治疗过程中的部分花费进行专业的化学剥脱治疗，或许可以得到接近的临床疗效，但要想达到更佳的临床疗效则需要多年的经验积累。IPL 设备可以用来治疗色素性改变和浅表的血管性问题，但需要进行多次治疗，但并不能针对组织的结构改变或皱纹进行治疗。QS 激光（532 nm、694 nm 和 755 nm）在一次治疗中就可以很好地去除色素问题，但治疗后所产生的红斑可能会持续 10 天以上。

> **要点 5**
> 疗效取决于所使用的设备以及其所产生的损伤深度和程度。

单次治疗过程中想要达到更显著的病理性改变，需要更深层次的治疗。目前仍然存在一个问题：应用剥脱性点阵激光进行多次重复的浅层治疗，其疗效是否接近于单次更具侵袭性的完全剥脱治疗？无论 Er:YAG 激光还是 CO_2 激光，都可以进行深层次的完全剥脱换肤治疗。YSGG 激光在完全剥脱模式和等离子体设备的剥脱深度不足以达到更显著的病理性改变。对于痤疮瘢痕的治疗，点阵激光的效果要优于完全剥脱治疗。另外，可供选择的治疗方案还有更深层次的化学剥脱（如苯酚）或皮肤磨削术。作者认为，激光治疗比化学剥脱和皮肤磨削术更具有稳定性及可重复性。

激光设备和技术概述

如上所述，目前的剥脱性激光换肤设备包括 CO_2 激光、Er:YAG 激光和 YSGG 激光的完全剥脱及点阵模式。非剥脱激光设备包括许多波长的激光，如 1440 nm、1540 nm、1550 nm 和 1927 nm（表 7.2）。一些设备可以提供升级扩展平台，使完全剥脱模式和点阵模式可以在同一设备上使用，而有的公司只提供单独的完全剥脱或点阵模式设备。

表 7.2　剥脱设备的类型

激光类型	波长		
完全剥脱治疗	10 600 nm CO_2 激光	2940 nm 铒激光	2780 nm YSGG 激光
点阵剥脱治疗	10 600 nm CO_2 激光	2940 nm 铒激光	2780 nm YSGG 激光

CO_2 完全剥脱治疗

1995—2000 年，脉冲或扫描的完全剥脱 CO_2 激光器非常流行。这些设备是强效的，单次操作即可达到约 75 µm 的剥脱深度，产生的组织热损伤深度接近 75～100 µm。表面凝固组织的残余区域降低了靶色基（水）的吸收，从而使后续重复治疗的疗效

降低。事实上，过多的重复治疗仅产生散热器的效应，会导致过多的组织热损伤，同时增加了瘢痕形成的潜在风险。最初的 CO_2 激光换肤治疗采用 3 遍以上的重复扫描模式，由于组织去除率降低，并发症的风险迅速增加。已剥脱的组织和潜在的组织热损伤可引起远期胶原改变及组织重塑。CO_2 激光深层完全换肤治疗愈合需要 10～14 天，其引起的红斑通常持续数月。长期性红斑和迟发性色素减退等并发症的发生导致这类设备的使用减少。关于并发症的进一步探讨会在并发症章节进行介绍。

Er:YAG 激光完全剥脱治疗

Er:YAG 激光（2940 nm）较 CO_2 激光具有高出数十倍的组织吸收率，其汽化组织更高效，而产生的残余组织热损伤更少（5～10 µm）。它在能量密度（能量）传递与组织剥脱之间存在线性关系，每 1 J 治疗能量产生 3～4 µm 的组织汽化，多次重复的治疗可以产生更深的组织汽化，但并不增加残余组织热损伤。Er:YAG 激光深层完全换肤治疗后的上皮愈合期为 7 天，随后的红斑期为 3～6 周。浅表和深层治疗可以应用这类设备来提升临床疗效，并加快在深层治疗过程中的恢复时间（图 7.2 和图 7.3）。同时，包括色素减退等并发症也比 CO_2 激光完全换肤治疗要少。

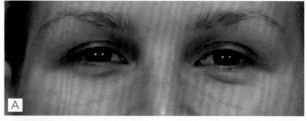

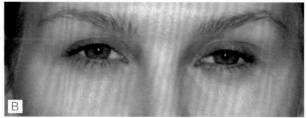

图 7.2　一名 38 岁女性患者的眼周治疗。A. 治疗前；B. 下睑部位进行可调脉宽 Er:YAG 激光完全剥脱换肤治疗后 3 年

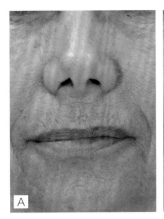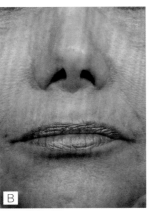

图7.3 一名60岁老年女性的口周治疗。A. 治疗前；B. 口周进行可调脉宽 Er:YAG 激光完全剥脱换肤治疗后2年

可调脉宽的 Er:YAG 激光设备可以发射一个较短的脉冲，随后再发射一个较长的亚剥脱脉冲来增加组织热损伤。这类设备通常可以达到类似 CO_2 激光的疗效，但又不需要像 CO_2 激光那么长的恢复期，同时也避免了色素减退等并发症的发生。

YSGG 激光完全剥脱治疗

2790 nm 激光（Pearl:Cutera, Brisbane, California）对于水的吸收率是 2940 nm Er:YAG 激光的一半。这类设备在完全剥脱模式下进行一遍治疗可达到接近 20~30 μm 的剥脱深度和大约 20 μm 的残余组织热损伤。恢复期和休工期需要几天时间。不建议使用这类设备进行深层换肤。

等离子体换肤治疗

等离子体换肤设备会产生组织汽化和热损伤，同时形成凝固的焦痂，像生物绷带一样保留于原位，直到其下方的皮肤组织重新形成。其恢复期和并发症均少于那些侵袭性的激光换肤治疗。这类设备近期已重返市场（Energist NA Inc., Nyack, New York）。

非剥脱点阵激光治疗

非剥脱点阵激光换肤治疗包括同时或顺序地将多个激光小点投射到皮肤表面，在每个创面区间都会间隔留有非曝光皮肤组织。其靶组织是水，使用的波长是 1440 nm、1470 nm、1550 nm 和 1540 nm。激光会在 300~1200 μm 产生柱状的组织凝固区，称为微小热损伤区（MTZs）。第六章已讲到相关专题，读者可参考并进一步深入探讨。

剥脱点阵技术

CO_2 激光、Er:YAG 激光及 YSGG 激光可用于剥脱点阵激光换肤治疗。有许多知名激光制造商的设备可供选择。不同设备间的差异性在于点阵发射模式——扫描和冲压、所形成的孔径尺寸（宽度和深度）和设备的输出功率。点阵 CO_2 系统、点阵 Er:YAG 系统和 YSGG 系统之间的区别与它们的整体配件系统相似，因此，CO_2 系统会造成更多的残余热损伤。更新的 Er:YAG 系统具有可变的脉宽，其可以获得类似于 CO_2 系统的热损伤。再上皮化比整体剥脱更快，恢复时间从几小时到几天不等，取决于治疗的深度和密度。

剥脱性点阵激光和非剥性脱点阵激光设备都可以用于治疗痤疮瘢痕及其他瘢痕（图7.4）。多次治疗是必需的，目前还没有关于最佳治疗技术的相关共识。在我们诊室，常用浅层 Er:YAG 完全剥脱换肤和 Er:YAG 点阵激光进行联合治疗。浅层 Er:YAG 换肤治疗可以改善皮肤纹理和细小瑕疵，而点阵激光治疗对于胶原重塑是有效的。目前，这种治疗方案被一种联合或不联合 IPL 的复合点阵激光所替代。

为了提高疗效，CO_2 点阵激光治疗的使用频率也越来越高，恢复期也随之延长。更重要的是，研究发现，瘢痕和色素减退等并发症的发生率已经超过45%。其所显示的组织汽化和凝固作用与 CO_2 激光换肤术的组织变化一致。换肤治疗的疗效被认为需要两者的有效组合才能显现出来。一种为增加覆盖率及最大限度提高疗效的探索性策略是在同一次治疗中进行剥脱 Er:YAG 点阵激光和非剥脱 Er:YAG 点阵激光的联合治疗。这种方法同时提供了 Er:YAG 点阵激光治疗所形成的大量暴露区域的组织汽化，以及非剥脱点阵激光治疗所形成的组织凝固，然而这些凝固区和汽化区是分开的，与 CO_2 点阵激光所形成的微凝固区在空间上是重叠的有所不同。常规治疗覆盖率到达 65% 以上时，仅仅比单独使用 Er:YAG 点阵激光治疗后的愈合时间及红斑期略长一些，但比已报道的 CO_2 点阵激光略短一些。这种方法的优势在于保留了 Er:YAG 点阵激光治疗后恢复期较短和并发症较少

的特点，同时也提升了治疗效果，甚至包括口周皱纹的治疗。劣势在于治疗需要两台激光设备或一台包括两种治疗选择模式的激光平台，并且治疗本身耗时较长（图 7.5）。

这种联合治疗方案引入了 Sciton Halo 复合激光。该设备既可以单独使用 1470 nm 非剥脱点阵激光进行换肤治疗，也可以同时联合剥脱点阵激光（如波长 2940 nm）和波长为 1470 nm 的非剥脱点阵激光进行治疗。该治疗休工期短，同时进行剥脱 /

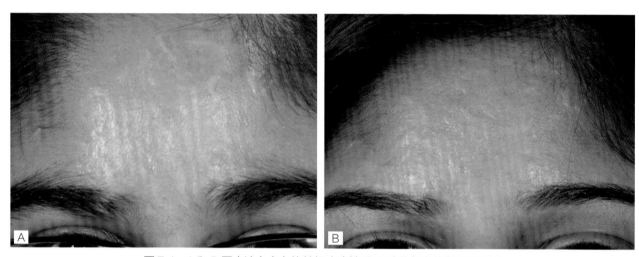

图 7.4   A 和 B 图中这名患者的前额瘢痕接受了剥脱点阵激光换肤治疗

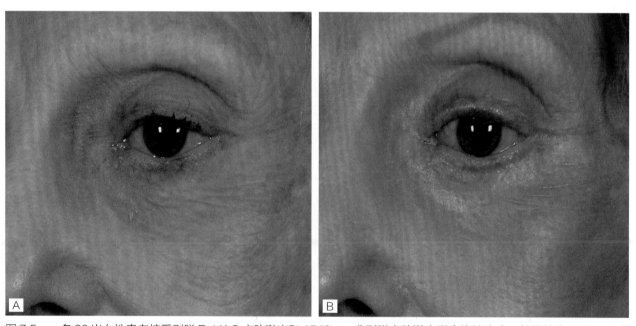

图 7.5   一名 68 岁女性患者接受剥脱 Er:YAG 点阵激光和 1540 nm 非剥脱点阵激光联合换肤治疗，总覆盖率 55%。上皮愈合时间为 4 天，红斑持续时间为 11 天。A. 治疗前；B. 治疗后 6 个月

非剥脱联合换肤治疗，针对色素、纹理和毛孔方面的疗效优于单独使用非剥脱或剥脱点阵激光换肤治疗（图7.6）。与其他点阵激光设备相比，达到相似疗效所需要的治疗次数较少。使用该设备较新的策略是与 IPL 设备进行联合治疗，其初步结果可能优于非联合治疗。

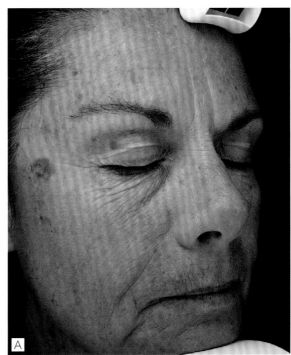

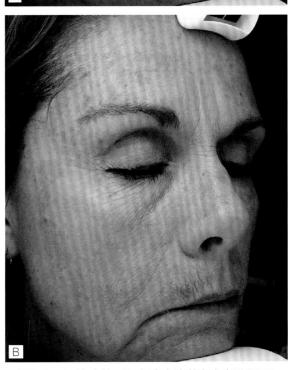

图7.6 A. 治疗前；B. 复合点阵激光治疗后 30 天

治疗策略概述

激光的安全性

激光的安全性对操作者和患者都至关重要。有关于激光使用安全性方面的已发布的指南和相关课程可以作为参考。在进行剥脱和非剥脱换肤治疗过程中，尤其需要注意用火的风险和眼睛的安全防护。火灾是一种极为少见的事件，需要特别注意的是不要在纸制品或纱布上使用剥脱性激光。在手术室中，必须特别小心如鼻插管在内的暴露氧气源。为防止发生烧伤，有人建议在患者的面部周围使用湿毛巾。

! 要点6

激光的安全性对操作者和患者都至关重要。

眼睛保护对所有工作人员和患者都至关重要。操作者和治疗室内的所有人都需要佩戴激光专用眼镜。患者必须使用外置或内置的金属接触式眼罩。

治疗方法

如前所述，患者选择对于获得理想的治疗效果很重要。总的来说，患者选择取决于以下因素：

- 皮肤类型
- 种族
- 病理表现：皱纹、痤疮瘢痕等
- 恢复时间
- 经济条件
- 患者的期望值

! 要点7

患者的选择对于达到预期的效果很重要。总的来说，患者的选择取决于他们的皮肤类型、种族、病理（皱纹、痤疮瘢痕等）、对恢复时间的接受程度和经济条件。

以下为激光治疗的绝对禁忌证和一些需要注意的方面。

绝对禁忌证

活动性感染

面部伴有活动性感染时不能进行外科手术和选择性美容治疗，特别是存在细菌、病毒和真菌感染时。

皮肤附属器异常

在完全剥脱换肤治疗中，激光所产生的创面修复是从深层组织到毛囊中的前体细胞和皮脂腺的浅层组织，点阵激光换肤治疗也是从那些区域和邻近正常组织开始修复的。患者如有毛囊和皮脂腺异常，将会导致创面修复出现问题。同时或近期口服维 A 酸常被认为是激光换肤治疗的绝对禁忌证，但目前这些观点是有争议的。关于口服维 A 酸进行点阵激光换肤治疗安全性的临床数据仍不够确切。大多数专家认为，在停止口服维 A 酸后 6 个月至 2 年，随着皮脂腺功能的恢复，再进行深层完全剥脱换肤治疗是安全的。以前接受过 X 线照射的皮肤缺乏皮肤附属器结构，因此不能耐受剥脱性换肤治疗。

大面积的电解治疗也是深层完全剥脱换肤治疗的绝对禁忌证，但在点阵激光治疗或浅层完全剥脱换肤治疗中是安全的。

相对禁忌证

不切实际的期望值在整形外科和美容皮肤科是医生们经常要处理的问题。所有激光换肤治疗都可以获得一些显著的疗效，但要避免夸大疗效和过度销售。痤疮瘢痕的治疗效果比较理想，但是往往需要多次治疗。

瘢痕疙瘩或瘢痕增生的病史

有异常瘢痕增生病史的患者进行激光换肤治疗时可能会产生瘢痕。这些患者治疗时需要谨慎，试验性治疗（测试光斑）可能会有所帮助。

深肤色个体进行局部换肤治疗

深肤色患者进行深层完全剥脱换肤治疗可能会使治疗区域皮肤颜色与邻近肤色有明显差异。浅表剥脱或局部点阵激光换肤治疗通常被认为是安全的。

皮肤移植

皮肤移植后的患者进行治疗时必须谨慎，因为前文所述的皮肤附属器在该区域已经不存在了。换肤治疗常规可用于植皮区的边缘，在做治疗时必须谨慎。

曾进行过深层化学剥脱治疗或深层皮肤磨削治疗

对于曾进行过深层化学剥脱治疗或深层皮肤磨削治疗的患者需要注意，因为他们的皮肤附属器可能受到损伤，有可能皮肤无法正常愈合。

曾进行过深层激光换肤治疗

对于曾进行过深层激光换肤治疗的患者也需要注意，因为他们的皮肤附属器可能已经被破坏了。我们会常规对之前接受过深层 CO_2 激光或 Er:YAG 激光治疗的患者进行换肤治疗，但我们会适当地调整参数。

有冻疮／Ⅰ型单纯疱疹病史

与无冻疮病史的患者相比，有严重冻疮病史

> **!** 要点8
> 激光换肤治疗的绝对禁忌证包括感染、皮肤附属器异常、移植皮肤区域的深层换肤、皮肤 X 线照射史、大面积电解治疗后。

要点9

激光换肤治疗的相对禁忌证包括对疗效不切实际的预期、瘢痕疙瘩或异常瘢痕增生病史、深肤色皮肤个体的局部换肤，以及曾进行过深层化学剥脱、皮肤磨削或激光换肤治疗者。

的患者需要采取改良的预防方案。这应该在早期 2～3 天时开始，并可以延长到愈合后更长的时间。即使在完全上皮化后，近期接受过换肤治疗的皮肤似乎更容易发生病毒感染，不同的是细菌感染的风险似乎在很大程度上被完全上皮化所消除。

治疗前和治疗后的方案

治疗前外用维 A 酸和美白霜是另一个有争议的话题，令人困惑的是这一争论的双方支持者均有来自化学剥脱和激光治疗相关文献的统计数据。我们认为，在完全剥脱换肤治疗中，当治疗深度超过 100 μm 时，治疗区域的黑素细胞被汽化，以至于看不到显著疗效。在浅层完全剥脱和点阵换肤治疗中，外用维 A 酸和美白霜进行预处理有助于防止色素沉着的发生。大多数专家推荐在治疗前几天停止使用这些产品。

预防性应用抗病毒药物在进行剥脱换肤治疗中很重要。关于何时开始抗病毒治疗，文献中存在争议，有些人建议在治疗前 3 天开始应用，而另一些人则建议从治疗当天开始应用。但大多数人都同意应该持续进行抗病毒治疗直至完全表皮再上皮化的方案。这一时间取决于激光的种类、患者的情况以及治疗的参数。点阵激光治疗时预防性应用抗病毒药物仍存在争议。我们推荐使用是因为这些药物应用的风险较低。

我们通常推荐预防性应用抗生素，尽管我们知道没有关于抗生素使用的对比研究。细菌感染极其罕见，后续章节将介绍相关内容。

激光治疗后，治疗区域皮肤有多种护理方法。

对于完全剥脱治疗，大多数人建议使用油膏封闭性保护创面或包扎直至上皮化完成。我们发现封闭性敷料如 Flexzan 对 CO_2 完全剥脱换肤治疗后应用效果良好，但在 Er:YAG 激光治疗患者中很难持续应用，因为在该治疗后会产生组织渗出液。我们推荐使用 Aquaphor 或凡士林，直到上皮化完成，然后再使用非封闭性润肤霜如 Cetaphil 乳液。深层剥脱性点阵激光治疗后通常可采用相似的封闭性护理方案治疗 24～48 h，但由于点阵激光治疗后表皮去除不完全，因此有人可能更倾向于采用非封闭包扎方法进行术后护理。

所有激光换肤患者在上皮化完成后均应使用防晒霜。我们还建议在上皮化完成后遵循一个皮肤护理方案，使皮肤有一个"静养"的机会。这可能意味着对于点阵激光治疗可能需要几天，而完全剥脱治疗则需要几周。激光换肤后有许多好的皮肤护理方案。尽管一些人喜欢使用添加了生长因子的新方案，然而联合使用 4% 氢醌和低强度 Retin-A（维 A 酸）的方案仍然在使用。应用这些方案的关键是要缓慢开始，以避免出现对皮肤的刺激反应（见下文"皮炎"）。

并发症及相关处理

感染

激光换肤治疗后可能会继发病毒、细菌或真菌感染。最常见的并发症是单纯疱疹病毒引起的感染。许多患者既往感染过，属于携带者。如前所述，目前推荐所有患者都应采取单纯疱疹病毒感染的预防措施。一些患者可能不需要口服抗病毒药物，而另外一些患者则仍会发生病毒感染（图 7.7）。治疗的关键是及尽早明确诊断，并给予口服抗病毒药物治疗。对于一些严重的单纯疱疹病

要点10

激光换肤治疗后可能继发病毒、细菌或真菌感染。

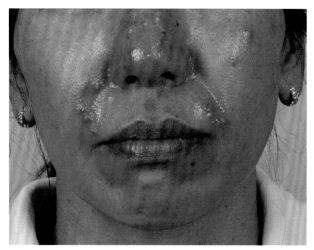

图 7.7 激光换肤治疗后继发疱疹病毒感染。患者没有按照处方服用抗病毒药物，导致出现这些皮损。给予患者伐昔洛伟 1000 mg，每日 3 次，未遗留瘢痕

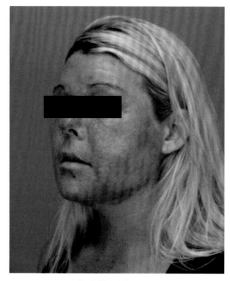

图 7.8 激光换肤术后炎症性红斑

毒或带状疱疹病毒感染者，有时需要进行静脉给予抗病毒药物治疗。

激光换肤治疗后出现的细菌感染很少需要开放性治疗，但激光换肤治疗后继发耐甲氧西林金黄色葡萄球菌（*Staphylococcus aureus*, MRSA）感染的患者在逐渐增多。治疗方法是进行广谱抗生素的皮肤细菌培养，在获得培养结果后进行靶向抗生素治疗。

真正意义上的真菌感染很少见，但是酵母菌（白念珠菌）感染却很常见。患者通常表现为面部通红，其发生在愈合过程中已经得到改善的皮肤，突然出现明显潮红的情况。治疗一般是外用抗真菌药物，可以口服或不口服抗真菌药物如氟康唑。

红斑

激光换肤治疗后红斑是炎症愈合过程中出现的正常反应（图 7.8）。这与激光换肤治疗的深度以及所产生热损伤的程度直接相关。一些患者可能会出现与治疗本身不相吻合的红斑，有些红斑也许未经过治疗可自行消退，或者有些红斑可能需要进行温和的激素治疗、发光二极管（LED）治疗、IPL治疗、血管性激光如脉冲染料激光治疗。

皮疹

激光换肤治疗后皮疹多为痤疮或粟丘疹。可能与外用产品导致毛孔过度堵塞或皮脂腺功能亢进有关。痤疮可以停用致毛孔堵塞的药物。如果疗效不佳，可以口服抗生素和（或）采用中红外激光治疗。粟丘疹可以用小号针或粉刺针在皮肤表面挑治。

> **ⓘ 要点 11**
> 激光换肤治疗后皮疹多为痤疮或粟丘疹。

毛细血管扩张

激光换肤治疗后毛细血管扩张增多较常见。这是由于去除皮肤表面覆盖的光老化组织而暴露出了血管组织。可以采用治疗血管性病变的激光进行治疗。

皮炎

激光换肤治疗后常出现两种类型的皮炎：刺激性皮炎和过敏性皮炎。如前所述，刺激性皮炎可能是由于过早使用了外用皮肤治疗产品如维 A 酸类药物产生的刺激反应，或使用了过于激进的皮肤治疗产品。变异性接触性皮炎可能是由于接触到了真

正的过敏物质，但也可能是对于某种口服抗生素过敏。这两种情况的治疗方法都是停用致敏物，并局部外用温和的皮质类固醇药物进行治疗。

色素减退

在深层激光换肤治疗过程中，这是一种严重并发症，其在 CO_2 激光或 Er:YAG 激光进行完全剥脱治疗和点阵治疗过程中都曾被报道过。其在深层 CO_2 激光换肤治疗中并不罕见，有一系列报道指出超过 70% 的患者出现了色素减退。在深层 Er:YAG 激光完全剥脱换肤治疗中较少出现色素减退，并且所有点阵激光治疗发生色素减退的概率也较低。目前还没有很多有效的方法来治疗色素减退，但有报道称准分子激光可以改善这种色素减退，其对使得色素减退的明显分界线变得模糊一些是有帮助的。

色素沉着

炎症后色素沉着（PIH）在激光换肤治疗后是一个非常普遍的问题。它常出现于深肤色皮肤类型患者和早期受到阳光暴晒的患者中（图7.9）。如上所述，预防是关键。可外用美白霜并联合应用维A酸类药物治疗。如果疗效欠佳，可使用强脉冲光进行治疗。

 要点 12

炎症后色素沉着在激光换肤治疗后是一个非常普遍的问题。

瘢痕形成

激光换肤治疗后的瘢痕形成可能是由于过于激进的完全剥脱治疗或点阵治疗、感染或者患者抓伤。完全剥脱换肤治疗是一种可控的一度或二度烧伤，但是像感染等一些其他因素的出现可能会使可控的二度烧伤转变为形成瘢痕的三度烧

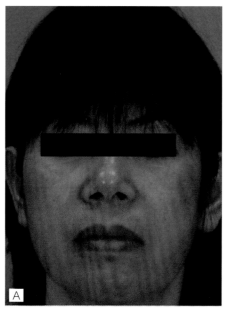

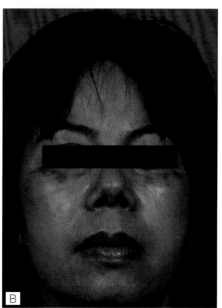

图7.9　一位49岁亚洲女性在Er:YAG激光换肤治疗后出现色素沉着

伤。过于激进的点阵激光换肤治疗可能由于治疗深度过深或治疗密度过大，导致原本的点阵治疗区域变为整个治疗区域的全层缺如。对于愈合过程中有瘢痕形成倾向的增厚区域，我们倾向于早期进行治疗，可以使用强效外用类固醇激素类药物，如氯倍他索缓释治疗。瘢痕内注射类固醇激素、瘢痕内注射5-氟尿嘧啶、血管治疗激光或强脉冲光，以及点阵激光都可以用来改善激光换肤治疗后增生性瘢痕（图7.10）。

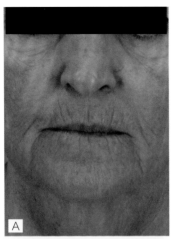

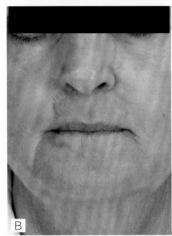

图 7.10　一名 64 岁老年女性在激光换肤治疗后出现增生性瘢痕。A. 治疗前；B. 瘢痕内注射类固醇激素和强脉冲光治疗后

延迟愈合

一些报道了延迟愈合病例的研究指出，再上皮化时间可长达数月甚至 1 年以上。这会导致增生性瘢痕的形成。这种延迟愈合的情况提示存在隐性感染。建议进行培养和活组织切片检查，以判断和明确病因。

睑外翻

睑外翻是由于下睑支撑力量较弱的情况下，对下睑皮肤进行激光换肤治疗使其收紧所致。建议在激光换肤治疗前进行牵拉试验或采用其他方式测试下睑的松弛度。有明显松弛的患者需要进行支撑物的植入手术（很少使用）或临时睑板缝合术（常用）。

粘连

粘连是由于治疗后受损区域的两个表皮愈合成一条粘连线（通常在下睑）。如果不治疗，有可能导致囊肿形成。其治疗方法是可以手动拉伸粘连带的边缘，直到粘连线被打开。

扩展阅读

Bass LS, DelGuzzo M, Doherty S, Seckel B. Combined ablative and non-ablative fractional treatment for facial skin rejuvenation. *Lasers Surg Med*. 2009; 15(suppl):29.

Bass LS. Erbium: YAG laser skin resurfacing: preliminary clinical evaluation. *Ann Plast Surg*. 1998; 40:328–334.

Bogle MA, Arndt KA, Dover JS. Evaluation of plasma skin regeneration technology in low fluence full-facial rejuvenation. *Arch Dermatol*. 2007; 143:168–174.

Chan H. Effective and safe use of lasers, light sources, and radiofrequency devices in the clinical management of Asian patients with selected dermatoses. *Lasers Surg Med*. 2005; 37:179–185.

Clementoni MT, Gilardino P, Muti GF, Beretta D, Schianchi R. Non-sequential fractional ultrapulsed CO_2 resurfacing of photoaged facial skin: preliminary clinical report. *J Cosmet Laser Ther*. 2007; 9:218–225.

Fisher GH, Geronemus RG. Short-term side effects of fractional photothermolysis. *Dermatol Surg*. 2005; 31:1245–1249.

Fitzpatrick RE, Rostan EF, Marchell N. Collagen tightening induced by carbon dioxide laser versus erbium:YAG laser. *Lasers Surg Med*. 2000; 27:395–403.

Friedman PM, Glaich A, Rahman Z, Goldberg L *Fractional photothermolysis for the treatment of hypopigmented scars.* American Society for Dermatologic Surgery Annual Meeting Presentation; October 2006.

Geronemus RG. Fractional photothermolysis: current and future applications. *Lasers Surg Med*. 2006; 38:169–176.

Kilmer S, Fitzpatrick R, Bernstein E, Brown D. Long term follow-up on the use of plasma skin regeneration (PSR) in full facial rejuvenation procedures. *Lasers Surg Med*. 2005; 36:22.

Kim KH, Fisher GH, Bernstein LJ, et al. Treatment of acneiform scars with fractional photothermolysis. *Lasers Surg Med*. 2005; 36:31.

Langlois JH, Kalakanis L, Rubenstein AT, et al. Maxims or myths of beauty? A meta-analytic and theoretical review. *Psychol Bull*. 2000; 126:390–423.

Laubach H, Tannous Z, Anderson RR, Manstein D. A histological evaluation of the dermal effects after fractional photothermolysis treatment. *Lasers Surg Med*. 2005; 26:86.

Manstein D, Herron GS, Sink RK, Tanner H, Anderson RR. Fractional photothermolysis: a new concept for cutaneous remodeling using microscopic patterns of thermal injury. *Lasers Surg Med*. 2004; 34:426–438.

Morrow PC, McElroy JC, Stamper BG, Wilson MA. The effects of physical attractiveness and other demographic characteristics on promotion decisions. *J Manag*. 1990; 16:723–736.

Pozner JN, Goldberg DJ. Histologic effect of a variable pulsed Er:YAG laser. *Dermatol Surg*. 2000; 26:733–776.

Pozner JN, Goldberg DJ. Superficial Erbium:YAG laser resurfacing of photodamaged skin. *J Cosmet Laser Ther*. 2006; 8(2):89–91.

Pozner JN, Roberts TL 3rd. Variable-pulse width Er:YAG laser resurfacing. *Clin Plast Surg*. 2000; 27(2):263–271.

Rahman Z, Alam M, Dover JS. Fractional laser treatment for pigmentation and texture improvement. *Skin Therapy Lett*. 2006; 11:7–11.

Rahman Z, Rokhsar CK, Tse Y, Lee S, Fitzpatrick R. The treatment of photodamage and facial rhytides with fractional photothermolysis. *Lasers Surg Med*. 2005; 36:32.

Tannous Z, Laubach HJ, Anderson RR, Manstein D. Changes of epidermal pigment distribution after fractional resurfacing: a clinicopathologic correlation. *Lasers Surg Med*. 2005; 36:32.

Tannous ZS, Astner S. Utilizing fractional resurfacing in the treatment of therapy-resistant melasma. *J Cosmet Laser Ther*. 2005; 7:39–43.

Tanzi EL, Alster TS. Fractional photothermolysis: treatment of non-facial photodamage with a 1550 nm erbium-doped fiber laser. *Lasers Surg Med*. 2005; 36:31.

Weinstein C, Ramirez OM, Pozner JN. Postoperative care following CO_2 laser resurfacing: avoiding pitfalls. *Plast Reconstr Surg*. 1997; 100:1855–1866.

Weinstein CW, Ramirez OM, Pozner JN. Carbon dioxide laser resurfacing complications and their prevention. *Aesthet Surg J*. 1997; 17:216–225.

Weiss RA, Gold M, Bene N, et al. Prospective clinical evaluation of 1440-nm laser delivered by microarray for the treatment of photoaging and scars. *J Drugs Dermatol*. 2006; 5:740–744.

第八章

非手术身体塑形

刘丽红　王聪敏　廖　勇　杨蓉娅　译

概要和关键点

- 随着肥胖人群的日益增多以及人们对减肥和改善外表的追求，治疗脂肪和脂肪团成为常见的美容问题。
- 脂肪和脂肪团是截然不同的实体。脂肪团与激素的关系密切，是一种基于脂肪细胞和纤维间隔的结构表象；而脂肪过多是正常脂肪细胞的过度堆积。
- 针对过多脂肪和脂肪团的治疗方法各异——对一种情况有效的治疗方法，对另一种情况则可能没有明显的效果。
- 无创身体塑形在美容领域发展迅速，近年来不断有许多新技术涌现，并有望在不久的将来得到应用。
- 局部用药如维A酸和茶碱类，理论上对改善脂肪和脂肪团的外观有效，而客观上对其临床改善有限。
- 注射治疗也是一种选择，包括美塑疗法和注射溶脂。
- 物理按摩或许可以通过促进血液和淋巴液的流动来改善脂肪及脂肪团的外观。
- 射频技术利用交流电在脂肪细胞中产生离子流和局部热量，适度地改善脂肪和脂肪团的外观。
- 聚焦超声作用于脂肪细胞，利用压力波破坏细胞膜，最终改善脂肪层的外观和厚度。
- 一些使用近红外波长的激光设备联合物理手段已被研发出来，通过刺激真皮胶原蛋白的形成来改善脂肪和脂肪团的外观。
- 已研究出一种针对脂肪细胞的特异性激光，可选择性加热脂肪细胞，从而导致细胞凋亡，临床上可见脂肪体积的减少。
- 冷冻溶脂通过可控的冷暴露（热提取）选择性破坏脂肪细胞，导致细胞凋亡，并在治疗后的几个月内逐渐改善脂肪层的外观和厚度。

引言

在美国，肥胖高发。对许多人来说，减肥具有挑战性。肥胖不仅给患者带来了美容方面的挑战，而且还会带来日益显著的严重医疗风险。

本章将重点介绍改善脂肪和脂肪团外观的无创技术，以及这些技术的优点及局限性。本文综述的设备和技术不可作为减肥的方法，而是适度的身体塑形。

身体塑形治疗是医学和大众文化中发展最快的领域之一。据美国皮肤外科学会（American Society for Dermatologic Surgery, ASDS）统计，2015年共实施了23万例身体塑形手术，同比2014年增长11%。许多技术相对较新，其潜在功效最终需要通过科学的随机研究来证实。

许多关于治疗过多脂肪的探讨都是从吸脂术或激光与吸脂术的结合开始的。这一技术在Hanke和Sattler的《吸脂术》中有过详细的介绍，在此不再赘述。尽管吸脂术仍然是治疗过多脂肪的金标准，但它属于有创手术，会给患者带来相应的不适症状、瘀斑，并有一定的休工期。在过去的5年里，已经开发出许多治疗过多脂肪组织的新型无创技术。这些无创设备通过减少脂肪的总体积、改善脂肪团的外观以及收紧皮肤等多种技术来达到改善脂肪组织外观的目的。

脂肪和脂肪团

在讨论治疗方案之前，有必要先区分脂肪和脂肪团。肥胖和脂肪过多是一种流行病，主要是由于不良的饮食和运动习惯造成的。肥胖是正常组织结构中脂肪组织的过度堆积。而脂肪团则被认为与激素密切相关，是一种基于脂肪组织的结构表现。在青春期后的女性中很常见，而在男性中很少见。正是由于这些差异，有些技术对治疗过多脂肪有效，而对改善脂肪团的外观没有任何作用；反之亦然。

> **! 要点 1**
> 脂肪过多是正常脂肪细胞的堆积，而脂肪团则被认为是与激素有关的基于脂肪细胞和纤维间隔的结构表现。因此，对这些情况的评价和处理往往是不同的。

激素被认为可能在脂肪团的形成中发挥了重要作用。雌激素刺激脂肪生成，抑制脂肪分解，导致脂肪细胞肥大。脂肪团一般在青春期前的女性和所有年龄段的男性中很少见，但在青春期后的女性中很常见。事实上，脂肪团被认为是女性的第二性征。也有人提出，脂肪团的产后与好发部位的淋巴管和血液循环不畅有关。这些因素如何最终引起脂肪组织的结构异常，从而导致脂肪团的出现，目前还没有完全阐明。

超声和磁共振成像（MRI）研究表明，男性脂肪组织和女性脂肪团结构之间存在显著的结构差异。在男性脂肪组织中，脂肪组织的纤维间隔呈交叉重叠的结构。理论上，这为脂肪组织的整体框架提供了更大的强度，避免了脂肪细胞的疝出。而在女性，脂肪团的纤维间隔彼此平行排列，垂直于皮肤表面（图 8.1）。这种结构强度较弱，使得脂肪组织局部疝出。这种局灶性疝出被认为是造成脂肪团典型的起伏、块状、"松软干酪样"外观的原因。MRI 显示，女性的脂肪团中确实存在彼此平行排列的纤维间隔，尽管这些纤维间隔实际上可能更类似于柱状排列（图 8.2 和图 8.3）。除了这种结构上的差异，MRI、超声和活组织检查也显示，有脂肪团的女性通常在脂肪组织和真皮之间存在一个起伏、块状的界面，称为脂肪乳头（papillae adiposae）。这种界面也可能促使了脂肪团的形成。

尚不能确定过多的脂肪组织是否有助于脂肪团的形成。有许多纤瘦的女性身体上也可看到脂肪团，而一些体重较大的女性可能几乎看不到脂肪团的表现。这意味着，过量的脂肪组织可能会导致或加重脂肪团，但过量的脂肪组织并不是主要原因。

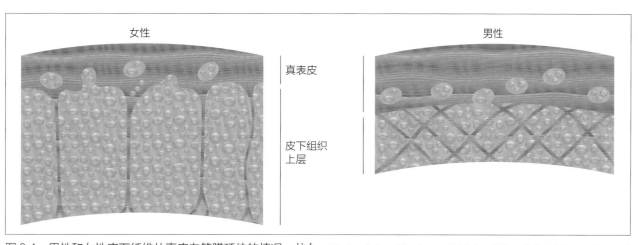

图 8.1 男性和女性皮下纤维从真皮向筋膜延伸的情况。摘自：Blackwell from Nurnberger F, Muller G.So-called cellulite: an invented disease. J Dermatol Surg Oncol. 1978; 4: 221.

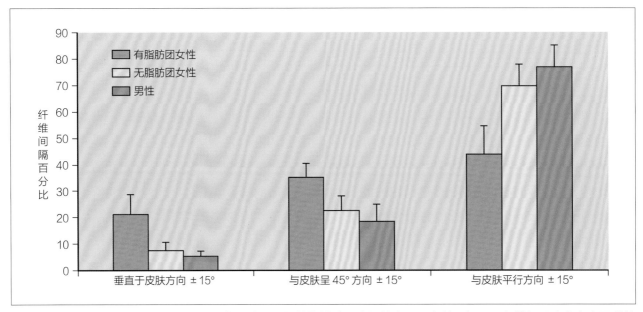

图 8.2　不同性别和脂肪团等条件下的网状纤维间隔的结构模式。我们的定量研究结果提示，纤维间隔方向存在显著性差异，并呈现明显的三维结构，而不是简单的女性为垂直模式，男性为 45° 倾斜模式。摘自：Blackwell from Querleux B, Cornillon C, Jolivet O, Bittoun J. Anatomy and physiology of subcutaneous adipose tissue by in vivo magnetic resonance imaging and spectroscopy: relationships with sex and presence of cellulite. Skin Res Technol. 2002; 8: 118-124.

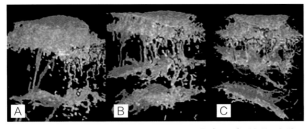

图 8.3　皮下脂肪组织纤维间隔三维（3D）结构成像：A. 有脂肪团的女性；B. 正常女性；C. 男性。摘自：Blackwell from Querleux B, Cornillon C, Jolivet O, Bittoun J. Anatomy and physiology of subcutaneous adipose tissue by in vivo magnetic resonance imaging and spectroscopy: relationships with sex and presence of cellulite. Skin Res Technol. 2002; 8: 118-124.

 要点 2

BMI 是一个用来评估整体体形状态的简单方法。但在评估局部脂肪过多时，BMI 通常不是最好的评估方法，而且在临床评估中也不常用。此外，肥胖患者（BMI > 30）通常不适合进行无创的身体塑形，还需要饮食、减重手术或其他外科干预手段。

我们认为，过量的脂肪组织和脂肪团应被视为两个不同的实体，应给予不同的评估和治疗。

脂肪组织和脂肪团的评估

　　体重指数（BMI）即体重（kg）除以身高（m）的平方，仍然是判定肥胖的经典方法。然而，这可能过于简单化了，因为它没有充分考虑到患者的肌肉和脂肪组织比例或体形因素。此外，许多进行无创塑形治疗的患者其整体体形可能很好，只是大腿或侧腹部存在一些小的问题区域。虽然 BMI 可能是在大样本群体中定义肥胖的一个有用工具，但我们发现它实际上并不是特别实用。在临床实践中，我们在治疗前后常用诸如腿围、腰围、皮褶厚度、视觉评估和照片比较等方法，因为这些可以更直观地呈现患者的最终治疗效果。更重要的是，这些测量方法如果没有正确实行，其结果可能会有很大变数。例如，腰围测量的位置不完全相同时，或者在患者身上测量的方式不完全相同时，测量结果就会不一致，治疗效果也很难判定。治疗前后拍照的采光变化也会对图像的外观产生很大的影响，导致治疗效果的过分夸大或被掩盖。因此，必须对工作人员进行适当的培训，以确保测量和拍照的可靠性及一致性。

脂肪团同样可以通过各种测量和定义进行评估。通常，用侧光直接观察是最简单和最有效的评估。基于这些观察，我们介绍一种相对简单的脂肪团外观评分系统（表8.1）。

最近，超声、MRI和电导率等技术被用于评估脂肪组织和脂肪团。这些技术经常被用于临床试验，以对新型治疗方法的潜在疗效进行评估。然而，在患者的全科治疗评估和管理中一般不采用这些技术。

表8.1 脂肪团的分类

I 级	在站立、抓捏试验或肌肉收缩时，无或有轻微的皮肤不规则
II 级	站立时无或有轻微的皮肤不规则。在抓捏试验或肌肉收缩时，皮肤凹陷变得明显
III 级	静息状态下出现典型的皮肤凹陷，伴有可触及的小皮下结节
IV 级	更为严重的褶皱和结节

治疗方法

无创身体塑形有多种不同的技术和方法，包括局部外用霜剂、注射药物、物理治疗、激光与光、冷冻溶脂。具体方法的选择取决于患者的临床表现、治疗目标，最重要的是他们的偏好。需要重点强调的是，在大多数情况下，这些方法仅能适度地局部塑形。

外用霜剂

只要到任何一家化妆品店或美容用品商店逛逛，你就会发现市面上有许多号称能消除脂肪和脂肪团的外用霜剂。一般来说，这些产品中的活性成分常具有促进循环、改善淋巴引流，或促进脂肪分解以改善脂肪和脂肪团外观的作用。最常用的成分

包括咖啡因、氨茶碱和维A酸类。然而对这些外用霜剂的研究很有限，许多剂型几乎没有确凿的证据来支持它们的说法，而活性成分是否可以渗透到有效深度仍有待商榷。

要点3
许多外用霜剂宣称可以改善脂肪和脂肪团的外观。在我们看来，对这些说法应该持怀疑态度。

外用维A酸化合物因其可刺激胶原新生，长期以来一直是化妆品的主要成分。理论上，外用维A酸类药物可以通过增加胶原沉积和促进糖胺聚糖合成来改善脂肪团的外观，从而形成更粗大致密的纤维隔。在临床研究中也可见到一定的效果。Kligman等对20名患者设计了一项双盲研究，这些患者连续6个月每天两次局部外用维A酸，结果显示出临床改善。Pierard-Franchimont等对15例患者的进一步研究显示，在局部外用维A酸6个月后，结缔组织细胞表型发生了改变，但脂肪团外观没有明显改善。因此，尽管局部外用维A酸类药物可能对改善脂肪和脂肪团的外观有效果，但通常仅表现为适度改善。

甲基黄嘌呤类药物如氨茶碱也被报道对治疗脂肪团有效。这些药物作为磷酸二酯酶抑制剂可使环腺苷酸（cAMP）水平增加。理论上，cAMP的增加可以激活激素敏感的脂肪酶，从而刺激治疗区域的脂肪分解。研究表明，它们在减少脂肪和脂肪团方面的效果并不一致。最近已开发出微粉化磷脂载体来增加甲基黄嘌呤的渗透。初步研究显示，这些化合物具有一定的应用前景，但有待进一步验证。

也有很多关于草药对治疗脂肪和脂肪团有效的报道（表8.2）。这些草药中的大多数都没有经过严格的测试来确定它们的功效，因此很少或没有科学证据来支持其临床应用。

表8.2　治疗脂肪团的草药

草药名称	浓度（%）	提取部位	主要成分	作用机制
墨角藻	1	完全干燥的叶状体	—	促进血液循环
假叶树	1~3	根茎及花的顶端	皂苷、鲁斯可皂苷元和尼奥罗鲁斯可皂苷元	改善微循环
银杏叶	1~3	—	—	改善微循环
朝鲜蓟或洋蓟	—	叶、花头和根	酶、洋蓟素、抗坏血酸、咖啡酰奎宁酸衍生物、类黄酮	减轻水肿，促进利尿
普通常春藤	2	干燥叶、茎	皂苷（特别是常春藤皂苷）	改善静脉和淋巴回流，减轻水肿
地面常春藤	2	—	类黄酮、三萜类和酚酸	增加微血管血流
七叶树	1~3	种子、果壳	三萜皂苷和黄酮、香豆素和单宁	降低溶酶体酶活性和毛细血管通透性
草木樨	2~5	花和叶	香豆素	减轻淋巴水肿，降低毛细血管通透性
积雪草	2~5	叶和根	积雪草苷、羟基积雪草酸、积雪草酸	抗炎、促进愈合
红葡萄	2~7	—	单宁酸、原花青素	含有抗氧化剂，可降低脂质过氧化，增加淋巴和微血管的通透性
育亨宾树，萝芙藤	—	叶、果壳、根	育亨宾	刺激脂肪细胞代谢
木瓜	2~5	果实、叶	木瓜蛋白酶和菠萝蛋白酶（蛋白水解酶）	抗炎作用，减轻水肿

注射类药物

为了溶解过多的脂肪组织和脂肪团，已经有很多药物被用于注射治疗。美塑疗法或皮内疗法是通过直接将药物注射到皮肤的真皮-皮下交界处来实现的。该方法旨在通过直接作用于脂肪细胞，以促进脂肪分解，从而改善脂肪和脂肪团的外观。

注射溶脂可将药物（如胆盐）注射到皮下，以化学方式分解脂肪组织。2015年，Kybella（去氧胆酸，艾尔建，欧文市，加利福尼亚州）成为美国食品和药品管理局（FDA）批准的第一个注射溶脂类药物。其适用于成人颏颈部中度至重度脂肪堆积的治疗。将每0.2 ml药物以网格状的方式间隔1 cm注射到颈阔肌前脂肪中。在临床试验中，每个疗程的平均剂量为4~6 ml。在这些试验中，28%、43%和55%接受治疗的患者分别在治疗2次、3次及4次后的综合改善均≥1级。随着去氧胆酸和其他注射类药物在临床中的扩大应用，其超适应证范围应用于身体塑形的作用仍有待确定。

物理治疗

Endermologie（LPG系统，瓦伦斯市，法国）是一款经FDA批准的通过按摩皮肤来改善脂肪团外观的设备。该设备使用两个滚轮在患者皮肤上进行正压和负压操控。这项技术被认为可以刺激血液和淋巴液流动，从而改变脂肪结构和改善脂肪团的外观。在临床研究中可观察到一定的效果。Gulec对33名应用Endermologie的妇女进行了15个疗程的治疗，通过对视觉量表评估进行统计学分析，显示脂肪团的外观有显著改善，然而仅有少数患者（33名患者中有5名）真正展现出临床效果。Collis等的一项研究比较了每周两次Endermologie与外用氨茶碱霜联合Endermologie治疗的效果。作者的结论是Endermologie并不是治疗脂肪团的有效方法，尽管35例接受Endermologie治疗的患者中有10例报告说他们的脂肪团外观有所改善。总之，Endermologie可能会使一些患者的脂肪和脂肪团外观适度改善，但可能需要继续治疗来维持效果。家庭治疗设备如Well Box通过不间断的连续治疗有可能使患者受益。

物理治疗如 Endermologie 可能会对脂肪团外观带来适度的改善，但效果短暂，往往需要持续治疗。对于患者来说，家庭治疗设备可能是一个方便而有效的选择。

皮下分离术是一项可改善脂肪团外观的相对简单的技术。它是将一种特殊的切口导管针放置于所需治疗区域的皮下，而后通过推拉导管的操作以破坏纤维束和筋膜，这被认为是造成脂肪团出现的原因。通过破坏这些筋膜系带，脂肪团的外观也就随之改善。其常见副作用为瘀斑和水肿。这种方法的临床效果可能因外科医生的技术而异，其临床应用仍有待进一步明确。

2015年，Cellfina（德国法兰克福 Merz）被 FDA 批准用于长期（＞2年）改善臀部和大腿脂肪团的外观。该设备使用真空辅助方法来溶解脂肪团下面的纤维带。在局部麻醉下应用电动模式将小刀片插入单个小凹陷中，使结缔组织带变细，同时减轻与脂肪团有关的凹陷。在基于安全性和有效性调查的 Cellfina 认证（Cellfina Registry Under Investigation for Safety and Efficacy, CRUISE）研究中，共有53名女性患者接受了此项治疗，在患者的自我评价中，81%的患者认为其臀部和大腿的脂肪团外观出现改善，44.4%的患者有改善，30.5%的患者有很大改善。临床医生整体审美改善评分平均为2.05分，为显著改善。最常见的不良反应是出血、色素减退、积液、瘀斑和硬结。Cellfina 是一种长期改善脂肪团外观的有前景的新技术。

吸脂术仍然是物理疗法中去除过多脂肪组织的金标准。本章对吸脂术将不再进行赘述。然而，值得注意的是，吸脂术在治疗脂肪团方面的作用并不十分明确。有报道称，吸脂术既可以改善脂肪团的外观，也可以使其变得更糟。考虑到脂肪团生理结构的组成部分，显然，单纯去除大块脂肪并不能改善其外观。

吸脂术是去除大量脂肪的金标准，但对于局部小范围脂肪过多的疗效并不确切。评估时用手捏皮肤，如果皮下脂肪厚度超过1英寸（25 mm），则是吸脂术比较好的适应证。而在治疗脂肪团方面，吸脂术疗效同样不确切。

病例讨论1

一位女性患者要求制订并讨论无创减脂治疗方案。她今年35岁，体重185磅（84 kg），身高5英尺4英寸（1.63 m），患有早发型2型糖尿病，曾尝试通过节食和锻炼来减肥，但都没有成功。最近她接受了私人医生的评估，鼓励她通过减肥来改善糖尿病和整体健康状况。她提出想通过医学方法来去除过多的脂肪组织。

这位患者有一个普遍性的误解，认为无创脂肪治疗可以替代大规模减重。这位患者的 BMI 是31.8，可判定为肥胖。此外，她已经患有与肥胖相关的糖尿病。这位患者绝对需要帮助她减肥并改善她的健康状态，尤其是在她尝试过之前的减肥策略并且以失败告终后。为了帮助她达到减肥的目标，她应该参考肥胖治疗学中减轻体重的一些方法。

如果她对有助于提高减肥成功率的手术感兴趣，其可能更适合采用腹腔镜胃束带术、部分胃切除术或胃旁路手术。在患者体重减轻并接近理想体重后，如果她仍然有局部脂肪过多的问题，那时更适合接受无创身体塑形治疗。

射频技术

射频（RF）是应用正弦交流电（AC）通过组织时产生热量。AC 作用于组织中引起离子流动，从而通过分子摩擦产生热量。本质上，组织本身是热量的来源，而不是设备。因此，射频被认为使局部靶组织加热，同时限制了能量的间接传播、神经肌肉反应或电解作用的风险。脂肪组织具有较高的阻抗和较低的热传导系数；因此，脂肪组织很容易被加热，热量将主要局限于脂肪细胞。许多射频设备宣称可以改善脂肪和脂肪团的外观。

VelaSmooth 和 VelaShape（Syneron Candela, Irvine, California）设备结合了物理治疗（按摩和负压）、双极射频和红外光（700～2000 nm）来治疗过多的脂肪及脂肪团。有学者提出，这些设备通过加热皮下组织和脂肪来改善脂肪和脂肪团，从而增加局部血流量和脂肪分解。Nootheti 等在一项随机临床研究中，将 VelaSmooth 和另一种治疗脂肪团的激光设备（TriActive, Cynosure Inc., Westford, Massachusetts）进行了比较，患者每周接受 2 次治疗，为期 6 周。治疗后，可观察到患者大腿上、下腿围以及脂肪团的外观均有改善（图 8.4 和图 8.5）。对比治疗前和治疗后的照片可以看出，75% 的患者有改善，但结果并不十分明显。两种仪器的疗效差异无统计学意义。使用 VelaSmooth 设备治疗后可能会出现瘀斑，且比 Triactive 设备更常见（图 8.6）。

BodyFX（InMode, Inc., Yokneam, Israel）是 FDA 认证的设备，其使用负压双极射频配置，内置红外皮肤表面温度传感器来加热深层真皮和脂肪细胞。此外，该设备还利用高振幅、高电压、超短（纳秒）脉冲持续时间的射频脉冲进入预热脂肪组织，导致脂肪细胞膜发生不可逆电穿孔（irreversible electroporation, IRE）。这启动了细胞凋亡的级联反应，最终导致脂肪细胞永久性的程序性死亡。Boisnic 等对 21 例患者的临床研究发现，应用 BodyFX 连续治疗 6 次后，腹围（113.4～110.7 cm）、皮下脂肪组织厚度（40.5～38.5 mm）和脂肪组织重量均有明显减少。重要的是还观察到组织学变化，包括脂肪细胞变小和萎缩，脂肪细胞凋亡水平增加，胶原合成增加，真皮组织致密和重组。

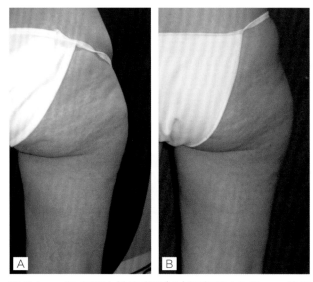

图 8.4　一名 47 岁女性治疗前（A）和应用 VelaShape 治疗 6 次后（B）。摘自：Neil S.Sadick, MD.Reprinted with permission from Sadick NS.VelaSmooth and VelaShape.In Goldman MP, HexselD, eds.Cellulite: Pathophysiology and Treatment.2nd ed. New York, NY:Informa Healthcare;2010:108-114.

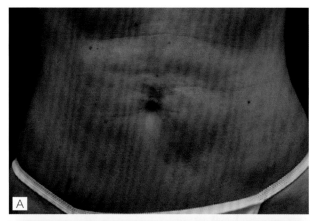

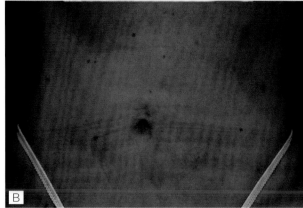

图 8.5　一名 37 岁女性治疗前（A）和应用 VelaShape 治疗 7 次后（B）。摘自：Neil S.Sadick, MD.Reprinted with permission from Sadick NS.VelaSmooth and VelaShape. In Goldman MP, Hexsel D, eds. Cellulite: Pathophysiology and Treatment.2nd ed. New York, NY: Informa Healthcare; 2010: 108-114.

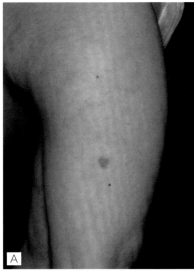

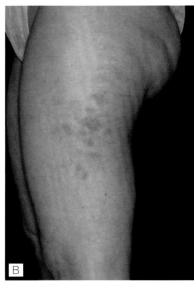

图 8.6　应用 Triactive（A）和 Velasmooth（B）治疗后的紫癜反应。摘自：Nootheti PK, Magpantay A, Yosowitz G, Calderon S, Goldman MP. A single center, randomized, comparative, prospective clinical study to determine the efficacy of the Velasmooth system versus the Triactive system for the treatment of cellulite. Lasers Surg Med. 2006; 38: 908–912.

！ 要点 6

瘀斑是激光和光疗治疗脂肪的常见不良反应。瘀斑常与真空负压和设备的物理操作有关，而不是激光本身。

单极容积式射频仪可进行更弥散、更深层的加热，被推荐用于治疗脂肪和脂肪团。Goldberg 等对 30 名患者进行了单极射频（Accent, Alma Lasers

US, Buffalo Grove, Illinois）治疗，治疗间隔为 1 周，共 6 次疗程。该研究的局限性为缺乏对照组，但仍观察到大腿围平均减少了 2.45 cm。一般来说，对围度的测量并不是评估脂肪团改善的良好指标。尽管疗效有限，但组织学检查已经证实了真皮的纤维化，这可以解释其临床改善。需要进一步的临床研究来确定这些射频仪器的潜在作用。

超声设备

临床上常应用超声成像功能对患者进行诊断。近期，聚焦超声也被开发用于治疗皮下组织和脂肪细胞。虽然这些设备的初步结果显示有很好的前景，但仍缺乏长期的临床研究。

Liposonix 设备（Solta Medical, Valeant Pharmaceuticals, Hayward, California）是被 FDA 批准的用于减小腰围的无创治疗设备。Jewell 等对 Liposonix 设备进行了研究，证明单次治疗后的改善效果明显。180 名患者被随机分为两组，一组为空白治疗组；另一组接受高强度聚焦超声治疗，分为高能量组和低能量组。超声治疗 12 周后，与对照组相比，接受高能量治疗组的患者腰围明显减小（分别为 −1.43 cm 和 −2.44 cm）。医生对患者的评估，为"有改善"或"明显改善"。患者也对他们的治疗效果感到满意。治疗时会发生疼痛，治疗后会出现瘀斑和水肿，但治疗后未观察到明显的实验室指标异常，包括血脂、炎症标志物、凝血、肝肾功能、血液学评估或血生化指标。

2014 年，Ultrashape 系统（Syneron Candela, Irvine, California）获得 FDA 批准用于治疗过多的脂肪组织。Teitelbaum 等对 164 例患者进行了一项前瞻性、非随机、对照试验以评估该设备的有效性，137 名患者接受了腹部、大腿或腰部的一次超声治疗；12 周后，观察到腹部、大腿和腰部平均周长分别减少了 2.3 cm、1.8 cm 和 1.6 cm。大多数（77%）的围度改善发生在治疗后的前 14 天。

超声技术为无创脂肪治疗领域开辟了一个全

新的发展空间。最初，许多超声技术被辅助用于吸脂手术，比如超声辅助吸脂（ultrasound-assisted liposuction, UAL）。然而，近期高强度聚焦超声已作为一种独立的、无创的治疗手段被开发出来，用于改善脂肪和脂肪团的外观。这些设备需要进一步的临床研究来确定其长期疗效和安全性。这些技术设备的出现令人兴奋，也代表了无创脂肪治疗领域中新的希望和机遇。

激光与光

许多不同的激光和光已被推荐用于治疗脂肪及脂肪团。多数作为吸脂手术的辅助治疗，比如激光辅助吸脂（laser-assisted liposuction, LAL），但这些设备仍然需要依赖有创的吸脂手术。还有其他一些设备因为对脂肪和脂肪团的治疗效果及无创性等特点而获得了市场的认可，但在临床有效性上仍然缺乏一些明确的客观证据。宣称可改善脂肪和脂肪团的一些设备实际上并不是作用于脂肪细胞本身，而是针对真皮，主要是通过刺激胶原蛋白的形成或重塑。波长在近红外波段的设备以及强脉冲光（IPL）都属于这一类。

TriActive结合了深层组织按摩和负压作用（类似于Endermologie），同时应用了接触式冷却和低强度半导体激光（808 nm）。该设备可以增加淋巴引流，改善血液循环，同时收紧治疗区域的皮肤，被认为可以改善脂肪团的外观。患者通常每周接受两次治疗，随后可以看到渐进的改善。在临床研究中，我们观察到患者的脂肪团外观得到了改善。在客观测量上，臀围和大腿围也有所减小。主观改善包括皮肤凹陷的外观、肢体整体轮廓和整体皮肤纹理的改善（图8.7）。虽然许多患者（约20%）出现轻微瘀斑，但治疗耐受性非常好。

SmoothShapes设备（Eleme Medical, Merrimack, New Hampshire）是结合了两种不同的波长和一个类似Endermologie的按摩系统。据报道，915 nm波长半导体可引起脂肪液化，650 nm波长可提高脂肪细

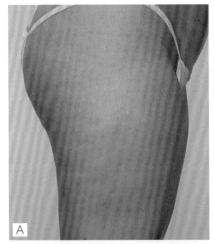
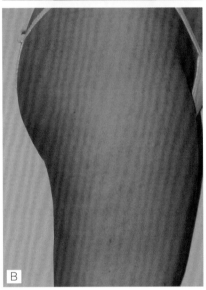

图8.7　Triactive治疗脂肪团：治疗前（A）和治疗10次后（B）。摘自：Boyce S, Pabby A, Chuchaltkaren P, Brazzini B, Goldman MP. Clinical evaluation of a device for the treatment of cellulite: Triactive. Am J Cosmet Surg. 2005; 22: 233-237.

胞膜的通透性，从而使脂肪被动员到细胞间质。该设备通常在治疗期间可进行多遍循环。为了获得最佳效果，每周进行2~3次治疗。在Lach和Kulick的临床研究中，经MRI评估，SmoothShapes设备可以减少皮下脂肪垫的厚度。患者对该设备的耐受性良好，未见明显不良反应。

VelaSmooth和VelaShape设备是结合了物理操作与射频能量、红外能量，来改善脂肪和脂肪团的多模式治疗方法。这些设备的性能在之前的射频部分中已做过讨论。在未来，更多的设备可能通过这种多模式方法来治疗脂肪和脂肪团，以达到更好的疗效。

专门针对于脂肪治疗的激光

Sculpsure（Cynosure Inc., Westford, Massachusetts）是美国FDA批准的一种无创腰腹部脂肪分解设备。与前面讨论的激光设备相比，Sculpsure使用1060 nm半导体激光专门针对脂肪细胞。这种波长的光能有效地加热脂肪细胞，对真皮和周围组织的加热作用极小。该设备在25 min的治疗过程中循环加热和冷却阶段，加热并将脂肪细胞保持在42～47 ℃。脂肪细胞的这种加热使它们经历热刺激的凋亡，然后脂肪细胞在6～12周内被身体的淋巴系统清除。在最初的临床报告中，使用Sculpsure单次治疗后，脂肪体积（MRI测量）平均减少24%。虽然这是一项令人兴奋的新技术，但需要长期临床试验来确定其疗效。

冷冻溶脂

CoolSculpting（Zeltiq aesthetic, Pleasanton, California）是一种FDA认证的无创减脂设备。它利用冷冻解聚技术选择性地冷却脂肪，提取能量，最终导致细胞凋亡。治疗包括使用治疗卡尺标记患者需要的治疗区域，特别是腰部、背部或腹部。采用不同的治疗手具来治疗不同大小的脂肪组织。小手具设计可用于治疗颈前部的脂肪。而后由该手具产生一个适度的真空负压，可将治疗板之间的组织拉起，并减少局部皮肤血流，以提高冷却效率。治疗周期从35～75 min不等。在治疗结束时，皮肤会出现冰凉、紧致以及红斑。该组织通常被塑形成治疗手具吸附器的形状。治疗结束时，医生轻柔地按摩该区域，以破坏结晶的脂肪细胞。在接下来的数周到数月内，脂肪细胞被机体清除。

在一项临床研究中，治疗区域的脂肪厚度在单次的CoolSculpting治疗后明显减少（高分辨率超声测量平均脂肪垫厚度减少了22.4%）。在本研究的32例患者中，所有患者在单次治疗后均获得了明显的轮廓改善。那些局部有分散的脂肪团块的患者往往治疗效果最好。在另一项研究中，79%的患者报告在单次CoolSculpting治疗后，他们的腹部脂肪外观在2～4个月后获得临床改善。一项对42名患者大腿内侧脂肪进行治疗的研究显示，通过超声测量，大腿围减少了0.9 cm，脂肪厚度减少了2.8 mm。在这些研究中，患者均能很好地耐受治疗。

患者可能会在术后出现瘀斑，可能是由于设备的真空效应所致。许多患者的治疗区域会出现短暂的感觉改变、麻木，甚至剧烈疼痛，持续长达2周。在极少数情况下，疼痛需要服用止痛药治疗。无论是在最初的动物研究还是人体的临床研究中，冷冻减脂后血脂或肝功能检查均未出现明显变化。医生的每个治疗周期都存在治疗成本（即一次性耗材）。迄今为止，尚无皮肤瘢痕或溃疡的报道。然而，有报道关于反常的脂肪肥大，即在CoolSculpting治疗后，治疗部位出现脂肪增多；幸运的是，这种情况很少见，发生率小于0.01%。

> **！要点7**
> CoolSculpting治疗后，对治疗部位进行轻柔按摩，破坏结晶的脂肪细胞，提高治疗效果。

冷冻溶脂术是一种新的、无创的脂肪治疗方法。患者可以通过这样一个安全、有效、简单的治疗，在接下来的2～4个月内逐渐减去多余脂肪。值得注意的是，这项治疗最适合针对局部的、分散的脂肪团块，而不是用于治疗肥胖或替代大容量吸脂手术。

📋 病例讨论2

　　患者是一位53岁的女性，身高5英尺6英寸（1.68 m），体重145磅（66 kg），要求治疗腹部多余的脂肪。她愿意选择无创治疗方案，因为她担心有创手术存在风险。

　　该患者BMI为23.4，在正常范围内。她的脐下区域确实有局部过多的脂肪组织，但没有明显的赘肉。如果她愿意，这可能是进行局部吸脂手术很好的适应证。然而，她表示不希望进行任何有创治疗。在讨论了备选方案后，她选择用CoolSculpting治疗该区域。标记计划的治疗区域（图8.8A所示为一个单独的有代表性的患者照片）。由于治疗区域面积的原因，需要在同一治疗过程中应用两个程序才能完成全部区域的治疗，每个区域都用X标记（图8.8B）。进行夹捏试验，确保治疗区域能被设备有效地提拉起来（图8.8C）。患者治疗后没有产生副作用。

　　提醒患者治疗的最终效果将在2~3个月后才能看到，这一点很重要。术后照片可以看到，患者接受一次冷冻溶脂治疗16周后，腹部脂肪的体积和外观明显改善（图8.8D和E）。

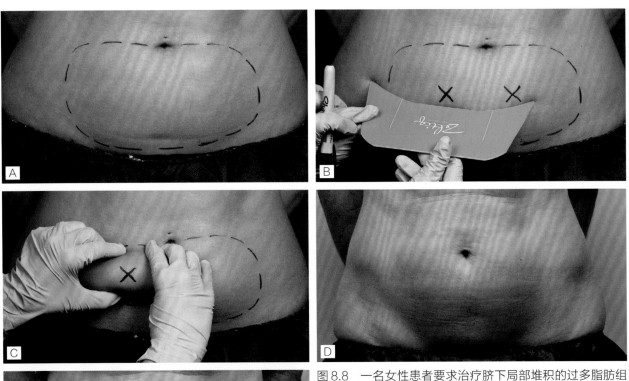

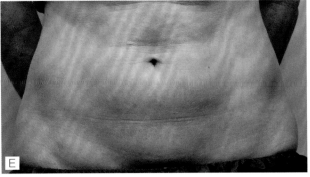

图8.8　一名女性患者要求治疗脐下局部堆积的过多脂肪组织。A. 医生划定治疗区域。B. 医生将治疗手具的尺寸大小与计划的治疗区域进行比较。本例中，考虑到计划治疗区域的大小，将需要两个治疗应用程序来治疗整个区域。每个治疗区域的中心用X标记。C. 在治疗前对该区域进行抓捏试验，以确保该区域能被设备有效地提拉起来。D. 患者行冷冻溶脂治疗前，对治疗区域拍摄基线照片。E. 患者腹部在接受一次冷冻溶脂治疗16周后。注意脂肪垫厚度外观的显著改善。摘自：Zeltiq Inc., Pleasanton, CA. Photos (D) and (E) courtesy of Dr Flor Mayoral, Coral Gables, FL and Zeltiq Inc., Pleasanton, CA, USA.

小结

在过去的几年里，无创身体塑形领域发展迅速。尽管吸脂和外科手术仍然是去除大量脂肪的首选方案，但通过无创治疗来改善脂肪和脂肪团外观具有操作简单、治疗时间短、没有休工期等优点。局部外用药、注射剂和物理治疗都是患者可以选择的无创治疗方法。

在激光和光领域，有很多方法可供患者选择，包括射频、聚焦超声、激光和冷冻溶脂等。这些技术相对较新，最终的治疗效果将继续通过临床对照试验来证实。目前针对这些设备的病例对照研究非常有限，因此很难对它们的疗效进行确切的比较。对患者来说，最好的选择最终取决于他们的治疗目标和期望值。

扩展阅读

Avram MM. Cellulite: a review of its physiology and treatment. *J Cosmet Laser Ther*. 2004; 6:181–185.

Boisnic S, Divaris M, Nelson AA, Gharavi NM, Lask GP. A clinical and biological evaluation of a novel, noninvasive radiofrequency device for the long-term reduction of adipose tissue. *Lasers Surg Med*. 2014; 46(2):94–103.

Collis N, Elliot LA, Sharpe C, Sharpe DT. Cellulite treatment: a myth or reality: a prospective randomized, controlled trial of two therapies, endermologie and aminophylline cream. *Plast Reconstr Surg*. 1999; 104(4):1110–1114.

Dover J, Burns J, Coleman S, et al. *A prospective clinical study of noninvasive cryolypolysis for subcutaneous fat layer reduction—interim report of available subject data*. Presented at the Annual Meeting of the American Society for Laser Medicine and Surgery, National Harbor, MD; April 2009.

Goldberg DJ, Fazeli A, Berlin AL. Clinical, laboratory and MRI analysis of cellulite treatment with a unipolar radiofrequency device. *Dermatol Surg*. 2008; 34(2):204–209.

Green JB, Cohen JL, Kaufmann J, Metelitsa AI, Kaminer MS. Therapeutic approaches to cellulite. *Semin Cutan Med Surg*. 2015; 34(3):140–143.

Green JB, Geronemus R, Kilmer S, et al. *CRUISE Cellfina registry under investigation for safety and efficacy*. Poster presented at: American Society for Laser Medicine and Surgery (ASLMS) Annual Conference. Boston, MA; April 2016.

Güleç AT. Treatment of cellulite with LPG endermologie. *Int J Dermatol*. 2009; 48:265–270.

Hamilton EC, Greenway FL, Bray GA. Regional fat loss from the thigh in women using 2% aminophylline. *Obes Res*. 1993; 1:95S.

Hexsel DM, Mazzuco R. Subcision: a treatment for cellulite. *Int J Dermatol*. 2000; 39:539–544.

Jewell ML, Baxter RA, Cox SE, et al. Randomized sham-controlled trial to evaluate the safety and effectiveness of a high-intensity focused ultrasound device for noninvasive body sculpting. *Plast Reconstr Surg*. 2011; 128(1):253–262.

Klein KB, Zelickson B, Riopelle JG, et al. Non-invasive cryolipolysis for subcutaneous fat reduction does not affect serum lipid levels or liver function tests. *Lasers Surg Med*. 2009; 41(10):785–790.

Kligman AM, Pagnoni A, Stoudemayer T. Topical retinol improves cellulite. *J Dermatolog Treat*. 1999; 10:119–125.

Kulick MI. Evaluation of a noninvasive, dual-wavelength laser-suction and massage device for the regional treatment of cellulite. *Plast Reconstr Surg*. 2010; 125(6):1788–1796.

Lach R. Reduction of subcutaneous fat and improvement in cellulite appearance by dual-wavelength, low-level laser energy combined with vacuum and massage. *J Cosmet Laser Ther*. 2008; 10(4):202–209.

Manstein D, Laubach H, Watanabe K, et al. Selective cryolysis: a novel method of non-invasive fat removal. *Lasers Surg Med*. 2008; 40(9):595–604.

Mirrashed F, Sharp JC, Krause V, Morgan J, Tomanek B. Pilot study of dermal and subcutaneous fat structures by MRI in individuals who differ in gender, BMI, and cellulite grading. *Skin Res Technol*. 2004; 10:161–168.

Nootheti PK, Magpantay A, Yosowitz G, Calderon S, Goldman MP. A single center, randomized, comparative, prospective clinical study to determine the efficacy of the Velasmooth system versus the Triactive system for the treatment of cellulite. *Lasers Surg Med*. 2006; 38(10):908–912.

Nurnberger F, Muller G. So-called cellulite: an invented disease. *J Dermatol Surg Oncol*. 1978; 4:221–229.

Pierard-Franchiemont C, Pierand GE, Henry F, Vroome V, Cauwenbergh G. A randomized, placebo controlled trial of topical retinal in the treatment of cellulite. *Am J Clin Dermatol*. 2000; 1(6):369–374.

Querleux B, Cornillon C, Jolivet O. Anatomy and physiology of subcutaneous adipose tissue by in vivo magnetic resonance imaging and spectroscopy: relationships with sex and presence of cellulite. *Skin Res Technol*. 2002; 8:118–124.

Rosales-Berber IA, Diliz-Perez E *Controlled cooling of subcutaneous fat for body reshaping*. Presented at the 15th World Congress of the International Confederation for Plastic, Reconstructive and Aesthetic Surgery, New Delhi, India, 2009.

Rossi ABR, Vergnanini AL. Cellulite: a review. *J Eur Acad Dermatol Venereol*. 2000; 14:251–262.

Rotunda AM, Avram MM, Avram AS. Cellulite: is there a role for injectables? *J Cosmet Laser Ther*. 2005; 7:147–154.

Teitelbaum SA, Burns JL, Kubota J, et al. Noninvasive body contouring by focused ultrasound: safety and efficacy of the Contour I device in a multicenter, controlled, clinical study. *Plast Reconstr Surg*. 2007; 120(3):779–789.

第九章

非手术紧肤技术

廖 勇 周剑锋 杨蓉娅 译

概要和关键点

- 随着新的设备不断进入市场，非手术紧肤技术已成为一个流行的理念。
- 非手术紧肤的主要设备包括射频、红外线和超声技术，以及最新应用于该领域的微针给药技术。
- 多年来，非手术紧肤的治疗方案一直在优化，重点是降低能量设置或配合移动技术，使治疗过程对于患者而言更加安全和舒适。
- 所有紧肤设备的作用原理都是将热能以能量的形式传递至皮肤或皮下组织。其可产生机械和生物化学效应，导致胶原纤维即刻收缩，继而通过延迟的创伤愈合反应诱发胶原再生和重塑。
- 患者筛选是获得最佳疗效和提高患者整体满意度的关键。
- 非剥脱性治疗的理想人选是对于治疗风险和术后恢复有所顾虑，而且愿意降低疗效以换取更少不良反应和更短恢复时间的患者。
- 无创和微创紧肤设备能够改善皮肤松弛和面部轮廓。医生必须分析患者面部的三维结构，以确定哪些区域的治疗效果最好。疗效较好的常见部位包括上面部／眉毛区域、下面部／下颌缘区。
- 紧肤治疗可配合注射填充剂、肉毒毒素或其他激光或光学设备联合使用，从而产生多重作用并实现更为全面的整体改善。
- 极少情况下，患者可能因过于激进的治疗而引起不良反应，如烫伤、凹陷、瘢痕或色素改变。由于更新的操作指南趋向于使用较低的能量和以患者反馈作为安全能量输送的标准，对现有的治疗设备而言，上述不良反应的总体发生率极低。

引言

随着衰老进程，皮肤会逐渐出现皱纹和松弛的现象。多种方法可用于改善皮肤皱纹和松弛，包括激光、其他能量技术（非激光）和外科技术。在20世纪90年代中期到末期，剥脱性激光换肤被视为面部紧肤治疗的金标准。尽管临床效果显著，但仍受到较长休工期和不良反应风险增加的困扰，诸如红斑、持久性色素改变、感染和瘢痕。患者现在更习惯接受既有效、休工期又短的治疗方法。这促使越来越多非剥脱性技术的出现，这类技术的恢复期很短，甚至无恢复期。与剥脱性激光不同，非剥脱性技术在没有表皮汽化的情况下，对真皮或者皮下组织造成热损伤。通常通过辅助表面冷却措施对表皮进行保护。

具体针对于皮肤松弛，治疗的金标准仍然是除皱手术或外科提升术。本章将回顾几类主要的微创、非剥脱性的组织收紧提拉技术，包括射频、光和超声设备（表9.1）。这些设备并不能替代外科手术，患者的合理选择仍是提高患者整体满意度的关键。

表 9.1 紧肤技术的主要类型

紧肤技术	设备
单极射频	Thermage (Solta) Pelleve (Cynosure)
双极射频结合光能	Elos Plus, Galaxy, Aurora, Polaris, ReFirme (Syneron-Candela)
双极射频结合真空负压	Aluma (Lumenis)
通过微针阵列电极发射双极射频装置	Profound (Syneron-Candela)
	Infini (Lutronic)
	Intensif (Endymed)

续表

紧肤技术	设备
	Titan (Cutera)
宽带红外光	Icon (Cynosure)
	SkinTyte(Sciton)
单极和双极射频	Accent (Alma)
超声技术	Ulthera (Merz)
超声联合射频	Exilis (BTL Aesthetics)

热致胶原重塑

　　所有紧肤设备的作用原理都是将热能以能量的形式传递至皮肤或皮下组织。所产生的机械和生物化学效应可导致胶原纤维发生即刻收缩，继而通过延迟的创伤愈合反应诱发胶原再生和重塑（框9.1）。

　　胶原纤维是由三螺旋蛋白链通过链间化学键交联而成的晶状结构。当胶原纤维加热到特定温度时，由于分子内氢键断裂而引起收缩，继而导致三螺旋晶状结构发生折叠，形成粗且短的胶原纤维。这被认为是紧肤治疗后即刻组织紧致的机制。研究还发现皮下脂肪中的纤维间隔选择性收缩，其被认为可导致向内收缩（Z轴）（图9.1）。

框9.1　紧肤设备的作用机制

● 直接加热胶原纤维使其立即收缩
● 延迟性重塑和再生

　　过多的热量传递会导致问题，当超过临界温度阈值时，胶原纤维会彻底变性。这可导致细胞坏死、变性和瘢痕形成。但如果热量传递过少，则不会产生组织反应；尽管随着时间的推移，轻微的热损伤可使长期光损伤的皮肤合成新的胶原基质并进行组织重塑。胶原蛋白收缩的最佳温度是 57 ~ 61 ℃；然而，胶原收缩实际上是由温度和曝光时间共同决定的。温度每降低 5 ℃，就需要增

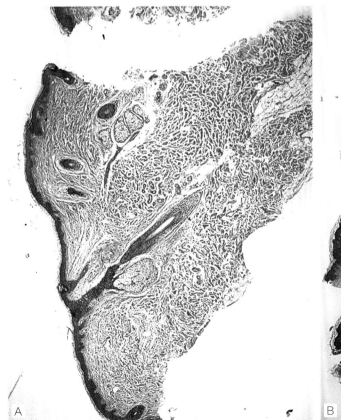
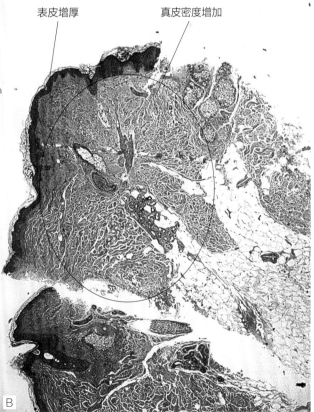

表皮增厚　　　　　真皮密度增加

图9.1　应用 ThermaCool 治疗前（A）和治疗后4个月（B）的人体皮肤病理照片，显示表皮增厚和真皮密度增加。照片由 Solta 提供

加10倍的曝光时间才能获得同样的胶原蛋白收缩反应。研究显示，如果曝光时间是毫秒级别，需超过85℃才能引起胶原收缩；而当温度低至60~65℃时，曝光时间需超过数秒才可引起胶原收缩。

皮肤年轻化的其他主要机制是继发性损伤–愈合反应所产生的持续性真皮重塑。损伤–愈合反应需要激活成纤维细胞，增加Ⅰ型胶原的合成，并促使其重组成平行排列的紧密纤维。

射频设备

射频设备在皮肤科领域已被用于止血、电凝和静脉腔内闭合术。在美容领域，该技术已被用于皮肤年轻化和无创组织紧致术。

射频能量是一种频率从300 MHz~3 kHz电磁波谱的能量。与大多数特定靶色基吸收的激光不同，热量是射频场范围内组织对电子运动的自然电阻产生的，该效应遵从欧姆定律（框9.2），这种电阻称为阻抗。通过将电流转换成热能，产生与电流和时间相关的热量。因此，可控深度的能量分布于组织三维结构中。

框9.2　欧姆定律

因电子运动的阻抗（Z）产生的热量与电流总量（I）及作用时间的相关性（t）：

$$能量（joules）= I^2 \times Z \times t$$

射频设备中电极的结构可以是单极或双极，两者均已应用于皮肤科领域。两者的主要区别在于电极的结构和产生电磁场的类型。单极射频的电流通过手具的单一电极传输至接地板（框9.3）。这种类型的电极结构常见于外科射频设备，由于靠近电极表面的能量密度很高，使其能够向深部穿透加热组织。在紧肤的治疗过程时，配合表面冷却保护皮肤

表层，使得热量局限于皮肤深部靶组织。在双极射频系统中，电流只在两个电极之间固定的区域传导（框9.4）。这种电极结构具有更可控的电流分布，穿透深度仅局限于大约两个电极之间距离的一半。

框9.3　单极射频设备

- 电流通过手具的单极射频头传输到达接地板
- 在靠近电极表面的区域存在高能量密度的电流，能够深部穿透并加热组织

框9.4　双极射频设备

- 电流在两个电极之间固定的距离内传导
- 电流的穿透深度局限于大约两个电极之间一半的距离

射频技术中能量的穿透深度不仅取决于电极的结构（即电极的形状，是单极或双极），还取决于传导方式（即皮肤表面直接接触、针状或探针状射频头）、用作传导介质的组织类型（即脂肪、血液或皮肤）、温度以及电流的频率（框9.5）。组织有很多层组成，包括真皮、脂肪、肌肉和纤维组织，这些对射频能量传导的阻抗不同（表9.2）。结构的阻抗越高，越容易被加热。一般来说，脂肪、骨骼和干燥皮肤的导电性低；因此，电流倾向于围绕这些结构传导，而不是穿过。而湿润皮肤的导电性高，可允许较高的电流穿过。这就是为什么在某些射频治疗时，大量涂抹耦合剂以及提高皮肤的含水量可改善其疗效。尽管在其他参

框9.5　射频技术穿透深度的影响因素

- 电流的频率
- 电极的结构（即单极或双极）
- 作为传导介质的组织类型
- 温度

数相同的情况下，每个个体组织的结构（真皮厚度、脂肪厚度、纤维间隔、皮肤附件结构的数量和大小）对于阻抗、热感知、总的能量聚积都会产生一定的影响。

表9.2　室温下人体组织对1 MHz电流的介电性能

组织类型	导电性（siemens/m）
骨	0.02
脂肪	0.03
干燥皮肤	0.03
神经	0.13
软骨	0.23
湿润皮肤	0.22
肌肉	0.50
甲状腺	0.60

温度也会影响组织的导电性和电流的分布。一般来说，温度每升高1 ℃，皮肤的阻抗就会降低2%。皮肤表面冷却会增加表皮附近电场的抵抗，促使射频电流进入组织，增加其穿透的深度。相反，理论上认为，经过光能预热的靶组织其导电性会更强、阻抗更低，更易于被射频电流选择性加热。这是光电结合混合紧肤设备所宣传的理论优势，这些设备使用光和射频能量的联合治疗共同产生协同效应。

单极射频

首个上市的单极组织提紧设备是2001年推出的 Thermage（Solta Medical, Hayward, California; Valeant Pharmaceuticals, Bridgewater, New Jersey），其仍是研究和报道最多的单极射频设备。该设备采用单触点上的电容耦合电极以及频率高达6 MHz的射频电流。通过一次性使用的膜性射频头将能量传递至皮肤，与之配套的粘接接地板作为电流流动的低阻抗路径完成电流回路。采用电容耦合而不是电导耦合非常重要，因为其可使能量弥散分布于皮肤表面，形成一个组织加热带。而电导耦合将电能

聚集于电极的顶端，导致皮肤接触面的温度升高，增加了表皮损伤的风险。

早期的临床经验发现，Thermage 治疗的主要缺点之一是治疗过程中的明显不适感，需要采取深度镇静或直接麻醉。当时的治疗方案是在高能量下治疗1~2遍。治疗相当痛苦，结果导致患者耐受度的个体差异，以及一些其他不良反应（如脂肪坏死和萎缩性瘢痕），引起了临床的关注。近年来，治疗方案已发展出一种新的模式，采用较低能量、重复多遍治疗以及基于患者热感觉反馈的治疗终点。这几乎消除了那些难以接受的不良反应，并显著改善了治疗相关的疼痛，使得大多数治疗可在非麻醉状态下实施。此外，系统还增加了振动［舒适脉冲技术，comfort pulse technology（CPT）］，进一步提高患者的舒适度。单极射频目前常用于面部、眼睑（病例讨论1）、腹部（图9.2）和四肢的紧肤治疗。

病例讨论1

一名47岁女性患者前来咨询下面部和下颌线皮肤松弛。她自述近年来发现皮肤下垂和双下巴的问题逐渐加重，很难通过化妆来掩饰。4个月后，她将迎来高中毕业30年同学聚会，希望自己届时能有所改善，但并非想变回18岁时的模样，只是想让自己看起来像自己的感觉就好。检查时发现她有轻度到中度双下巴，下颌轮廓不清晰；她还有轻度颜下松弛，无颈阔肌条索，有轻度的脂肪膨隆，她的肤色和厚度正常。这位患者既适合做射频紧肤，也可以做面部除皱手术。她可能更适合进行非手术紧肤治疗，因为她仅有轻至中度的皮肤松弛，没有皮下结构的缺损。她对效果的期望值也较理性，且在聚会之前还有数月的时间使得紧肤术产生效果。大多数的紧肤技术可被用于身体的多个部位，但有些部位更适合于这些设备。Thermage 设备是下面部紧肤的最佳选择，因为它有一个0.25 cm²的小治疗头，眼部防护好，且在治疗过程中无明显不适。

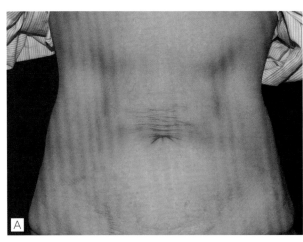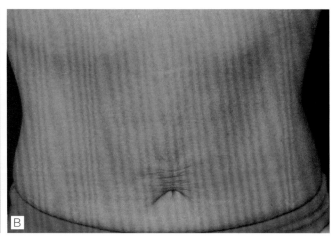

图 9.2　Thermage 腹部紧肤治疗。A. 治疗前；B. 应用 15.5 J 治疗 1 遍后 1 年

!　要点 1

紧肤治疗后应仔细检查治疗区域的皮肤，从而便于发现是否存在下述表现：持续红斑、局部肿胀或者荨麻疹。如观察到上述任何一种征象，局部应用中效或强效皮质类固醇激素药膏可有助于降低结痂或色素改变的发生率。

以提高患者的舒适感。重视下颌线和颏区等额外部位的治疗可提高疗效和患者的满意度。

Fitzpatrick 等在 2003 年首次报告了眶周非剥脱性射频紧肤治疗的临床效果。报道中至少 80% 的患者出现一定程度的临床改善（图 9.3 ～ 9.5）。Dover 等在 2006 年比较了初始的高能量单遍治疗和更新的低能量多遍治疗的效果，使用组织收紧作为实时治疗终

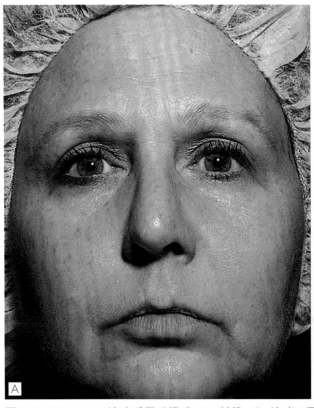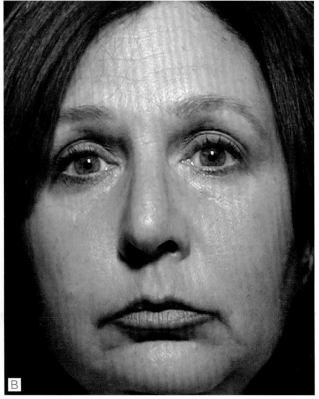

图 9.3　Thermage 治疗后眉毛提升。A. 基线；B. 治疗 4 周后平均提升 3.42 mm（右眉）和 3.41 mm（左眉）。照片由 Solta 提供

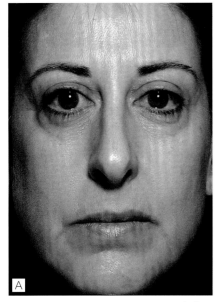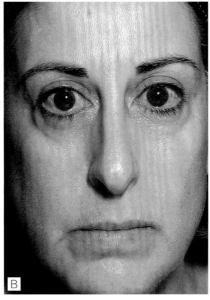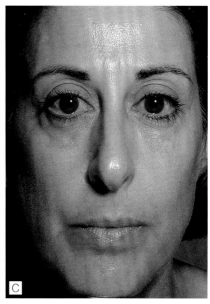

图 9.4　Thermage 眶周年轻化治疗后。A. 基线；B. 治疗 2 个月后；C. 治疗 4 个月后。照片由 Solta 提供

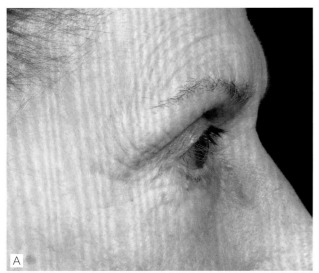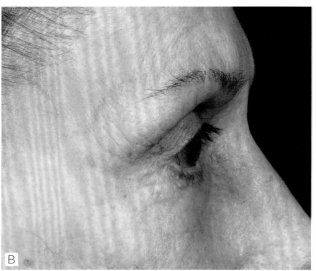

图 9.5　Thermage 眶周年轻化治疗后。A. 基线；B. 治疗 4 个月后。照片由 Solta 医学美容中心提供

点。采用初始方法的治疗组有 26% 的患者可见到即刻收紧，54% 的患者在治疗 6 个月后观察到皮肤收紧，45% 的患者认为治疗过程非常疼痛。更新方法的治疗组有 87% 的患者可见到即刻收紧，92% 的患者治疗 6 个月后观察到一定程度的皮肤收紧，只有 5% 的患者认为治疗过程非常疼痛，94% 的患者表示治疗符合他们的预期效果（图 9.6）。报道称低能量多遍治疗的安全性更高，不良反应的发生率在 0.05% 以下。

 要点 2

由于紧肤治疗可能会引起明显的不适，因此，应该基于患者的疼痛反馈作为患者在给定治疗区域个性化能量选择的依据。根据更新的治疗方案，通常不需要麻醉。不应使用神经阻滞麻醉或者静脉镇静，因为必须基于患者一定程度的疼痛反馈来减少不良反应的发生并提高治疗的安全性。局部浸润麻醉也不推荐，因为其可能改变局部的组织阻抗，并增加发生不良反应的可能性。如果没有把握，最安全的方式是尽可能使用低的治疗参数。

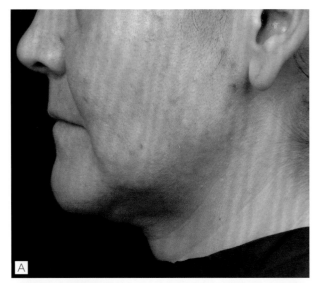

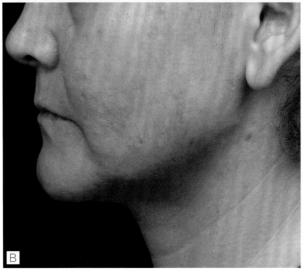

图 9.6　Thermage 下面部紧肤治疗后。A. 基线；B. 治疗 3 个月后。照片由 Dr Ivan Rosales 提供

双极射频

Profound（Candela-Syneron, Wayland, Massachusetts）是采用微针传导双极射频的原型设备。该设备与其他上市的设备不同，其开创性地采用一种微针电极阵列，绕过表皮和真皮乳头层，将双极射频能量传输至真皮网状层。一次性使用的治疗盒中包含 5 个独立控制的 32 G 规格的双极微针。250 μm 的微针间距为 1.25 mm，每对微针的功率是由独立的发电机控制。微针长 6 mm，顶端 3 mm 绝缘，从而在治疗过程中保护皮肤的表层部分；底部 3 mm 暴露，以允许电流通过。针尖与表皮呈 25°

插入，使其顶端的 2 mm 处于表皮内。微针的插入是通过弹簧式注入的方式完成。由于电流是在两个配对的微针之间进行传导，射频能量在离皮肤表面 1 ~ 2 mm 的真皮深处产生了细小的热损伤带（每对针之间有一个）。表皮冷却是通过敷料器上集成的热动力学冷却棒来实现。上述装置通过每个电极尖端使用的温度传感器实时监测温度，产生热损伤区，不论皮肤状况如何，维持局部处于预先设定的目标温度，并提高不同患者治疗反应的一致性。

Alexiades-Armenakas 等比较了 15 名采用微针射频设备进行紧肤治疗的患者及 6 名接受除皱术的患者在术前和 3 ~ 6 个月后随访的照片。射频治疗组患者较治疗前基线获得 16% 的改善，而手术组患者获得 49% 的改善。作者由此得出结论，单次微针射频治疗对皮肤松弛的平均改善程度是手术治疗的 37%。目标真皮温度为 52 ~ 78 ℃ 的多中心临床试验和自身对照研究发现，温度为 67 ℃ 的治疗组新生胶原蛋白和弹力纤维的数量最多，透明质酸的合成和相关临床皱纹及松弛的减少最多，对治疗的反应率达到 100%。较高和较低的目标温度获得的效果均不佳。微针射频治疗的效果支持了作者的理论，即部分变性的胶原蛋白能更有效地诱导强烈的创伤 – 愈合反应。受试者接受单次微针射频治疗（Profound; Syneron Candela, Wayland, Massachusetts）效果对比照片见图 9.7 ~ 9.9。

一些其他微针介导的双极射频设备也已陆续上市，例如设备 Infini（Lutronic, Burlington, Massachusetts），它的微针穿透深度可调（0.5 mm、1.0 mm、1.5 mm、2.0 mm 和 3.5 mm）。该设备提供 49 针头（10 mm × 10 mm, 7×7 针头）和 16 针尖（5 mm × 5 mm, 4×4 针头）的治疗头。微针由医用不锈钢通过黄金涂层提高导电性，然后除了针尖前 300 μm 之外，双涂层绝缘硅化合物。微针直径 200 μm，针头直径 20 μm。针轴绝缘意味着微针电极的活动区域局限于针尖，不会对表皮产生电热损伤。临床试验表明，使用该设备治疗后，皱纹减少，临床评估的总体疗效和患者满意度指

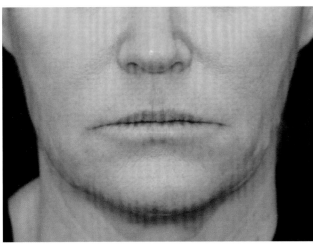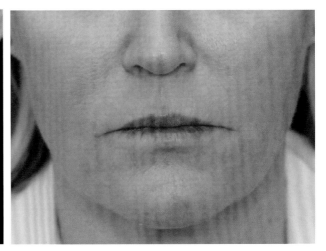

图 9.7 基线和 Profound 针刺双极射频治疗后

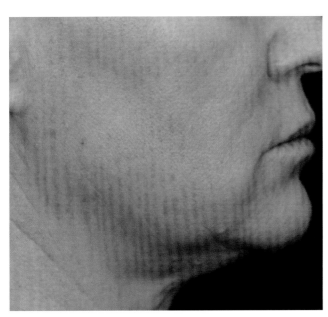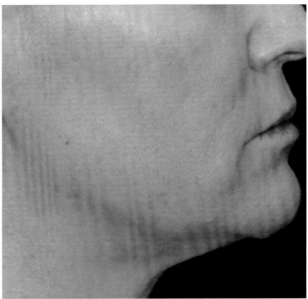

图 9.8 基线和 Profound 针刺双极射频治疗后

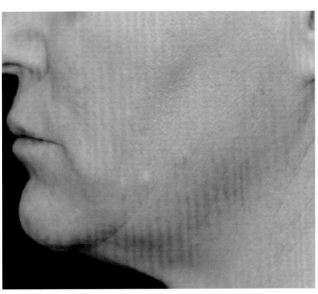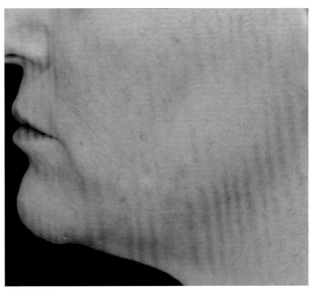

图 9.9 基线和 Profound 针刺双极射频治疗后

数分别是 80.7% ~ 88.9% 和 81.3% ~ 85.9%。

　　另一种微针点阵双极射频设备是 Intensif（EndyMed Medical, Caesarea, Israel）。治疗头采用 25 个非绝缘镀金微针电极，其由最大直径 300 μm 基底部逐渐形成锥形针头。穿透深度可达 3.5 mm，并以数字控制方式每 0.1 mm 递增。最大功率为 25 W，最大脉冲持续时间为 200 ms。当针头达到预定的穿刺深度时，有选择地发出射频，加热真皮，同时不影响表皮。表皮（高阻抗）和真皮（低阻抗）之间电阻抗的差异确保了射频流经真皮。传递射频至整个真皮的微针，可以进行有效的凝血，使得出血最少或没有，同时深层加热皮肤。

　　另一种设备是 Fractora（Invasix, Irvine, California），它使用 24 根射频传导针、交流电和两个长的侧方电极。传导针长 2500 μm，宽 200 μm × 300 μm。沿着针头近端 2000 μm 有绝缘涂层，远端 500 μm 处无绝缘涂层。将手具装入 Fractora 平台（也适用于 InMode 或 BodyTite 平台；Invasix Ltd./InMode MD Ltd., Israel）。据报道，该设备可以显著改善痤疮和痤疮瘢痕。

　　Thermi（Thermi-aesthetic, Irving, Texas）开发了一款皮下探针传输的单极射频设备，将射频能量传输到皮下层。刺入一个钝的 10 cm 长、18 G 规格的经皮治疗头，进行远端射频治疗。治疗头顶端装有温度传感器，用于启动自动反馈回路以维持皮下组织的温度。该设备设置将皮下层维持在 50 ~ 60 ℃ 的温度。皮下层温度为 65 ℃ 和 50 ℃，分别对应皮肤表面温度 41.6 ℃ 和 41.1 ℃。

▎光电结合技术

　　另一种类型的紧肤设备是将射频与激光或强光源相结合。目前上市的光电结合设备均采用双极射频，包括 Galaxy、Aurora、Polaris 和 ReFirme 系统（Syneron Candela）。这类设备可能的优点是两

种能量形式可协同产生热量。理论上讲，靶结构被光能预热后会有更好的导电性、更小的阻抗，射频电流对其有更好的选择性加热作用。与单极射频电流穿过身体其他部位不同，双极射频的电流仅在两个电极之间传导，而不需要接地板。这些设备的主要不良反应是产生组织电弧，可能造成局部烫伤和瘢痕形成。正确的操作有助于避免因手具与皮肤接触不良而产生的电弧。

　　该技术已被用于脱毛、除皱、紧肤以及色素性和血管性疾病的治疗（病例讨论 2），其前提是最终需要通过较低的射频能量来获得适当的胶原变性和重塑。这类设备的主要缺点是双极射频能量的皮肤穿透深度不足。也有一些批评认为，相比单极射频，双极射频不能产生一致性的容量加热反应。此外，由于双极射频设备经常与其他光学技术相结合，因此很难准确评估双极射频在此类治疗中到底发挥了多大的作用。

> 📋 病例讨论 2
>
> 　　一位 54 岁的男性患者自述最近刚离婚，想要改善自己的外观，这能让他再次约会时感觉更舒适。他拒绝接受注射治疗（如肉毒毒素和填充剂注射），因为他不希望将他所谓的"外来物质"放入自己的体内，他也不想要到医院来进行反复的保养。检查发现他的皮肤白皙，面颊和前额有散在的雀斑样痣，面颊和鼻部有细小的毛细血管扩张，形成面部潮红斑。在面部、眉部和下颌线可见皮肤松弛的早期改变。

　　对于这个求美者来说，光电结合技术可能是治疗其皮肤松弛的最佳选择，同时也可以治疗其他的光损伤症状，如雀斑样痣和毛细血管扩张。Bitter 在 2002 年的一项研究中评估了光老化患者接受系列强脉冲光和射频能量的联合治疗（3 ~ 5 次），结果发现红斑和毛细血管扩张改善了 70%，雀斑样痣改善了 78%，皮肤质地改善的主观满意度为

60%。由于这些设备也可用于脱毛，因此在治疗男性下面部和颈部时须谨慎使用，以免导致胡须变细或脱落。当使用色素吸收的光学元件治疗深色皮肤或晒黑皮肤时，也应谨慎使用。总体原则是：当治疗黑色皮损或者密集色素不均的皮损时（即使是浅肤色的求美者），能量至少要降低20%，从而避免如烫伤、结痂或色素异常等不良反应的发生。

要点3
大多数射频、超声和红外光的紧肤治疗方法通常对于所有类型的皮肤使用都是安全的。只有在联合应用色素吸收性的光学元件时需要注意，例如强脉冲光联合射频的技术。在这种情况下，治疗Fitzpatrick皮肤分型为Ⅳ～Ⅵ型的患者、浅肤色晒黑皮肤、黑色皮损或密集色素不均的皮损时均须谨慎。

Doshi和Alster于2005年首次使用半导体激光联合射频技术对20例女性患者进行了连续3次的系列治疗（射频能量50～85 J/cm²，光能量32～40 J/cm²），根据患者对疼痛的耐受程度以及即刻的红斑和水肿反应，每次增加治疗的能量。所有患者治疗3个月后均出现一定程度的改善，但治疗6个月后，疗效出现轻微下降。Sadick等于2005年进行了强脉冲光联合射频技术治疗面部皱纹和皮肤松弛的双中心研究，治疗共5次（射频能量最高至20 J/cm²，光能量最高至30～45 J/cm²），结果显示皱纹和松弛有轻度改善，不良反应极少，少数患者出现局部结痂。Yu等于2007年对19例亚洲女性患者进行了3次射频联合红外线技术的紧肤治疗（射频能量70～120 J/cm²，光能量10 J/cm²），客观评价显示26%～47%的治疗区域有轻度至中度的改善（图9.8和图9.9）。

真空辅助双极射频

双极射频联合应用真空装置，主要是试图利用真空技术的一些优势。首个采用该技术的设备是Aluma（Lumenis, Santa Clara, California），使用所谓FACES（functional aspiration controlled electrothermal stimulation，功能性吸入控制电热刺激）的技术。真空装置可将两个电极之间的皮肤整齐折叠吸入手具，避免影响非靶组织，如肌肉、筋膜和骨。理论上，使得靶组织更为接近电极，可有助于克服双极射频固有作用的深度限制，有效治疗所需的总能量也可能更少。另外，有学者认为真空负压吸引可增加局部血流和对成纤维细胞的机械应力，可能促进胶原的合成。真空技术还有助于改善治疗操作中的不适感。

Gold对46位成年受试者面部进行的一项试验性研究发现，接受8次真空辅助双极射频治疗后，受试者的皮肤纹理出现明显改善，平均弹性评分从术前的4.5分下降至治疗后6个月的2.5分，表明弹力组织变性由中度向轻度转变。研究者注意到由胶原收缩而产生的短期紧致效应，随后由于损伤-愈合反应和诱导的胶原新生逐渐获得长期的改善。虽然受试者对治疗效果普遍满意，但满意度在随访期内会有一定下降。这是一个常见现象，因为应用射频进行皮肤治疗时的胶原新生延迟和损伤-愈合反应周期较长，故受试者可能很难准确地记住其术前皮肤的确切状况，尤其是在6个月或者更长时间后就更难记得了。

要点4
在紧肤治疗前必须留存标准化照片。每次照相须采用相同的角度和照明条件，因为微小的差异会扭曲外观，从而改变患者对疗效的感知。治疗前后需进行照片对比，因为紧肤治疗的改善可能比较微小，特别是需要观察数月的时间。

单双极混合射频

首个单双极混合的射频系统是 Accent（Alma Lasers, Buffalo Grove, Illinois）。使用两种射频技术的理论是两者向不同深度的皮肤传输电流。基于对射频传导电流产生的组织阻抗，双极电极手具产生更加表浅、局限的加热效应（非容量性）。而单极电极手具的穿透更深，通过电磁场的交流电中水分子的旋转运动，产生容量性加热效应。由于理论上比双极射频加热的组织容量更大，故单极手具释放的能量更高。单极手具通常用于治疗额部、颊部、下颌缘和颈部，双极手具用于治疗眉间、眶周外侧（图 9.10）、上唇和颏部（图 9.11）。尽管使用单极射频，但该款独特的设备使用了封闭的系统，因此无须使用接地板（病例讨论 3）。

一个病例报告对皮肤松弛的治疗效果进行了对比研究，一侧手臂使用 Thermage 设备，对侧手臂使用 Accent 设备。Thermage 治疗侧手臂只

📋 **病例讨论 3**

一位 42 岁的女士就诊时抱怨自己的上臂皮肤松弛，她自述自己的上臂看起来像是"松软的干酪"，以致自己不愿意再穿无袖的衣服。她说自己一直保持着相对正常的体重。检查发现，相对于她的身高、体型来说，她的体重正常。她的上臂外侧有轻至中度的皮肤松弛，手臂的前侧和后侧皮肤表面纹理可见许多小凹。在这种情况下，患者主要有两个选择来获得改善，即上臂吸脂术和非手术紧肤治疗。她可能更适合接受非手术紧肤治疗，因为她的上臂皮肤纹理异常延伸至整个上肢。吸脂术主要改善上臂外侧"蝙蝠翼"区域皮肤。由于她相对年轻，皮肤松弛程度较轻，还想继续穿无袖的衣服，因此外科皮肤切除术并不适合。混合射频的 Accent 设备是一个很好的进行组织收紧的选择，额外的好处是还可以减小组织容积。

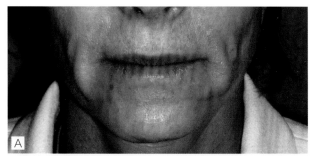
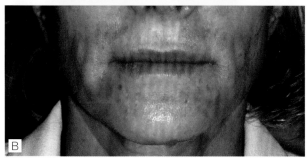

图 9.10　下面部紧肤治疗。A. 术前；B. Galaxy 设备治疗 1 遍后即刻反应

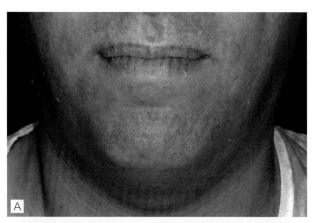
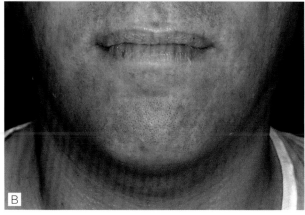

图 9.11　颈部和下颌缘区域的紧肤治疗。A. 术前；B. Accent 单次治疗后即刻反应。照片由 Dr Alexiades-Armenakas 提供

进行了 1 次治疗（能量设置 351.5～354 J），上臂内侧至少治疗 6 遍，上臂外侧至少治疗 3 遍（总共 1200 个脉冲）。Accent 治疗侧手臂进行 9 次系列治疗（每次间隔 2 周），单极手具经治疗 3 遍后表皮温度控制在 42.5 ℃。尽管两侧手臂的皮肤纹理均有所改善，但报道称 Accent 治疗侧接受 2 次治疗后皮肤就更加紧致，衣袖感到舒适宽松。然而，Thermage 治疗侧手臂并不能穿进同样宽松的衣袖，医生只好在研究结束后又为该侧手臂加做 2 次 Accent 的治疗。作者建议当患者既需要组织收紧也需要容量减少时，Accent 由于其射频穿透更深，或许是一个更好的选择。

2007 年，Friedman 应用单双极混合射频设备对 16 例患者进行了治疗，56% 的患者在皮肤皱纹和松弛的外观上至少获得一定程度的改善。12 例患者接受了面颊部治疗，5 例获得 51%～75% 的改善，2 例获得 75% 以上的改善。9 例患者进行了下颌部治疗，4 例获得 51%～75% 的改善，1 例获得 75% 以上的改善。研究发现年轻患者（年龄 25～45 岁）的满意度优于老年患者。

> **要点 5**
> 研究表明，年轻患者对治疗的反应优于老年患者，这可能是因为随着组织的老化，不耐热的胶原键会逐渐被不可还原的多价交联所取代，因此，老年人的皮肤较难出现热致组织收紧。皮肤质量比患者的绝对年龄更重要。皮肤质量相对较好的老年患者的治疗反应和与年轻患者一样好。

Pelleve 设备（Cynosure Inc., Westford, Massachusetts）是基于单双极联合射频的治疗手具，其通常用于组织切割和凝固，使其也适用于紧肤治疗。该系统通过插于系统的、可重复使用的探针，并以圆形或线性的模式作用于皮肤，从而加热皮下组织。冷耦合胶用于确保电极和患者之间的适当耦合，从而保护表皮。与其他紧肤设备一样，温和的加热会导致胶

原变性、收缩和继发的胶原合成。已证明重复治疗可改善皮肤皱纹和皮肤松弛，但由于所使用的能量分布相对离散，所以疗效有限。早期的治疗方案推荐 8 次的治疗效果最佳（每周 1 次），但后来治疗模式被修订为间隔 1 个月进行 2～4 次治疗。部分患者需要更多次的治疗。

红外光设备

宽谱红外光的光谱范围在 800～1800 nm（不同设备有所差异），已被用于进行非剥脱性紧肤治疗。红外光线经过选择性过滤后，可实现对真皮进行渐进式加热，并通过术前、术中和术后冷却以保护表皮。首个上市的这类红外光设备是 Titan（Cutera, Brisbane, California），它所使用的 1100～1800 nm 光能的靶色基是水，引起胶原变性，最终使得胶原重塑和组织收紧。Icon（Cynosure）通过设备手具释放波段为 850～1350 nm 的光能量，水作为主要靶色基。要获得最佳的效果，需要进行多次治疗。SkinTyte 设备（Sciton, Palo Alto, California）使用的光波长范围在 800～1400 nm。

2006 年，Ruiz-Esparza 采用 1100～1800 nm 的宽谱红外光对 25 名患者进行了 1～3 次治疗，大多数患者获得了从轻微到显著的改善，其中 22 名患者观察到即刻的组织收紧。3 名患者未见改善。采用低能量联合高脉冲数的疗效最好。使用 30 J/cm^2 的能量设置时，患者治疗过程中无疼痛感，术后即刻满意度高。同年，Zelickson 等研究了尸体和活体术后皮肤超微结构的变化。使用较高能量和 1～2 mm 的穿透深度时，胶原的改变最为显著。可能是由于接触冷却的作用，在使用较低能量和较浅的穿透深度时，仅见到临界的胶原改变。上述两项研究结果的比较发现，皮肤收紧的临床效果并非总是和即刻组织学的阳性改变相一致。这是继发性损伤修复反应的结果，完整的临床效果可能需要数

周至数月才能得到显现。

2006 年的一项多中心、长期和周期（12～18 个月）研究发现，采用 1100～1800 nm 红外光设备治疗（能量密度 34～36 J/cm²）可获得即刻的和延迟至 6 个月的治疗效果。大多数患者可获得轻度到中度的改善。作者的结论是：使用低能量密度（30～40 J/cm²）治疗 2～3 次，每次治疗做 1～2 遍，对于需要获得即刻收缩反应或在矢量线上需要获得最佳效果时，要进行多次治疗。

2009 年，Alexiads-Armenakas 证实移动传输的宽谱红外光（1100～1800 nm, Titan, Cutera）提供的能量可提高 30%（44～46 J/cm²）。经过 2 个月的治疗，每次治疗 300～450 次，皮肤松弛得到改善。在移动技术的整个治疗过程中，皮肤表面的温度可迅速达到 41～42 ℃ 并保持稳定。

> **！要点 6**
>
> 治疗面部时，医生应该把面部看成不同的分区。尽管整个面部可单次完成治疗，但也可单独治疗部分区域，如前额、眼睑或面颊/下颌线区域。然而，治疗的面积越大，以及对松弛区域相邻的皮肤区域进行治疗，可以获得更好的效果。

并发症仅限于轻度红斑，但在治疗过度的区域可见一些水疱。2007 年，Goldberg 等注意到，采用相同的设备（30～36 J/cm²）对 12 例患者进行 2 次治疗，结果发现 11 例有效。皮肤松弛的患者效果最好，而与皮下组织紧密相关的皮肤松垂效果不明显。在下颌区域则未见改善。

其他用于组织收紧的激光波长包括 1064 nm 和 1320 nm。1064 nm 激光的靶色基依次为黑色素、血红蛋白和水，而 1320 nm 激光的主要靶色基为水。Taylor 和 Prokopenko 在 2005 年的一项研究中比较了接受单极射频系统（73.5 J/cm²）单次治疗和接受 1064 nm Nd:YAG 激光单次治疗（50 J/cm²）的效果。尽管两种治疗均仅有轻微的改善，

但 1064 nm 激光被认为对皱纹和皮肤松弛改善的整体疗效更好。2007 年，Key 的另一项研究比较了单极射频系统（40 J/cm²）与 1064 nm Nd:YAG 激光（73～79 J/cm²）对面部单次治疗的效果，结果发现，1064 nm 激光对下面部的疗效更佳；而对于上面部的改善，两者的疗效相近。2001 年，Trelles 等使用 1320 nm 激光系统（30～35 J/cm²）对 10 例患者进行了 8 次治疗，结果显示临床改善不明显，仅有 2 例患者对疗效满意。作者认为，联合激光治疗和同步的表皮治疗会产生更好的疗效，患者的满意度更高。

> **！要点 7**
>
> 非手术紧肤治疗最适合于轻度到中度皮肤松弛而无明显皮下组织结构下垂的患者。皮下组织结构 [包括面部肌肉组织和浅表肌腱膜系统（superficial muscular aponeurotic system, SMAS）] 松弛以及皮肤过度松弛的患者，采用非手术治疗的疗效有限或者无效，应咨询其他年轻化方法（包括手术）。

> **！要点 8**
>
> 综合治疗是美容皮肤科的重要治疗策略。如当非手术紧肤联合其他治疗（如肉毒毒素、填充剂注射及其他方法）时，患者可获得更好的整体疗效。例如，患者想要提升眉毛和使下颌缘轮廓线更清晰，除了紧肤治疗外，联合上外侧眼轮匝肌和颈阔肌的肉毒毒素注射，患者可获得更加理想的疗效。注射填充剂可获得中面部、额/颞区、下颌前区和下颌缘的进一步提升。

超声设备

高强度聚焦超声（high-intensity focused ultrasound, HIFU）已成为皮肤紧致技术领域的重要手段。当

强烈的超声波场使组织振动时，分子间产生的摩擦使其吸收机械能，从而继发性产生热量。因此，HIFU治疗引起组织坏死的主要机制是吸收声能引起的组织加热。理想情况下，将导致组织的即刻收缩和延迟的胶原重塑，凝固性改变仅限于超声波场的聚焦区域。而实际上，细胞变化的程度依赖于温度的升高和暴露时间的长短，细胞改变的程度从完全坏死到细胞因子表达调节下的超微结构细胞损伤。

用于紧肤的HIFU采用毫秒级脉冲，频率为兆赫（MHz），而不是传统HIFU中使用的千赫（kHz）频率，从而避免空泡形成。HIFU在皮肤应用中所使用的能量比传统HIFU低得多，仅为0.5~10 J，而传统HIFU为100 J；这使得加热致组织改变，但不会引起严重的组织坏死。HIFU的主要优势在于，相比其他技术，其可引起皮肤组织更深在的改变，且局部组织的损伤精确可控。超声能量能够以选择性聚焦的方式靶向更深层的组织结构，而不会在表皮和真皮中引起继发的能量散射和吸收。早期对人类尸体组织的研究表明，HIFU能量能够靶向面部浅表肌腱膜系统（SMAS）产生离散的热损伤区，同时保留非靶向的邻近结构。

首个上市的HIFU设备是Ulthera系统（Merz Aesthetics, Raleigh, North Carolina）。该系统结合了超声成像功能，从而使得皮肤和深层组织可视化，同时治疗作用的超声模块可产生约1 mm³大小的楔形热凝固区。热损伤区是超声能量在光束几何聚焦区选择性吸收的结果。热损害的深度和体积是由预设探头的聚焦深度和频率以及治疗部位组织固有的特性决定。能量来源是一个可调参数。高频率探头作用于较浅的组织，低频率探头则能作用于更深的组织。通常，高频率探头用于治疗皮肤较薄的部位如颈部，而低频率探头用于治疗皮肤较厚的部位如额部。

当前治疗方案的目标是对真皮浅层至深层的几何聚焦深度进行治疗。Alam等在2010年进行的首批临床试验评估了HIFU用于紧肤治疗的安全性和有效性。在接受治疗的患者中，83%以上在治疗后可见明显的眉毛提升，平均提升达1.7~1.9 mm（图9.12）。该效果在治疗后90天内出现，至治疗后10个月效果依然明显。研究人员发现，由于缺乏固定的解剖标志，下面部的紧肤效果很难评价。2011年，Suh等应用HIFU治疗了22例面部皮肤松弛的亚裔患者，77%的患者报告鼻唇沟有明显

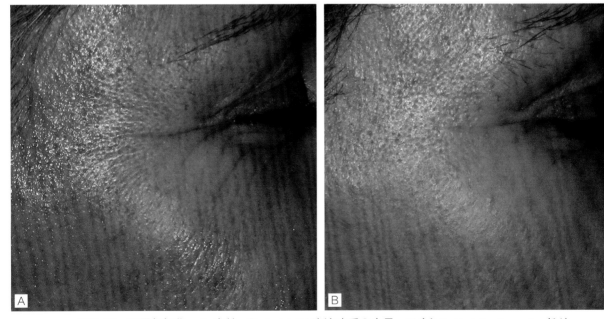

图9.12　眶周年轻化。A. 术前；B. Accent4次治疗后3个月。照片由Dr Alexiades-Armenakas提供

改善，73%的患者报告下颌线有明显改善。皮肤
标本的组织学评价显示，治疗后真皮胶原增加，真
皮增厚，网状真皮弹性纤维变直（图9.13~9.16）。

提高患者满意度的技巧

非手术紧肤技术的疗效是否最终能让患者满
意，患者的选择至关重要。必须告知患者，最佳
疗效的获取需要一个漫长的过程，往往出现在术
后3~6个月。就预期而言，这类技术不能等同于

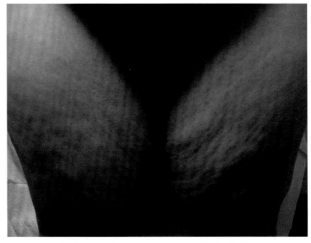

图9.13　右腿脂肪团应用 Accent 5 次治疗后，左腿未治疗作为对照。照片由 Dr Alexiades-Armenakas 提供

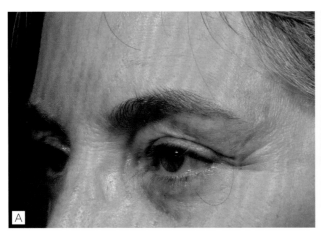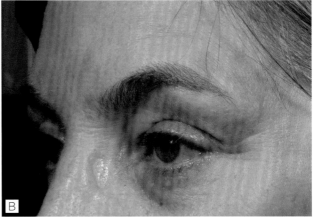

图9.14　Ultherapy 眶周年轻化和眉毛提升治疗。A. 基线；B. 应用3.0 mm 传感器或者4.5 mm 传感器单次治疗后，具体应用何种传感器根据眶周区域的皮肤情况而定。照片由 Dr Jeff Dover 提供

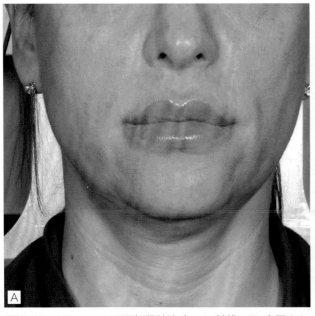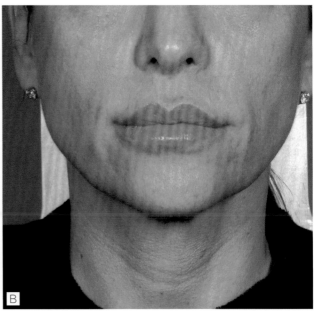

图9.15　Ultherapy 下面部紧肤治疗。A. 基线；B. 应用3.0 mm 和4.5 mm 双重深度传感器治疗后。照片由 Ulthera 公司提供

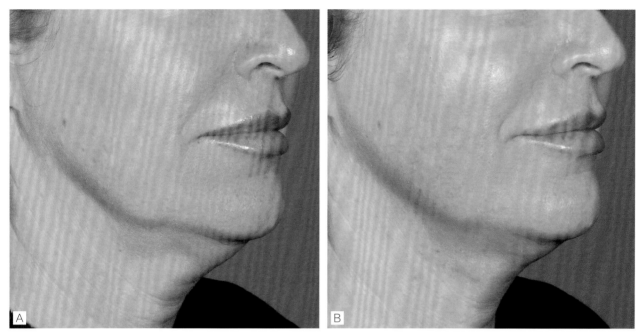

图 9.16　Ultherapy 下面部紧肤治疗。A. 基线；B. 应用 3.0 mm 和 4.5 mm 双重深度传感器治疗后。照片由 Ulthera 公司提供

外科提升术，而应被视为针对特定患者群体的替代选择。尽管有许多临床研究证实其可有效改善松弛皮肤的外观，但大多数患者仅获得轻度至中度的改善。轻度皮肤松弛的年轻患者似乎可获得最佳的临床效果；皮肤虽然松弛，但没有明显的肌肉附着牵拉，也可获得较好的疗效（病例讨论 4）；皮肤严重下垂伴皱纹的老年患者采用无创紧肤治疗总体上疗效欠佳（病例讨论 5）。有趣的是，很多患者报告称，每隔 1～2 年进行一次紧肤治疗，与治疗前相比，皮肤下垂和松弛的进程似乎被延缓了。

应当告知患者，非剥脱性紧肤治疗不能替代面部除皱术，而且效果可能比较有限（框 9.6）。

📋 病例讨论 4

一名 78 岁的女性患者对常见的光老化进行咨询。她一生都尽量避免暴露在阳光下，而且是一位防晒霜的忠实使用者。她自述在过去的 15 年里，她坚持做美容，每隔几个月就会接受一次甘醇酸浅层化学剥脱术。在过去的 25 年里，她也在使用皮肤科医生开具的

维 A 酸乳膏。除此之外，她身体很健康，想要改善自己的外观，希望听听医生关于她所需治疗的建议。她既往无手术史，并告知如果可能的话，她希望避免进行面部除皱术。检查发现，由于她勤于防晒和长期接受局部年轻化治疗，她的皮肤保养良好，几乎没有深的皱纹，也没有明显的色素问题，但她的下颌线确实有些模糊，下巴有轻度下垂，鼻唇沟加深，眉毛下降，中面部区域有容量相关性改变。她的颈部区域还可见到明显的颈阔肌条索。该患者是几乎所有无创紧肤治疗的理想人选，联合其他治疗（如肉毒毒素和填充剂注射）可进一步改善治疗效果。虽然研究表明，年轻患者的紧肤治疗效果通常优于老年患者，但该患者的皮肤质量极好，至少预期可获得一定程度的改善。因为紧肤治疗并不能解决她的面部组织容量和肌肉的改变，对上侧眼轮匝肌和颈阔肌进行肉毒毒素注射的辅助治疗，将有助于提升眉毛和减少颈阔肌条索，并使下颌线更加清晰。中面部区域、鼻唇沟、下颌前区和下颌线底层结构的填充剂注射，用于加强提升的效果，给面部一个更年轻的轮

廓。Shumaker 等于 2006 年的一项研究表明，多种软组织填充剂治疗后可安全接受单极射频紧肤治疗，而且它甚至可能在促进胶原长期生长方面具有一些协同作用。已证实这位患者并不反对维持治疗，而是希望在整体年轻化方面获得综合的疗效。

病例讨论 5

一位 66 岁的女性患者就诊，希望讨论她的面部皮肤松弛问题的治疗方案。她自述一直很喜欢晒太阳，并分享了她躺在锡箔垫着的屋顶上并往身上涂抹婴儿油和碘的故事。她说自己并非刻意去晒黑皮肤，但她丈夫喜欢打高尔夫球和划船，她通常会陪伴他，但自从去年诊断出心律失常并安装心脏起搏器后，就再也不能陪他出去了。在咨询过程中，她用手向后拉紧面部皮肤，并说皱纹并不困扰她，但若要是能解决皮肤松弛的问题，她会很高兴。检查发现，患者身体消瘦，有严重的日光性弹力组织变性和明显的皮肤松弛。这是一个临床上很棘手的患者。由于种种原因，她并不是一个非手术紧肤的理想人选。首先是她的起搏器，对于装有起搏器、内部除颤器以及面部有金属植入物的患者禁止接受射频治疗。这使得她成为外科除皱术的理想患者。虽然她可以通过超声或宽带红外光设备进行非手术紧肤治疗，但考虑到她的皮肤质量很差，并有严重的皮肤松弛；再结合她个人的整容预期，很可能会导致患者手术后对结果很失望。

少数患者感觉根本没有任何改善。另外，还应告知患者，非剥脱性紧肤治疗对于光老化皮肤的外观（包括皱纹和色素的改变）无效。长期和周期评价紧肤作用持久性的研究还未见报道，但从目前看来，在需要补充治疗之前，可以预期至少维持 1 年或更长时间的疗效。目前还需要进行更多的研究来比较各种设备，从而明确各种仪器各自的优势。

框 9.6　非剥脱性紧肤疗效的相关预测因素

- 皮肤松弛程度较轻的年轻患者
- 皮肤松弛，但无明显肌肉牵拉
- 对于疗效有现实的预期，愿意用最小的风险、很短或不需修复时间的方法来获得实质性的紧肤疗效

小结

对非手术紧肤的需求已促使越来越多的设备上市。尽管射频、光学和超声设备都可引起真皮重塑，但患者和医生不能期望获得与手术或是剥脱性技术相似的疗效。非手术紧肤最适合于轻度到中度皮肤松弛、无明显皮下组织结构松垂的年轻患者。医生必须熟悉每种设备的适应证、并发症、优势和局限性。治疗成功的关键仍然在于患者的选择和期望值的管理。目前还不确定大多数设备最理想的治疗次数以及疗效的维持时间。未来的基础研究和临床试验将继续优化技术和能量传递系统，以获得最佳的疗效。

扩展阅读

Alam M, White LE, Martin N, et al. Ultrasound tightening of facial and neck skin: a rater-blinded prospective cohort study. *J Am Acad Dermatol*. 2010; 62:262–269.

Alexiades M, Berube D. Randomized, blinded, 3-arm clinical trial assessing optimal temperature and duration for treatment with minimally invasive fractional radiofrequency. *Dermatol Surg*. 2015; 41:623–632.

Alexiades-Armenakas M. Assessment of the mobile delivery of infrared light (1100–1800 mm) for the treatment of facial and neck skin laxity. *J Drugs Dermatol*. 2009; 8:221–226.

Alexiades-Armenakas M, Newman J, Willey A, et al. Prospective multicenter clinical trial of a minimally-invasive temperature-controlled bipolar fractional radiofrequency system for rhytid and laxity treatment. *Dermatol Surg*. 2013; 39:263–273.

Alexiades-Armenakas M, Rosenberg D, Renton B, Dover J, Arndt K. Blinded, randomized, quantitative grading comparison of minimally invasive, fractional radiofrequency and surgical face-lift to treat skin laxity. *Arch Dermatol*. 2010; 146:396–405.

Atiyeh BS, Dibo SA. Nonsurgical nonablative treatment of aging skin: radiofrequency technologies between aggressive marketing and evidence-based efficacy. *Aesthetic Plast Surg*. 2009; 33:283–294.

Biesman BS, Pope K. Monopolar radiofrequency treatment of the eyelids: a safety evaluation. *Dermatol Surg*. 2007; 33:794–801.

Bitter P Jr, Mulholland RS. Report of a new technique for enhanced non-invasive skin rejuvenation using a dual mode pulsed light and radiofrequency energy source: selective radiothermolysis. *J Cosmet Dermatol*. 2002; 1:142–145.

Calderhead RG, Goo BL, Lauro F, et al. *The Clinical Efficacy and Safety of Microneedling Fractional Radiofrequency in the Treatment of Facial Wrinkles: A Multicenter Study with the Infini System in 499 Patients*. Goyang, South Korea: White paper, Lutronic Corp; January 2013.

Doshi SN, Alster TS. Combined diode laser and RF energy for rhytides and skin laxity: investigation of a novel device. *J Cosmet Laser Ther*. 2005; 7:11–15.

Dover JS, Zelickson B, 14-Physician Multispecialty Consensus Panel. Results of a survey of 5,700 patient monopolar radiofrequency facial skin tightening treatments: assessment of a low-energy multiple-pass technique leading to a clinical end point algorithm. *Dermatol Surg*. 2007; 33:900–907.

Fitzpatrick R, Geronemus R, Goldberg D, et al. Multicenter study of noninvasive radiofrequency for periorbital tissue tightening. *Lasers Surg Med*. 2003; 33:232–242.

Friedman DJ, Gilead LT. The use of hybrid radiofrequency device for the treatment of rhytides and lax skin. *Dermatol Surg*. 2007; 33:543–551.

Gold MH. Update on tissue tightening. *J Clin Aesthet Dermatol*. 2010; 3:36–41.

Gold MH, Goldman MP, Rao J, Carcamo AS, Ehrlich M. Treatment of wrinkles and elastosis using vacuum-assisted bipolar radiofrequency heating of the dermis. *Dermatol Surg*. 2007; 33:300–309.

Goldberg DJ, Hussain M, Fazeli A, Berlin AL. Treatment of skin laxity of the lower face and neck in older individuals with a broad-spectrum infrared light device. *J Cosmet Laser Ther*. 2007; 9:35–40.

Hantash BM, Renton B, Berkowitz RL, Stridde BC, Newman Pilot clinical study of a novel minimally invasive bipolar microneedle radiofrequency device. *Lasers Surg Med*. 2009; 41:87–95.

Harth Y, Elman M, Ackerman E, Frank I. Depressed acne scars—effective, minimal downtime treatment with a novel smooth motion non-insulated microneedle radiofrequency technology. *J Cosmet Dermatol Sci Appl*. 2014; 4:212–218.

Harth Y, Frank I. *In vivo* histological evaluation of non-insulated microneedle radiofrequency applicator with novel fractionated pulse mode. *J Drugs Dermatol*. 2013; 12:1430–1433.

Hellman J. Retrospective study of the use of a fractional radio frequency ablative device in the treatment of acne vulgaris and related acne scars. *J Cosmet Dermatol Sci Appl*. 2015; 5:311–316.

Hsu TS, Kaminer MS. The use of nonablative radiofrequency technology to tighten the lower face and neck. *Semin Cutan Med Surg*. 2003; 22:115–123.

Key DJ. Single-treatment skin tightening by RF and long-pulsed, 1064-nm Nd:YAG laser compared. *Lasers Surg Med*. 2007; 2:169–175.

Key D. Comprehensive thermoregulation for the purpose of skin tightening using a novel radiofrequency treatment device: a preliminary report. *J Drugs Dermatol*. 2014; 13:185–189.

Laubach HJ, Makin IR, Barthe PG, Slayton MH, Manstein D. Intense focused ultrasound: evaluation of a new treatment modality for precise microcoagulation within the skin. *Dermatol Surg*. 2008; 34:727–734.

Mayoral FA. Skin tightening with a combined unipolar and bipolar radiofrequency device. *J Drugs Dermatol*. 2007; 6:212–215.

Narins RS, Tope WD, Pope K, Ross EV. Overtreatment effects associated with a radiofrequency tissue-tightening device: rare, preventable, and correctable with subcision and autologous fat transfer. *Dermatol Surg*. 2006; 32:115–124.

Ruiz-Esparza J. Painless, nonablative, immediate skin contraction induced by low-fluence irradiation with new infrared device: a report of 25 patients. *Dermatol Surg*. 2006; 32:601–610.

Sadick NS, Alexiades-Armenakas M, Bitter P Jr, Hruza G, Mulholland RS. Enhanced full-face skin rejuvenation using synchronous intense pulsed optical and conducted bipolar RF energy (ELOS): introducing selective radiophotothermolysis. *J Drugs Dermatol*. 2005; 4:181–186.

Sadick NS, Shaoul J. Hair removal using a combination of conducted radiofrequency and optical energies—an 18-month follow-up. *J Cosmet Laser Ther*. 2004; 6:21–26.

Shumaker PR, England LJ, Dover JS, et al. Effect of monopolar radiofrequency treatment over soft-tissue fillers in an animal model: part 2. *Lasers Surg Med*. 2006; 38:211–217.

Suh DH, Shin MK, Lee SJ, et al. Intense focused ultrasound tightening in Asian skin: clinical and pathologic results. *Dermatol Surg*. 2011; 37:1595–1602.

Taub AF, Battle EF Jr, Nikolaidis G. Multicenter clinical perspectives on a broadband infrared light device for skin tightening. *J Drugs Dermatol*. 2006; 5:771–778.

Taylor MB, Prokopenko I. Split-face comparison of RF versus long-pulse Nd:YAG treatment of facial laxity. *J Cosmet Laser Ther*. 2006; 8:17–22.

Trelles MA, Allones I, Luna R. Facial rejuvenation with a nonablative 1320-nm Nd:YAG laser: a preliminary clinical and histologic evaluation. *Dermatol Surg*. 2001; 27:111–116.

Yu CS, Yeung CK, Shek SY, et al. Combined infrared light and bipolar RF for skin tightening in Asians. *Lasers Surg Med*. 2007; 39:471–475.

Zelickson B, Ross V, Kist D, et al. Ultrastructural effects of an infrared handpiece on forehead and abdominal skin. *Dermatol Surg*. 2006; 32:897–901.

第十章

有色人种皮肤的激光治疗

廖 勇 周剑锋 杨蓉娅 译

概要和关键点

- 激光与强脉冲光可安全有效地治疗有色人种皮肤。
- 治疗前后防晒并使用美白药物对于降低炎症后色素沉着的风险非常重要。
- QS 激光和长脉冲激光对治疗表皮色素性疾病均有效；对于有色人种，两者疗效近似，然而，长脉冲激光的不良反应较少，因而首选。
- 使用小光斑治疗可避免对周围正常组织的非特异性损伤，但当皮损与正常皮肤对比度较低时，小光斑治疗可能会增加色素沉着的风险。
- 色素性皮损治疗时，使用玻片压迫法可降低血管损伤的风险。
- 长波长激光可用于治疗真皮色素性疾病。
- 皮秒激光治疗太田痣效果最佳。
- 颧部褐青色痣可能对治疗抵抗，需多次治疗。初次治疗有色素加深的风险，在随后的治疗中颜色会进一步减轻。
- 黄褐斑是有色人种皮肤中常见的色素性疾病，治疗难度较大。激光治疗前应外用美白药物。
- 非剥脱性点阵激光用于有色人种皮肤时，建议降低密度并增加治疗次数。

引言

随着 21 世纪人口统计数据的演变，有色人种患者对任何一位皮肤科医生都变得越来越重要。有色人种由多样化的族群构成，包括中国人、日本人、印度人、巴基斯坦人、西班牙裔、拉丁裔、菲洲裔、加勒比黑人和非洲裔美国人。他们的皮肤颜色通常属于典型的 Ⅲ ~ Ⅵ 型 Fitzpatrick 光反应类型。

有色人种的皮肤与高加索白人的皮肤在很多方面不同。有色人种皮肤内有较大的黑素细胞，产生较多的黑色素，且黑素小体散在分布于角质形成细胞内，具有明显的光保护作用。白种人光老化的主要表现为皱纹形成，而有色人种光老化通常表现为色素的改变。先天性和获得性的色素性疾病如太田痣、颧部褐青色痣（Hori 痣）和黄褐斑也更为常见。因此，对于多数有色人种患者而言，色素性疾病的处理非常重要。然而，该类皮肤中的黑色素含量高，且黑色素吸收的电磁光谱范围广泛，因其与靶色基相似的竞争性色基分布于整个有色人种皮肤中，使得在激光治疗中极具挑战性。浅色皮肤患者很少出现炎症后色素沉着（PIH）；而对于深色皮肤患者，如果缺乏激光治疗的经验，出现 PIH 很常见。本章旨在探讨激光与强脉冲光治疗有色人种常见皮肤疾病的有效性和安全性，以优化疗效并减少并发症。我们还将强调好的实践经验和需要避免的各种误区。

有色人种患者的评估

详细询问病史并仔细查体对于治疗前的明确诊断非常必要。标准化的数码摄影有助于记录基线外观和随后的改善情况。其他的辅助手段如紫外线摄影和 Wood 灯，在评估黄褐斑表皮和真皮成分时也很有用。应询问患者的治疗目标和预期，并讨论治疗方案和相关风险。提供推荐治疗流程的纸质材料也很重要。必须在治疗前获得患者的知情同意。通过良好的医患关系让患者建立合理的治疗预期，从而取得满意的治疗效果。

与患者详细面谈可明确患者的关注点，并突出必须解决的主要问题。例如，1例要求治疗痤疮PIH和瘢痕的患者在治疗继发并发症前，需要对其活动性痤疮进行治疗。必须排除任何激光和强脉冲光治疗的相关禁忌证，如治疗部位的感染或近期暴晒、近6个月口服异维A酸、光敏感或使用光敏感药物、免疫功能不全的状态、瘢痕疙瘩或增生性瘢痕倾向、妊娠、黑色素瘤的个人史或家族史。此外，应注意患者的Fitzpatrick皮肤分型。

全面采集病史也有助于临床医生识别那些有不切实际期望或有精神疾病的患者，如躯体变形障碍（body dysmorphic disorders, BDD）。这类患者过度关注于臆想的或轻度的外观缺陷，从而导致患者非常痛苦和功能障碍。一项针对401例BDD成年患者的研究发现，亚洲人和高加索人之间存在显著差别，亚洲人更多地关注直发和深色皮肤，而体形关注较少。已开发了一项简单可靠的问卷调查用于BDD的诊断，对疑似病例可作为有用的辅助工具。BDD是激光治疗的禁忌证，上述患者应转诊至精神科进行心理治疗。

签署知情同意书至关重要，其中有对疗效和风险的清晰描述，这是对医生和患者的保护。临床医生应确保患者对各种治疗方案、预期结果、休工期时间、术后护理和手术潜在风险有很好的理解。应有足够的时间去回答患者所有的问题。

有色人种患者在激光治疗前数周的任何暴晒，都有可能增加PIH或色素减退的风险。在进行任何激光治疗前，使用防晒霜和局部外用美白药物至少2周，有助于降低PIH的风险。对患者提供术后护理的书面指导，并在术后至少4周内强调防晒和避光。

表皮色素性疾病的治疗

雀斑与雀斑样痣

雀斑与雀斑样痣是有色人种皮肤中常见的良性色素病变。雀斑发生于青春期，皮损的分布、大小和颜色相对一致；组织学上以表皮色素增加为特征，黑素细胞数量无增多。雀斑样痣出现相对晚，皮损大小、颜色和分布差异较大；组织学上可见表皮色素增加和黑素细胞数量增多，表皮突呈杵状延长。

由于黑色素具有广泛的吸收光谱（250～1200 nm），各种激光都可被用来靶向皮肤色素沉着，通常效果很好。Anderson等首次证明了QS激光治疗皮肤色素性疾病的有效性。QS倍频Nd:YAG激光、QS红宝石激光和QS翠绿宝石激光的波长分别为532 nm、694 nm和755 nm；它们已被成功用于治疗浅肤色人群，但报道发现应用于有色人种时发生PIH的风险为10%～25%。Chan等比较了不同脉宽532 nm倍频Nd:YAG激光治疗中国患者面部雀斑的效果，发现QS 532 nm Nd:YAG激光可获得长脉宽（long-pulsed, LP）磷酸肽钾盐（potassium titanyl phosphate, KTP）激光类似的疗效，但QS激光术后色素沉着的风险更高。一项比较QS和LP翠绿宝石激光治疗20例中国患者雀斑与雀斑样痣的研究获得了类似结果（图10.1）。两组患者的色斑均有显著改善，组间无显著差异。然而，QS组的PIH风险为22%，而LP组为6%。QS组患者还抱怨有更严重的疼痛、红斑和水肿。这些发现在一项回顾性研究中得到了进一步证实，对40例中国患者接受4种不同设备治疗雀斑样痣的效果进行比较；4种设备分别为：595 nm长脉冲染料激光（LPDL）、755 nm翠绿宝石激光、QS 532 nm Nd:YAG激光和长脉冲532 nm磷酸钛钾盐（KTP）激光（图10.2）。结果显示长脉冲激光和小光斑可降低深色皮肤类型发生PIH的风险（病例讨论1）。

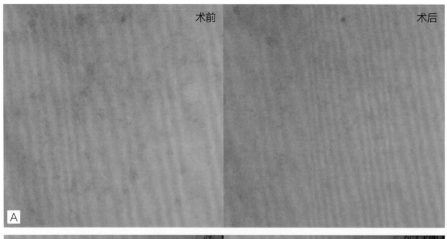

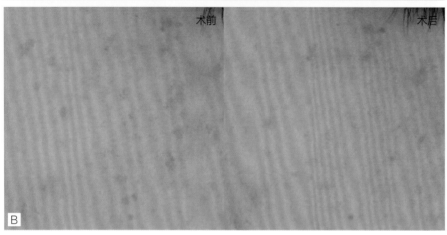

图 10.1　两种激光治疗的典型临床反应。A. QS翠绿宝石激光治疗3个月后；治疗参数：3 mm，5 J/cm²，2 Hz。B. LP翠绿宝石激光治疗3个月后；治疗参数：4 mm，13 J/cm²，2 Hz

　　长脉冲激光脉宽较长（毫秒级），黑色素靶目标吸收更多，而竞争性色基（如血红蛋白）和周围充满黑色素的皮肤吸收更少。这对于减少有色人种皮肤中PIH的风险尤为重要。推测的原因是长脉冲激光只通过光热作用破坏黑色素；与之相反，QS激光发出高能量的纳秒级辐射，同时产生光热和光机械作用。短时间的强辐射不仅破坏皮损处靶色基，周围的黑色素和血红蛋白也受到损伤，导致黑素细胞活性改变，受损血管的含铁血黄素沉积，继而发生PIH。

　　光斑大小也是治疗深色皮肤时的一个重要考虑因素。在上述4种不同激光设备比较的回顾性研究中，我们注意到，当使用长脉冲翠绿宝石激光治疗亚洲人表皮性色素沉着时，尽管是长脉冲激光，但色斑皮损没有明显改善，而发生PIH的风险最高（20%）。我们推测当所治疗皮损的面积小于有效光斑的面积时，长脉冲翠绿宝石激光的大光斑

（10 mm）可能导致周围非皮损区域受到非特异性的治疗。对于有色人种皮肤，当皮损和非皮损的对比度较低时，这样的解释尤为合理。

　　越来越多的证据支持在激光治疗时采用玻片压迫的方式以降低出现PIH的风险。当使用的色素激光的靶色基既有血红蛋白也有黑色素时，如长脉冲PDL激光，上述方法特别有效。通过手具的玻片窗压迫皮肤表面可导致血管内的血液排空，继而降低血管损伤的风险以及随后的紫癜、含铁血黄素沉积和PIH。Kono等的研究结果证实了这种简单的玻片压迫方式治疗的有效性，使用595 nm长脉冲PDL激光进行了三项不同的研究，与IPL和QS红宝石激光相比，均显示玻片压迫法治疗有色人种雀斑样痣安全有效。我们的回顾性研究还发现，与QS 532 nm Nd:YAG和长脉冲755 nm翠绿宝石激光相比，使用玻片压迫窗的595 nm长脉冲PDL和532 nm长脉冲KTP激光疗效更佳且并发症更少。

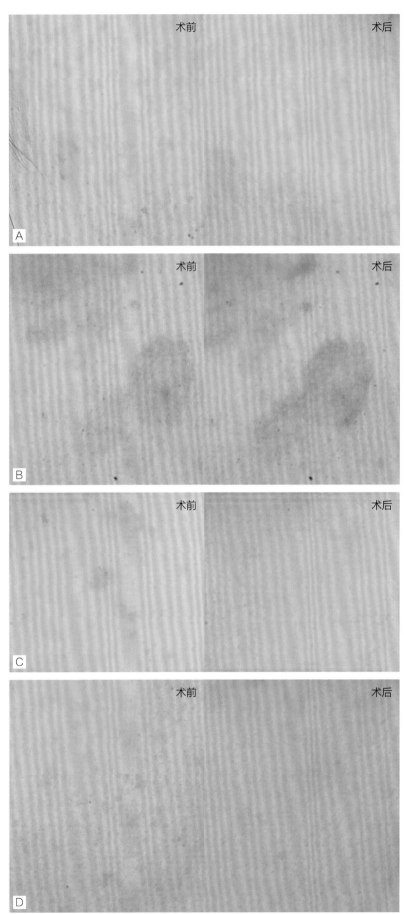

图 10.2　不同种类的特异针对色素的激光治疗雀斑与雀斑样痣。A. 595 nm LPDL 2次治疗后显著改善；治疗参数：7 J/cm², 10 mm, 6 ms，冷却3级。B. 单次LP翠绿宝石激光治疗后出现PIH；治疗参数：25 J/cm², 1.5 Hz, 3 mm×10 mm, DCD 0/20/0, 3 ms。C. LP 532 nm Nd:YAG激光3次治疗后；治疗参数：2 mm, 13 J/cm², 2 ms, 1 Hz。D. LP 532 nm Nd:YAG激光3次治疗后；治疗参数：2 mm, 13 J/cm², 2 ms, 1 Hz

强脉冲光（IPL）光源是经由非相干性闪光灯过滤发射的宽谱可见光（400～1200 nm），并通过选择性光热作用靶向黑色素。Negishi 等进行了两项 IPL 光子嫩肤的研究。第一项是对 97 例亚洲患者的研究，经过 3～6 次治疗（每次间隔 2～3 周）（滤光片 550 nm、28～32 J/cm^2、双脉冲 2.5～4.0/4.0～5.0 ms、脉冲延迟 20/40 ms），结果显示 90% 患者的色斑改善。第二项是对 73 例患者接受配有集成冷却系统的 IPL 治疗，经过 3～5 次治疗（每次间隔 3～4 周）（滤光片 560 nm、23～27 J/cm^2、双脉冲 2.8～3.2/6.0 ms、脉冲延迟 20/40 ms），结果显示 80% 患者的色斑显著改善。Kawada 等也对 60 例患者使用 IPL 治疗雀斑样痣和雀斑，经过 3～5 次治疗（每次间隔 2～3 周），68% 患者达到 50% 以上的改善。上述研究中都未出现 PIH。进一步的半脸对照研究比较了 QS 翠绿宝石激光与 IPL 治疗亚洲人雀斑和雀斑样痣的效果，发现 QS 激光疗效更显著。然而，QS 设备出现 PIH 的风险也更高，尤其对于雀斑样痣的患者；但 IPL 组未见 PIH。这些研究认为 IPL 的光热作用可有效且安全地治疗有色人种表皮性色斑，但是通常需要多次治疗。此外，当皮损和非皮损皮肤之间的对比度较低时，由于光斑较大，IPL 的治疗窗就会比较窄。操作者要么使用的能量不够，导致疗效降低；要么使用超过阈值的能量，导致周围正常皮肤损伤的风险明显增加。

要点 1
当皮损和正常皮肤的对比度较低时，小光斑可精确治疗皮损，且可避免对周围正常皮肤造成非特异性损伤。

要点 2
长脉冲激光比 QS 激光的治疗相关并发症更少，但需要更多次的治疗。

2012 年，美国 FDA 批准皮秒激光用于去除文身的治疗。最近，皮秒激光也被扩展应用于其他良性色素性病变的治疗（参见第三章）。皮秒激光还可用于治疗深色皮肤患者的雀斑，尽管它确实可能有效，但依然存在出现 PIH 的风险；我们未发表的数据显示，发生率大约为 5%。考虑到目前的成本效益，皮秒激光对于这类皮损的治疗并不优于其他设备（图 10.3）。

图 10.3　A. 雀斑样痣基线；B. 用 750 ps QS 532 nm Nd:YAG 激光进行 3 次治疗后 1 周，治疗参数：0.4 J/cm^2，2 Hz，4 mm

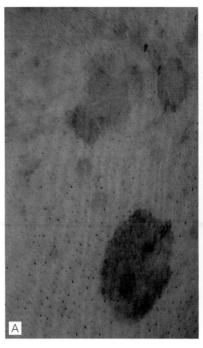

表皮色素性皮肤病的治疗原则如下：

1. IPL 可以推荐用于不能接受任何 PIH 风险但愿意接受多次治疗的患者。

2. LP 激光有效，相对 IPL 治疗次数更少，且 PIH 风险更低。

更为积极的治疗方式是使用 QS 激光，仅需要 1~2 次治疗，但发生 PIH 的风险也最大，且需要 1 周的休工期。该方法可用于治疗时间和费用均有限的患者。皮秒激光也可用于雀斑和雀斑样痣的治疗，与 QS 激光治疗类似，仅需要 1~2 次治疗。我们观察到 PIH 的发生率约为 5%。因此，我们认为与 QS 激光相比，皮秒激光在治疗上述良性色素性病变方面无明显优势。

真皮色素性疾病的治疗

真皮色素性疾病在有色人种中更为常见，如太田痣和双侧获得性太田痣样斑（acquired bilateral nevus of Ota-like macules, ABNOM）或称为颧部褐青色痣（Hori 痣）。去除令人烦恼的文身和毛发则必须去除真皮中的色素。在这种情况下，波长较长的激光设备穿透更深，可用来提高色素的清除率。

太田痣

太田痣是一种眼周真皮黑素细胞增多症，约 0.6% 的亚洲人在出生时或十几岁时出现，临床表现为沿三叉神经的眼支或者上颌支分布的蓝黑色色素沉着。QS 激光包括 QS 红宝石激光、QS 翠绿宝石激光和 QS 1064 nm Nd:YAG 激光都可用于太田痣的治疗，且能获得较好的治疗效果。Watanabe 和 Takahashi 研究了 114 例接受 QS 红宝石激光治疗的太田痣患者，经过 3 次或 3 次以上

的治疗后，患者获得了好到极好的疗效。Kono 等在回顾 101 例接受 QS 红宝石激光治疗的太田痣患者时，也证实了上述疗效，56% 的患者达到 75% 的改善，36% 的患者完全清除。17% 的患者出现色素减退，6% 的患者出现色素沉着。比较 QS 翠绿宝石激光和 QS 1064 nm Nd:YAG 激光的研究发现，经过 3 次及更多次治疗后，前者耐受更好，而后者效果更好。对于深肤色的患者，长波长 QS Nd:YAG 激光对真皮色素的治疗效果更好，且对表皮的损伤最小。最近，点阵激光技术也被作为一种备选的治疗方法。1 例太田痣患者接受系列的 1064 nm QS Nd:YAG 激光治疗，间隔 2 个月后，又接受了 1550 nm 掺铒光纤非剥脱性点阵激光治疗，太田痣几乎得到完全清除；此外，还报道了 1 例使用相同的激光设备当天即进行序贯治疗的患者，最终皮损完全清除。与年长患者相比，激光治疗年轻太田痣患者的治疗次数和相关不良反应均更少；因此，建议太田痣应早期进行治疗。值得注意的是，治疗后复发率估计在 0.6%~1.2%，尤其在对儿童患者进行咨询时，对此进行提示非常重要。

近年来，皮秒激光已被用于太田痣的治疗。在我们的回顾性研究中，皮秒翠绿宝石激光可在 3~4 个疗程内获得极好的清除，几乎没有并发症。虽然我们的系列研究规模较小，但这些初步的数据很有希望，因为其可将接受儿童镇静治疗的数量降至最低。目前我们常规使用这种激光治疗太田痣（图 10.4）（病例讨论 2）。

要点 3

寻求治疗的太田痣患者应在更早的年龄进行治疗，以降低并发症的风险，并减少所需治疗的次数。皮秒激光正迅速成为治疗的首选激光。

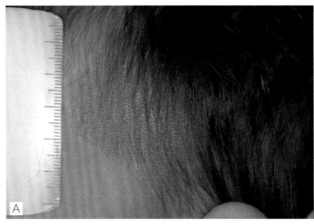
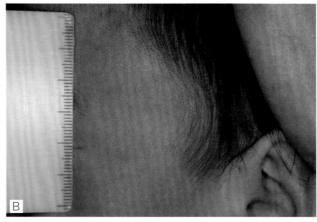

图 10.4　A. 太田痣治疗前；B. 皮秒翠绿宝石激光治疗 3 次后 6 个月；治疗参数：755 nm，1.26~2.49 J/cm²，2.5 Hz，3.2~4.5 mm

颧部褐青色痣或获得性双侧太田痣样斑

　　颧部褐青色痣（ABNOM, Hori 痣）在亚洲人群中的发病率为 0.8%，成年后期开始出现，表现为青褐色的真皮色素沉着，典型的受累部位为中年女性的双侧颧骨区域、前额和颞部，不累及任何黏膜。QS 激光（如 QS 红宝石、QS 翠绿宝石和 QS 1064 nm Nd:YAG 激光）对颧部褐青色痣治疗有效。近来的研究也支持上述结论。Kagami 等报道了 24 例接受 QS 翠绿宝石激光治疗的日本患者，其中 45.8% 的患者获得 50% 以上的改善。Cho 等也评估了接受低能量 QS 1064 nm Nd:YAG 激光治疗的 15 例患者，其中 80% 的患者获得 50% 以上的改善。根据我们的经验，颧部褐青色痣相对太田痣对治疗更为抵抗。治疗间隔缩短为 4 周可获得更好的疗效。使用 QS 532 nm Nd:YAG 激光联合 QS 1064 nm Nd:YAG 激光治疗的疗效优于单独使用 QS 1064 nm Nd:YAG 激光。常见不良反应是暂时性 PIH，发生于大多数接受治疗的患者（图 10.5）。也有报道称 QS 红宝石激光治疗后可发生永久性色素脱失。为了降低 PIH 的风险，所有患者都应于治疗前后外用美白药物（病例讨论 3）。

 要点 4

颧部褐青色痣需要多次治疗才能改善。应提醒患者，初始治疗可能出现色素加重，可通过美白药物进行治疗。

图 10.5　A. 颧部褐青色痣 QS 红宝石激光治疗前；B. QS 红宝石激光治疗后出现 PIH

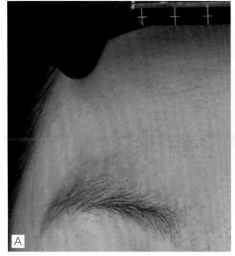
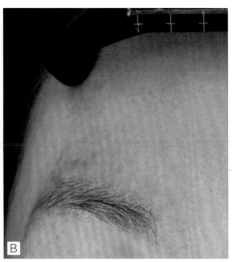

文身去除

现在即使是深色皮肤的人群也可以去除不想要的文身而不留瘢痕。由于任何文身中均含有不同的墨汁成分，因此有效的治疗可能需要使用不同波长的激光进行多次治疗。QS 激光可有效去除黑色和蓝色文身。长波长的激光，如 QS 1064 nm Nd:YAG 激光或 QS 755 nm 翠绿宝石激光，更适合于去除深肤色皮肤上的文身。长波长的激光由于表皮黑色素的吸收较少，从而降低了继发色素沉着的风险。推荐初始治疗采用低能量的保守参数（如 1064 nm Nd:YAG 激光、光斑大小 4 mm、能量密度 $2.0 \sim 2.6 \ \text{J/cm}^2$），治疗终点是皮损变白且无点状出血。QS 694 nm 红宝石激光虽然有效，但可能导致皮肤色素沉着或永久性色素减退。

在文身治疗方面，皮秒激光比纳秒激光具有明显的优势。因为与纳秒激光相比，其脉冲持续时间更短，产生更强的光机械作用。短脉冲时间使得任何光热效应都被限制于文身墨水，而文身墨水的热弛豫时间通常在皮秒级范围内。我们的经验是，对于深肤色的皮肤，治疗参数需要更加保守，以出现即刻白霜反应的最低能量密度为准。为了防止水疱的形成，我们的做法是使用非剥脱点阵模式（NAFR），激光治疗后文身即刻被去除。通常认为，在治疗文身的皮肤区域，集中的热损伤柱可有助于防止形成大的水疱。剥脱性点阵模式（AFR）可能更有效，但风险更高（图 10.6）[1]。

脱毛

长波长、长脉宽且配有同步表皮冷却系统的色素特异性激光已成功用于深肤色皮肤的脱毛。LP 翠绿宝石激光、810 nm 半导体激光和 1064 nm Nd:YAG 激光都可安全地使用，且不良反应较少。腋窝半侧对照研究表明，尽管高能量、低重复频率的 1064 nm Nd:YAG 激光和低能量、高重复频率

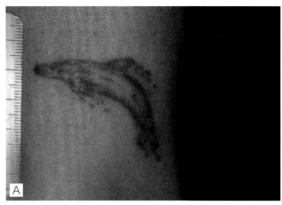

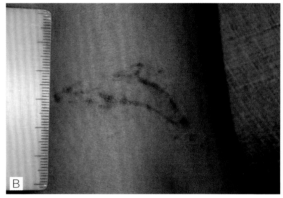

图 10.6　A. 文身治疗前基线；B. 皮秒翠绿宝石激光单次治疗后；治疗参数：755 nm，1.86 J/cm²，2.5 Hz，3.7 mm

的 810 nm 半导体激光均能有效脱去腋窝部位的毛发，但 1064 nm Nd:YAG 激光的效果更好，而半导体激光疼痛更小。为缓解腋窝部位脱毛时的疼痛感，人们在探索使用空气动力皮肤展平技术作为一种可行的替代性动态冷却装置。

真表皮交界色素性疾病的治疗

黑色素位于真表皮交界处的疾病包括贝克痣、黄褐斑、PIH 和黑素细胞痣。

贝克痣

贝克痣通常表现为棕色、不规则的斑片，表面附有黑色粗毛。其常见于青春期男性。组织学上可见基底细胞中黑色素增多，真皮乳头层可能存在噬黑素细胞。它是一种良性疾病，迄今没有恶变

的报道。已证明 QS 红宝石激光和 QS Nd:YAG 激光可改善该疾病。一项对上述两种激光的对比研究显示，每种激光单次治疗后皮损的平均清除率至少为 43%。Trelles 等随后比较了 Er:YAG 激光与 QS 1064 nm Nd:YAG 激光在 22 例患者中的疗效。经过 2 年的随访发现，54% 的患者（*n*=6）在单次 Er:YAG 激光治疗后获得完全清除；而 11 例接受 QS 1064 nm Nd:YAG 激光治疗 3 次的患者中仅有 1 例完全清除。尽管剥脱性激光的临床效果好，但不良反应的风险高，特别是对于深色皮肤类型的患者。QS 激光很少能获得皮损的完全清除，且需多次治疗。最近，点阵换肤治疗被认为是一种很有前途的新治疗方式。2 例接受纳米级 1550 nm 掺铒光纤激光治疗 5～6 次的患者（每次治疗间隔 4 周），皮损色素至少减少 75%。长脉冲色素激光也被成功应用于贝克痣的治疗，可同时针对贝克痣的黑色素和毛发靶向治疗。根据我们的经验，经过 4～8 次 LP 翠绿宝石激光（能量密度 20～35 J/cm^2、光斑大小 10 mm、脉冲持续时间 1.5 ms）治疗的清除率可达到 50%。可能的不良反应包括瘢痕和色素减退。长脉冲色素激光联合非剥脱性点阵 1927 nm 铥光纤激光的治疗可获得最佳的疗效（病例讨论 4）。

我们也尝试使用皮秒激光处理对治疗抵抗的贝克痣；虽然可以取得一定改善，但无法获得完全清除，且皮损的复发仍然限制了其临床应用（图 10.7）。

黄褐斑

黄褐斑是一种常见的获得性、对称性的色素沉着性疾病，累及光暴露部位，常见于亚洲中年女性。遗传、紫外线照射、妊娠和激素治疗都被认为是致病因素。该病的临床治疗具有一定挑战性。增多的黑色素可出现在表皮（棕黑色）或真皮（灰蓝色）中，或两处均出现。真皮型黄褐斑和颧部褐青色痣（ABNOM）之间可能存在一定重叠。Wood 灯有助于区分累及皮肤的层次，色素沉着处于表皮

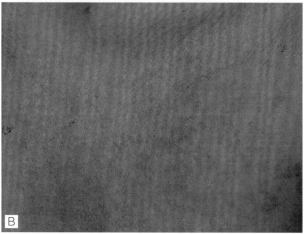

图 10.7　A. 贝克痣治疗前基线；B. 皮秒激光 3 次治疗后；治疗参数：755 nm，2.08～3.49 J/cm^2，2.5 Hz，2.7～3 mm

层时光的反射增强，而色素沉着处于真皮层时则光的反射不足。

除了防晒和避免各种加重因素（如口服避孕药）外，外用美白剂仍是治疗黄褐斑的主要方法。联合氢醌、糖皮质激素和维 A 酸外用是有效的一线治疗方法。其他的美白剂包括壬二酸、曲酸、熊果苷和甘草萃取物。其作用机制包括：抑制酪氨酸酶、抑制黑素细胞的分泌、降低黑色素从黑素小体向角质形成细胞的转运率，以及增强表皮的更替。化学剥脱术和微晶磨削术对于亚洲黄褐斑患者也是局部治疗的有效备选方法。

尽管激光治疗已被用于改善黄褐斑，但必须谨慎使用，因为治疗后可能出现病情加重或 PIH。这可能是基于黄褐斑的发病机制，研究认为是由于酪

氨酸酶的活性增加，导致黑素细胞的功能极度活跃。亚致死量的激光损伤对于上述不稳定的黑素细胞而言，会导致黑色素的合成增加以及色素沉着。因此，当接受 3~6 个月外用药物治疗改善不明显时，可考虑将激光治疗作为二线的治疗选择。

台北的王医生团队观察了接受 IPL 治疗黄褐斑患者的预后，发现 IPL 治疗组有 39.8% 获得明显改善，而对照组仅为 11.6%；其中 2 例患者出现暂时性 PIH，24 周后出现一定程度的复色，提示需要多次治疗以维持疗效。他们建议使用能获得最小红斑反应的最低能量密度进行治疗，该研究证实了 Negishi 团队的观点。应避免对不稳定黑素细胞产生过度热损伤，从而预防后续的炎症反应和继发性 PIH。

色素激光也已被用于治疗黄褐斑。低能量密度、大光斑、多遍重复的 QS 1064 nm Nd:YAG 激光治疗（有时也被称为激光净肤和激光嫩肤），在黄褐斑的治疗应用中变得越来越普遍。一些研究报告称其有效且安全，而另一些研究关注于其重要的并发症。Zhou 等发表了一项研究，50 例黄褐斑患者进行为期 9 周的治疗（每周治疗 1 次），报告称 70% 的患者黄褐斑面积和严重度评分下降超过 50%，且 10% 的患者获得完全清除，但术后 3 个月的复发率为 64%。Polnikorn 进行的一项前瞻性研究报道获得了相似的结果，对 35 例难治性黄褐斑使用 QS 1064 nm Nd:YAG 激光治疗（每周治疗 1 次，共 10 次），术后 6 个月有 2 例复发。此外，他还观察到 3 例患者发生斑驳样色素减退。色素减退是一个越来越被人们所认识的现象，经常发生于频繁接受 QS 1064 nm Nd:YAG 激光治疗的患者（图 10.8）。Chan 等报道了 14 例中国患者接受次数不等的激光治疗后出现了色素减退。Wattanakrai 等和 Cho 等也描述了激光治疗黄褐斑后 1~2 周出现了类似的不良反应，报道的色素减退发生率分别为 13.6% 和 8%。考虑到激光治疗后存在复发和斑点状色素减退的风险，应在治疗黄褐斑前充分告知患者潜在的并发症。未来对治疗参数优化的研究将会使患者受益。低能量微剥脱治疗已被证明是有效的，且不良反应发生率低。

剥脱性换肤在黄褐斑的治疗中已取得了一定成功。Thai 的一项研究显示，使用可调脉冲 Er:YAG 激光换肤治疗 20 例患者的疗效较好。然而，17.6% 的患者出现了短暂的 PIH，并且在停止治疗后复发。点阵换肤治疗已被认为是一种更好的治疗选

图 10.8　A. 交叉极化的照片；B. QS 1064 nm Nd:YAG 激光治疗 20 次后脱色斑点 UV 照片

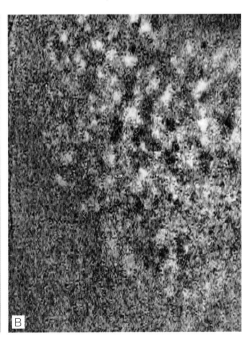

图 10.9　A. 黄褐斑皮秒点阵激光治疗前；B. 单次治疗 2 个月后；治疗参数：0.7 J/cm², 10 Hz, 6 mm

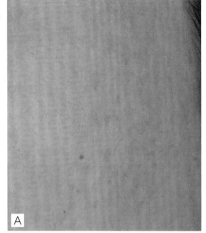
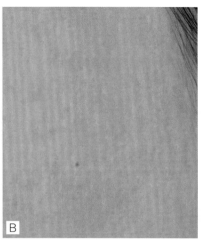

图 10.10　A. 黄褐斑皮秒点阵激光治疗前；B. 非点阵皮秒激光治疗 4 次后 3 周；治疗参数：1064 nm, 450 ps, 0.91～1.18 J/cm², 3 Hz, 6 mm

择。治疗的可能机制为真皮深层色素的"黑色素穿梭"以及病变的真皮重塑。Rokhsar 和 Fitzpatrick 对 10 例患者试验性应用点阵换肤进行治疗，完成 4～6 次治疗后（每次间隔 1～2 周），60% 的患者获得 75%～100% 的改善，30% 患者的改善程度低于 25%。随后一项韩国的研究显示疗效有限，25 例黄褐斑患者接受 4 个月治疗后（每月 1 次），60% 的患者得到改善；至 6 个月时，改善率下降至 52.2%，13% 的患者出现色素沉着（图 10.9）。

由于激光治疗后复发、色素沉着和色素减退的局限性，外用药治疗仍为黄褐斑的一线治疗方法。激光治疗须谨慎使用，特别是对于有色人种的皮肤。

皮秒激光在治疗黄褐斑方面也取得了一定的成功。然而，迄今为止，还没有长期的研究表明，与其他基于激光和光的技术相比，其可以提供更持久的临床效果（图 10.10）。

要点 5

低能量、大光斑的 QS 1064 nm Nd:YAG 激光治疗可改善黄褐斑。然而，约 10% 的患者经过多次重复治疗后可出现斑点样色素减退。

要点 6

由于存在治疗后色素沉着、色素减退和复发的风险，激光和 IPL 仅可考虑作为黄褐斑的二线治疗方法。

炎症后色素沉着

PIH 的特征是继发于炎症反应的获得性色素增加，常见于富含黑色素的亚洲人的皮肤损伤后反应所致。PIH 的严重程度与炎症反应的程度以及真表皮交接处的损伤程度相关。肤色越深的皮肤类型，合成的黑色素就越多。组织学上可见过多的表皮层和真皮层黑色素。

PIH 虽然是一个良性疾病，但可导致患者出现明显的焦虑和自尊低下。初始治疗包括：早期有效的基础皮肤病治疗，以尽量减少炎症反应，从而避免出现进一步的 PIH。须停用所有潜在的刺激物（如香水和药妆品），必须进行光防护。促进皮肤颜色恢复的治疗包括：外用药物（如氢醌、维 A 酸类、壬二酸、曲酸、甘醇酸和乳酸）、化学剥脱术、微晶磨削术以及激光治疗。

不同类型的激光都可用于 PIH 的改善。血管性激光（如主要靶向氧合血红蛋白的 595 nm LPDL）可用于治疗炎症过程中的血管成分。当配合局部压迫方式治疗时，其也可有效地去除色素。QS 激光（如 QS Nd:YAG 激光和 QS 翠绿宝石激光）也早已成功用于皮肤色素性疾病的治疗。依据使用激光波长的不同，表皮和真皮的色素病变可分别进行靶向治疗。顽固的 PIH 可能存在真皮层色素，QS 1064 nm Nd:YAG 激光既往已有治疗成功的报道，且不良反应最少。最近，我们研究了中国痤疮患者 PIH 的治疗，建议初始 3 个月先使用美白剂，随后外用药和激光（LPDL 和 / 或 1064 nm QS Nd:YAG 激光）联合治疗顽固性 PIH 的血管成分及真皮的色素成分（图 10.11）。对于深色皮肤类型，激光治疗本身也会引起 PIH，本研究中降低术后 PIH 风险的策略包括：治疗前后的有效防晒、使用长脉冲激光、配合冷却措

图 10.11　痤疮 PIH 采用不同的治疗方法。A. 20% 壬二酸 + 0.1% 莫米松乳膏 + 4% 氢醌乳膏治疗 2 个月后；B. QS1064 nm Nd:YAG 激光治疗 5 次后；治疗参数：3.1 J/cm², 8 mm, 10 Hz

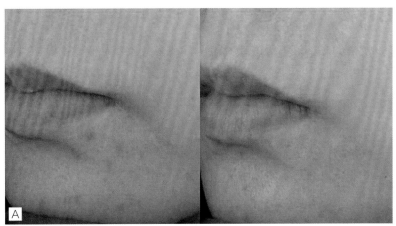
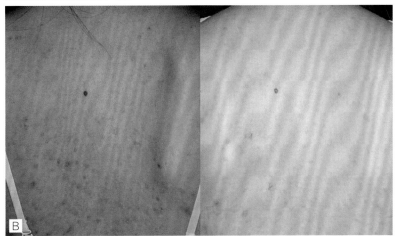

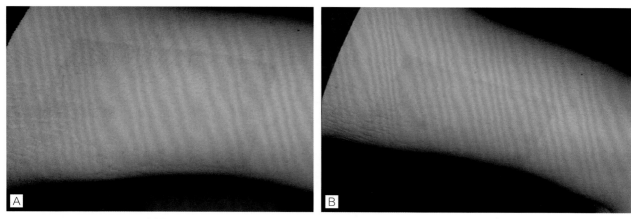

图 10.12　A. PIH 基线；B. 单次皮秒激光治疗后改善；治疗参数：755 nm，0.4 J/cm²，10 Hz，8 mm

施、玻片压迫法和使用小光斑进行治疗。

皮秒激光也可用于治疗 PIH，其效果与纳秒激光相当（图 10.12）。

黑素细胞痣

虽然去除黑素细胞痣的治疗金标准是手术切除，随后进行组织病理学检查，但由此产生的瘢痕常是一个难以接受的损容性结局。激光已经成功用于去除或减轻黑素细胞痣，且具有更好的美容效果。然而，临床医生需要了解激光治疗可能引起痣恶变的潜在风险。患者的皮肤类型、家族史和皮损部位都是重要的考虑因素。据报道，基于皮肤类型不同，亚洲每 10 万人中黑色素瘤的发病率在 0.2～2.2。肢端部位（比如足部）似乎更易受累。经过对患者相关风险因素的解释后，可考虑激光治疗无危险因素的深肤色人群非肢端部位的黑素细胞痣。已报道联合 CO_2 激光和 QS 翠绿宝石激光成功治疗了 11 例先天性黑素细胞痣。另一项研究报道了 QS 红宝石激光和普通模式红宝石激光成功治疗了获得性黑素细胞痣。所有平坦皮损均消退，混合性皮损仅部分有效。点阵激光现已被纳入治疗方案。典型的治疗方案如下：先使用长脉冲色素激光治疗（755 nm 长脉宽翠绿宝石激光、3 ms、光斑大小 10 mm、15～25 J/cm²，基于色素沉着的程度确定能量密度，治疗终点为治疗后出现轻度变黑

灰），随后立刻使用 QS 红宝石激光进行治疗（光斑大小 4 mm、能量密度 3～4 J/cm²，治疗终点为即刻变白）。4～6 周后使用 1550 nm 和 1927 nm 两种波长联合的非剥脱性点阵激光治疗（1550 nm，4 遍，50 mJ，治疗水平 10 级；随后使用 1927 nm，4 遍，20 mJ，治疗水平 10 级）。进行上述间隔 4～6 周的交替治疗，直至痣完全消退（病例讨论 5）。

最近，对于累及面部较大区域的非常大的先天性黑素细胞痣，皮秒激光后应立即使用非剥脱性（年龄 6 个月以下）或剥脱性（年龄 6 个月以上）点阵激光，以降低发生与上述 LP 联合 QS 激光组合方法相关的过度表皮损伤的风险。该想法是用皮秒激光去除可见的表层色素，而剥脱性点阵激光是以点阵非特异性地减少较深的真皮黑素细胞团（图 10.13）。根据我们的经验，尽管点阵剥脱治疗更具损伤性，但幼儿对治疗操作的耐受性很好，并且易于愈合。

血管性病变的治疗

血管特异性激光导致血管损伤，已被用于靶向血管性皮损，如鲜红斑痣（port-wine stains，PWS）、毛细血管扩张症和瘢痕的治疗，以及非剥脱性皮肤年轻化。氧合血红蛋白的主要吸收峰之一是在 577 nm 处，在 700～1100 nm 处也有一个小吸

图 10.13　A. 先天性黑素细胞痣基线；B. 皮秒激光（治疗参数：755 nm，0.87 ~ 4.07 J/cm²，10 Hz，2.5 ~ 5.4 mm）和剥脱性点阵换肤（治疗参数：1550 nm，60 mJ，0.85 kJ，56 MTZ cm²）治疗 13 次后

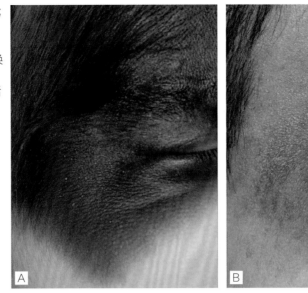

图 10.14　A. 鲜红斑痣治疗前基线；B. 经 8 次 LPDL 治疗后，鲜红斑痣明显改善

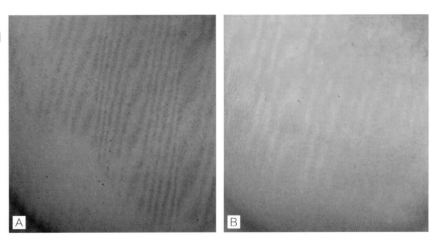

收峰。585 nm 和 595 nm 脉冲染料激光（pulsed dye laser, PDL）接近于 577 nm 的吸收峰值，在亚洲人的鲜红斑痣以及深色皮肤类型常见的增生性瘢痕和瘢痕疙瘩的治疗中，表现出卓越的疗效和安全性。

Asahina 等评估了 595 nm PDL（光斑大小 7 mm、脉冲持续时间 10 ms、12 J/cm²）治疗 IV 型皮肤患者 PWS 的效果，发现经过 4 次治疗后（每次间隔 8 周），67% 的患者获得好或非常好的疗效，色素沉着和色素减退的发生率分别为 17% 及 14%。表皮冷却和保护可提高疗效，使得在深肤色人群中应用更高的能量以获得理想的终点反应（紫癜），这样可获得更好的疗效，而且皮肤的耐受性更好，不良反应更少（585 nm PDL，光斑大小 7 mm、脉冲持续

时间 1.5 ms、能量密度 7 ~ 13 J/cm²、动态冷却装置喷雾 20 ms、延迟间隔 30 ms）（图 10.14）。然而，鲜红斑痣极少可获得完全治愈。血管光热凝固后发生的血管再通和血管重建可能是由于血管的生长，该过程属于皮肤正常愈合过程中的一个组成部分。鲜红斑痣血管的异质性特征要求根据血管管径大小和解剖位置采用不同的治疗参数，包括光斑大小、能量密度、脉宽和动态冷却。当使用 PDL 治疗唇部鲜红斑痣时，存在较大的色素沉着风险，此时建议采用 1064 nm Nd:YAG 激光治疗。推荐联合 595 nm 和 1064 nm 激光用于顽固性和肥厚性 PWS 的治疗。

毫秒级长脉冲 1064 nm Nd:YAG 激光处于红外线区氧合血红蛋白较低的吸收峰处，由于在真皮穿

透较深，已被用于治疗大的毛细血管扩张和网状静脉。长波越长，激光的表皮黑色素吸收越少，因此对于有色人种皮肤而言，其是一种安全有效的治疗方法。据报道，LP 755 nm 翠绿宝石激光单次治疗后即可改善血管病变，但30%的患者出现PIH，可能是由于含铁血黄素沉积和（或）过度冷却所致。

面部毛细血管扩张是一种常见的皮肤表现，可能与酒渣鼻、光损伤、长期外用糖皮质激素、肝病、放射性皮炎和结缔组织病有关。基于PDL卓越的疗效和安全性，目前被认为是首选的治疗方法。然而，治疗部位可能会出现紫癜和（或）PIH，大部分患者通常不能接受；因此，有研究对紫癜和亚紫癜PDL治疗面部毛细血管扩张时的疗效进行了比较。一项半侧面部对照研究中，术后出现紫癜反应的情况下，82%的患者毛细血管扩张的密度显著减少（光斑大小 7 mm、脉冲持续时间 10 ms、能量密度 8.5 ~ 10 J/cm²、动态冷却装置喷雾 30 ms、延迟间隔 20 ms）。另一项研究显示，PDL亚紫癜反应的治疗后（光斑大小 7 mm、脉冲持续时间 6 ms、能量密度 7 ~ 9 J/cm²），75%的患者单次治疗后可获得超过25%的改善。尽管亚治疗能量下可能缺乏可见的治疗终点，且需要多次治疗才能获得期望的效果，但该治疗方法由于休工期极短，通常可作为首选的治疗方法。进一步的研究表明，使用双波长 595 nm 和 1064 nm 激光设备，亚紫癜量参数序贯发射治疗，与单波长激光治疗相比，单次双波长激光治疗的效果更好。

此外，PDL还被证实可有效治疗深肤色患者中常见的增生性瘢痕和瘢痕疙瘩。已报道其可改善皮肤纹理、瘢痕容积和质地。对于高度黑化皮肤的患者，使用低能量可使PIH的风险降到最低。当使用PDL对有色人种增生性瘢痕以及在皮肤较薄部位（如胸部和颈部）进行治疗时，需使用相对低的能量（光斑大小 10 mm、脉冲持续时间 0.45 ~ 1.5 ms、能量密度 4.5 ~ 5.0 J/cm²），且每

次治疗间隔 2 个月。表皮冷却也有助于减少出现色素异常的风险。

剥脱、非剥脱和点阵激光换肤术

长期以来，CO_2 激光和 Er:YAG 激光剥脱性换肤被认为是嫩肤除皱的金标准。水是它们的靶基，引起表皮和真皮汽化，剥脱深度为 100 ~ 200 μm。尽管对皱纹、萎缩性瘢痕和皮肤色素异常的改善具有明显的临床效果，但该治疗的休工期较长，且具有潜在的不良反应（包括持久性红斑、色素沉着或色素减退、感染或瘢痕），特别在深肤色人群更易出现。

肤色较深的患者正在寻求风险较低的替代性换肤方法。将激光、光能或射频能量传输至皮肤的非剥脱性技术近年来成为焦点，包括PDL、IPL、Nd:YAG、半导体和铒玻璃激光。通常，使用上述设备每月进行一系列治疗后可使得皮肤纹理、瘢痕和皱纹获得适度改善。与剥脱性设备相比，几乎无治疗相关休工期，而且诸如PIH和瘢痕等不良反应明显减少。

射频已成功地用于无创皮肤年轻化治疗。射频设备释放电流，通过组织对离子流的自然阻抗而非选择性产生热量。冷却头的表皮冷却可防止表皮黑色素的破坏，因此，射频可安全地应用于任何皮肤类型。射频能量可传递至 2 ~ 4 mm 深的真皮层，导致轻微的胶原损伤，随后诱发愈合和重塑过程，导致皮肤立刻收紧，并在几个月后可获得进一步的改善。单极射频对于轻至中度皮肤松弛的患者是一种无创紧肤的有效工具；然而，在治疗过程中可能会出现一些不适感（图 10.15）。患者对热感觉的反馈被认为是一种有效和首选的选择最佳能量的方法。中等能量多遍治疗可产生良好、持久的疗效。新的设备配有一个震动手具，其原理基于疼痛的门控理论，在临床应用中可减少疼痛感。

聚焦超声是另一种无创紧肤设备。高强度聚焦超声将声波转换为热能；此外，它还可以在聚焦超

图 10.15 A. 基线；B. 单极射频紧肤治疗 5 个月后

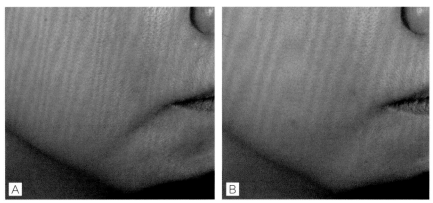

图 10.16 A. 基线；B. 聚焦超声治疗 3 个月后，治疗参数：1.2 J

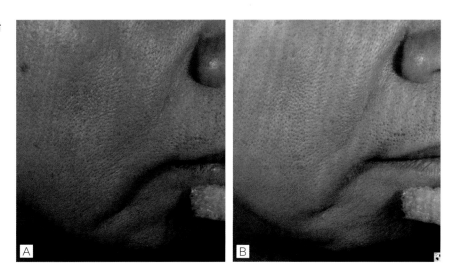

声作用于目标区域之前对组织进行成像。一项对 49 例中国患者的研究显示，早期已显示出预期的效果：下面部获得明显改善，且安全性很好，只有暂时的瘀斑、红斑、水肿和 PIH（图 10.16）。

点阵光热作用技术的发展已彻底改变了皮肤年轻化和换肤。点阵激光试图获得与剥脱性激光相媲美的临床疗效，且安全性更接近于非剥脱性激光。非剥脱性 1550 nm 掺铒光纤激光设备是首个批准临床应用的点阵激光。治疗过程中，通过产生宽度、深度和密度可控的一系列微小热损伤区（MTZs），对皮肤造成固定比例的热凝固损伤，而角质层完整。围绕这些 MTZs 的健康组织可在 1 天内快速修复并完成表皮细胞再生。这项技术已被证明可有效改善光老化、色素异常、皱纹、萎缩性瘢痕和皮肤异色症。非剥脱性点阵换肤（NAFR）用于治疗亚洲人皮肤的痤疮瘢痕存在继发 PIH 的高风险。研究表明，相对于能量参数，

点阵密度是发生 PIH 的更为重要的决定因素。进一步的研究证实，通过减少治疗遍数和总的治疗密度（每次治疗 4 遍而不是 8 遍），但增加治疗次数（从 3 次增加至 6 次），可弥补治疗遍数的减少，结果显示亚洲人群在获得临床改善的同时，PIH 的风险从 18.2% 下降至 6%（图 10.17）。

低能量、低密度 NAFR 1440 nm 半导体激光或 1927 nm 铥激光特别适用于有色人种的皮肤，因为该人群皱纹较少，但色素问题较多。一项研究表明，低能量、低密度的 1440 nm 半导体激光可有效改善色素沉着和皮肤纹理，尤其对于中国年轻人，其不良反应少和休工期短。

最近，剥脱性点阵换肤（AFR）被研究用于亚洲人嫩肤和痤疮瘢痕的治疗。剥脱性 CO_2 点阵激光治疗 9 例中国患者后发现，皮肤纹理、松弛、皱纹、毛孔粗大和痤疮瘢痕均得到改善；1 个月和 6

图 10.17　A. 痤疮瘢痕治疗前基线；
B. 经 NAFR 共 8 次治疗 1 个月后，
每次治疗 4 遍；治疗参数：脉冲能
量 60 mJ，总能量 3.05 kJ，总密度
125 MTZ/cm²

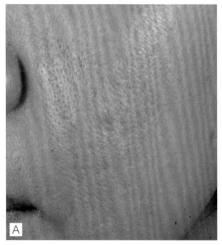
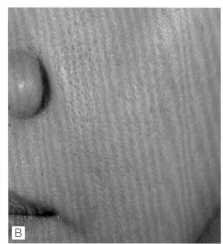

个月时，发生 PIH 的风险分别为 55.5% 和 11.1%。

　　降低深肤色患者 AFR 治疗后 PIH 风险的其他方法包括：降低每次剥脱性点阵激光的治疗密度，这样会增加获得预期临床效果所需的治疗次数。同时，也推荐使用局部和口服皮质类固醇激素，但必须考虑继发感染的风险[2-4]。对其他种点阵剥脱设备（如点阵 Er:YAG 激光或射频）的研究表明，发生 PIH 的风险相对较低。

　　点阵皮秒激光也被用来治疗痤疮瘢痕。基于我们的经验，皮秒激光治疗痤疮瘢痕出现不良反应的风险比 NAFR 低。然而，到目前为止，与 NAFR 激光治疗痤疮瘢痕相比，我们应用皮秒激光仍未获得相同的临床效果。

！要点 7
对于有色人种皮肤，非剥脱性点阵换肤通过减少治疗密度并增加治疗次数，可降低发生 PIH 的风险。

病例讨论 1：雀斑和雀斑样痣（图 10.18）
　　患者为一位喜欢户外活动和日光浴的 55 岁女性，其面部出现了令人困扰的色素沉着，近年来皮损一直在增多。她从不使用防晒霜，

继续定期打高尔夫球。她工作繁忙，每天都要约见客户，因此需要休工期较短的治疗方法。

　　检查发现患者为 III 型皮肤，两侧面颊有许多雀斑，且左颧骨部位存在一个大的雀斑样痣。与患者讨论了可选择的不同色素激光治疗方案。向其强调了治疗前后 2 周防晒的重要性。

　　由于她想要一个低 PIH 风险且有效的治疗方法，故使用长脉冲 KTP 532 nm 激光（能量密度 10.5~11 J/cm²、光斑大小 3 mm、脉冲持续时间 2 ms）治疗方案。经过 2 次治疗，色素沉着明显改善。给予患者适当的防晒建议：每日使用防晒霜。如果需要进一步改善她的色素沉着，可考虑进一步的治疗。

病例讨论 2：太田痣（图 10.19）
　　1 例 9 个月大的女婴右侧颞部出现 6 cm×4 cm 大小的蓝色色素沉着斑，被诊断为太田痣。她首次接受 QS 红宝石 694 nm 激光治疗（能量密度 2~2.5 J/cm²、频率 2 Hz、光斑大小 5 mm），间隔 1 个月随访，皮损的临床改善有限。然后使用皮秒翠绿宝石激光（755 nm、能量密度 2.08~3.77 J/cm²、频率 2.5~5 Hz、光斑大小 2.5~3.5 mm），经过 3 次治疗（1~3 个月的间隔时间），其皮损明显改善，几乎完全清除。未见并发症发生。

图 10.18　使用长脉冲 532 nm 激光治疗表皮色素性疾病。雀斑样痣（A）和雀斑（B）均获得改善

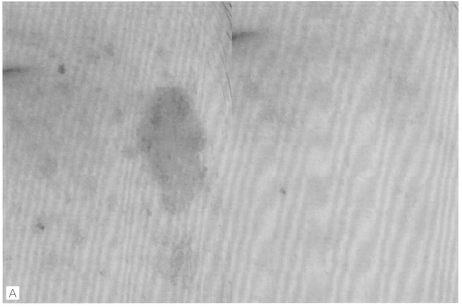

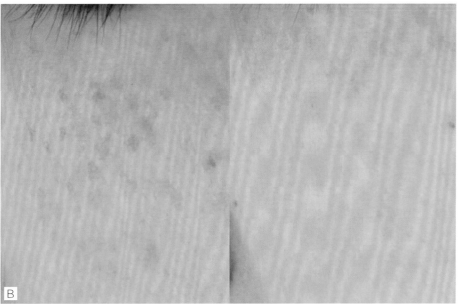

图 10.19　A. 太田痣治疗前基线；B. 3次皮秒翠绿宝石激光后；治疗参数：755 nm，2.08~3.77 J/cm²，2.5~5 Hz，2.5~3.5 mm

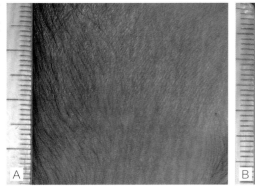

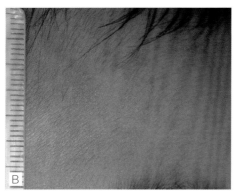

病例讨论 3：颧部褐青色痣（图 10.20）

患者为一名 28 岁的中国女性，颧颊部可见黑色素斑点。她是最近 2 年才注意到上述改变，并担心其可能进一步加重。她并不常规使用防晒霜。

检查发现她的双侧颧颊部均存在颧部褐青色痣，无黏膜受累。与患者讨论治疗方案的选择，并解释这种难治性真皮色素问题需接受多次的激光治疗。首次治疗后存在色素沉着的风险，经过后续进一步的治疗，皮损可逐渐改善。患者同意接受 3 次 QS 红宝石激光治疗（能量密度 3.4 J/cm^2、光斑大小 5 mm）和 1 次 QS 755 nm 翠绿宝石激光治疗（能量密度 8.5 J/cm^2、光斑大小 3 mm）。治疗间期外用美白剂。整个激光治疗结束后 3 个月进行随访，皮损获得了持久而显著的淡化效果。

病例讨论 4：贝克痣（图 10.21）

一名 27 岁男性患者在青春期时左下颌处出现一处长毛的色素沉着区域，现要求将其去除。近几年来，皮损大小和颜色均未见变化，但该外表使其非常困扰。

检查发现患者左下颌存在一个不规则的棕色斑片，其上有一些黑色毛发。诊断贝克痣并使用长脉冲翠绿宝石激光治疗（20 ~ 30 J/cm^2、光斑大小 10 mm、脉冲持续时间 1.5 ms）。他接受了 4 次治疗（每次间隔 4 ~ 6 周）。他还接受了 2 次 1927 nm 铥光纤非剥脱点阵激光治疗（治疗水平 11 级，共 8 遍），从而获得了进一步的改善。最后仅遗留淡淡的棕色斑片，患者对其外观的改善很满意。

图 10.20　QS 红宝石激光联合 QS755 nm 翠绿宝石激光治疗后，颧部褐青色痣减轻

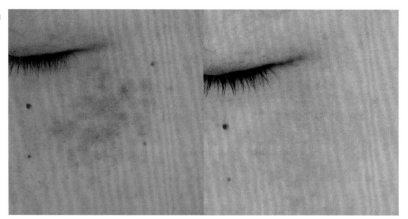

图 10.21　长脉冲翠绿宝石激光联合 1927 nm 铥光纤非剥脱性点阵激光治疗后，贝克痣获得改善

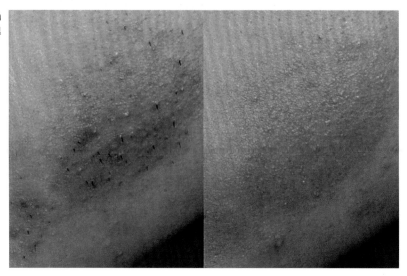

📋 病例讨论5：黑素细胞痣（图10.22）

　　一名34岁的中国男性患者要求去除右面颊的两颗痣。他没有任何皮肤恶性肿瘤的家族史，而且他的痣已经数年未见变化。检查发现，他的面颊有一颗深棕色的交界痣和一颗棕色的混合痣。咨询期间，与患者讨论多次治疗的必要性以及出现PIH的风险。并解释也许不能完全清除且有复发的可能。患者接受3次长脉冲翠绿宝石激光治疗（能量密度20 J/cm²、光斑大小3 mm×10 mm、脉冲持续时间3 ms），随后进行3次QS红宝石激光治疗（能量密度3.2~3.4 J/cm²、光斑大小4 mm），每次间隔4~6周，直至色素痣充分淡化。

图10.22　经长脉冲翠绿宝石激光联合QS红宝石激光治疗后，使黑素细胞痣成功变淡

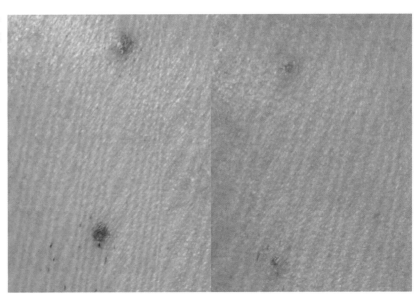

小结

　　随着全球人口结构的快速演变，越来越多的有色人种患者将会为寻求激光美容治疗而就诊皮肤科。了解并制订适用于所有皮肤类型的合适治疗参数，对于成功的临床实践至关重要。

扩展阅读

Alam M, Dover JS, Arndt KA. Treatment of facial telangiectasia with variable-pulse high-fluence pulsed-dye laser: comparison of efficacy with fluences immediately above and below the purpura threshold. *Dermatol Surg*. 2003; 29:681–684.

Alexiades-Armenakas MR, Dover JS, Arndt KA. The spectrum of laser skin resurfacing: nonablative, fractional, and ablative laser resurfacing. *J Am Acad Dermatol*. 2008; 58(5):719–737.

Alster TS, Tanzi EL. Combined 595-nm and 1064-nm laser irradiation of recalcitrant and hypertrophic port-wine stains in children and adults. *Dermatol Surg*. 2009; 35:914–918.

Alster T, Zaulyanov L. Laser scar revision: a review. *Dermatol Surg*. 2007; 33:131–140.

Anderson RR, Margolis RJ, Watenabe S, et al. Selective photothermolysis of cutaneous pigmentation by Q-switched Nd:YAG laser pulses at 1064, 532 and 355 nm. *J Invest Dermatol*. 1989; 93:28–32.

Asahina A, Watanabe T, Kishi A, et al. Evaluation of the treatment of port-wine stains with the 595-nm long pulsed dye laser: a large prospective study in adult Japanese patients. *J Am Acad Dermatol*. 2006; 54:487–493.

Chan HH, Alam M, Kono T, Dover J. Clinical application of lasers in Asians. *Dermatol Surg*. 2002; 28:556–563.

Chan HH, Fung WKK, Ying SY, Kono T. An in vivo trial comparing the use of different types of 532 nm Nd:YAG lasers in the treatment of facial lentigines in Oriental patients. *Dermatol Surg*. 2000; 26(8):743–749.

Chan NP, Ho SG, Shek SY, Yeung CK, Chan HH. A case series of facial depigmentation associated with low fluence Q-switched 1064 nm Nd:YAG laser for skin rejuvenation and melasma. *Lasers Surg Med*. 2010; 42(8):712–719.

Chan NP, Ho SG, Yeung CK, Shek SY, Chan HH. Fractional ablative carbon dioxide laser resurfacing for skin rejuvenation and acne scars in Asians. *Lasers Surg Med*. 2010; 42(9):615–623.

Chan NP, Ho SG, Yeung CK, Shek SY, Chan HH. The use of non-ablative fractional resurfacing in Asian acne scar patients. *Lasers Surg Med*. 2010; 42(10):710–715.

Chan HH, King WWK, Chan ESY, et al. In vivo trial comparing the patients' tolerability of Q-switched Alexandrite (QS Alex) and Q-switched neodymium:yttrium-aluminum-garnet (QS Nd:YAG) lasers in the treatment of nevus of Ota. *Lasers Surg Med*. 1999; 24:24–28.

Chan NP, Shek SY, Yu CS, et al. Safety study of transcutaneous focused ultrasound for non-invasive skin tightening in Asians. *Lasers Surg Med*. 2011; 43(5):366–375.

Chan HH, Ying SY, Ho WS, Kono T, King WW. An in vivo trial comparing the clinical efficacy and complications of Q-switched 755 nm alexandrite and Q-switched 1064 nm Nd:YAG lasers in the treatment of nevus of Ota. *Dermatol Surg*. 2000; 26:919–922.

Chiu CH, Chan HH, Ho WS, Yeung CK, Nelson JS. Prospective study of pulsed dye laser in conjunction with cryogen spray cooling for treatment of port wine stains in Chinese patients. *Dermatol Surg*. 2003; 29(9):909–915.

Cho SB, Kim JS, Kim MJ. Melasma treatment in Korean women using a 1064 nm Q-switched Nd:YAG laser with low pulse energy. *Clin Exp Dermatol*. 2009; 34(8):e847–e850.

Cho SB, Park SJ, Kim MJ, Bu TS. Treatment of acquired bilateral nevus of Ota-like macules (Hori's nevus) using 1064 nm Q-switched Nd:YAG with low fluence. *Int J Dermatol*. 2009; 48:1308–1312.

Cho SB, Park SJ, Kim JS, Kim MJ, Bu TS. Treatment of post-inflammatory hyperpigmentation using 1064-nm Q-switched Nd:YAG laser with low fluence: report of three cases. *J Eur Acad Dermatol Venereol*. 2009; 23:1206–1207.

Chong SJ, Jeong E, Park HJ, Lee JY, Cho BK. Treatment of congenital nevomelanocytic nevi with the CO_2 and Q-switched alexandrite lasers. *Dermatol Surg*. 2005; 31:518–521.

Chung JH. Photoaging in Asians. *Photodermatol Photoimmunol Photomed*. 2003; 19:109–121.

Collins RJ. Melanoma in the Chinese of Hong Kong. Emphasis on volar and subungual sites. *Cancer* 1984; 54:1482–1488.

Dover JS, Zelickson B, 14-Physician Multispecialty Consensus Panel. Results of a survey of 5700 patient monopolar radiofrequency facial skin tightening treatments: assessment of a low-energy multiple-pass technique leading to a clinical end point algorithm. *Dermatol Surg*. 2007; 33(8):900–907.

Ee HL, Goh CL, Khoo LS, Chan ES, Ang P. Treatment of acquired bilateral nevus of ota-like macules (Hori's nevus) with a combination of the 532 nm Q-Switched Nd:YAG laser followed by the 1064 nm Q-switched Nd:YAG is more effective: prospective study. *Dermatol Surg*. 2006; 32:34–40.

Fitzpatrick R, Geronemus R, Goldberg D, et al. Multicenter study of non-invasive radiofrequency for periorbital tissue tightening. *Lasers Surg Med*. 2003; 33:232–242.

Glaich AS, Goldberg LH, Dai T, Kunishige JH, Friedman PM. Fractional resurfacing: a new therapeutic modality for Becker's nevus. *Arch Dermatol*. 2007; 143:1488–1490.

Hantash BM, Bedi VP, Sudireddy V, et al. Laser-induced transepidermal elimination of dermal content by fractional photothermolysis. *J Biomed Opt*. 2006; 11:041115.

Ho SG, Chan NP, Yeung CK, et al. A retrospective analysis of the management of freckles and lentigines using four different pigment lasers on Asian skin. *J Cosmet Laser Ther*. 2012; 14(2):74–80.

Ho WS, Chan HH, Ying SY, Chan PC. Laser treatment of congenital facial port-wine stains: long-term efficacy and complications in Chinese patients. *Lasers Surg Med*. 2002; 30:44–47.

Ho SG, Yeung CK, Chan NP, Shek SY, Chan HH. A comparison of Q-switched and long-pulsed alexandrite laser for the treatment of freckles and lentigines in oriental patients. *Lasers Surg Med*. 2011; 43(2):108–113.

Ho SG, Yeung CK, Chan NP, et al. A retrospective analysis of the management of acne post-inflammatory hyperpigmentation using topical treatment, laser treatment, or combination topical and laser treatments in oriental patients. *Lasers Surg Med*. 2011; 43(1):1–7.

Hori Y, Kawashima M, Oohara K, Kukita A. Acquired, bilateral nevus of Ota-like macules. *J Am Acad Dermatol*. 1984; 10:961–964.

Jasim ZF, Woo WK, Handley JM. Long-pulsed (6-ms) pulsed dye laser treatment of rosacea-associated telangiectasia using subpurpuric clinical threshold. *Dermatol Surg*. 2004; 30:37–40.

Kagami S, Asahina A, Watanabe R, et al. Treatment of 153 Japanese patients with Q-switched alexandrite laser. *Lasers Med Sci*. 2007; 22:159–163.

Karsai S, Roos S, Raulin C. Treatment of facial telangiectasia using a dual-wavelength laser system (595 and 1064 nm): a randomized controlled trial with blinded response evaluation. *Dermatol Surg*. 2008; 34:702–708.

Kauvar AN. Successful treatment of melasma using a combination of microdermabrasion and Q-switched Nd:YAG lasers. *Lasers Surg Med*. 2012; 44(2):117–124.

Kauvar AN, Loud WW. Pulsed alexandrite laser for the treatment of leg telangiectasia and reticular veins. *Arch Dermatol*. 2000; 136:1371–1375.

Kawada A, Shiraishi H, Asai M, et al. Clinical improvement of solar lentigines and ephelides with an intense pulsed light source. *Dermatol Surg*. 2002; 28:504–508.

Koh D, Wang H, Lee J, et al. Basal cell carcinoma, squamous cell carcinoma and melanoma of the skin: analysis of the Singapore Cancer Registry Data 1968–97. *Br J Dermatol*. 2003; 148:1161–1166.

Kono T, Chan HH, Groff WF, et al. Prospective direct comparison study of fractional resurfacing using different fluences and densities for skin rejuvenation in Asians. *Lasers Surg Med*. 2007; 39(4):311–314.

Kono T, Frederick Groff W, Chan HH, Sakurai H, Yamaki T. Long-pulsed neodymium:yttrium-aluminum-garnet laser treatment for hypertrophic port-wine stains on the lips. *J Cosmet Laser Ther*. 2009; 11(1):11–13.

Kono T, Manstein D, Chan HH, Nozaki M, Anderson RR. Q-switched ruby vs. long-pulsed dye laser delivered with compression for treatment of facial lentigines in Asians. *Lasers Surg Med*. 2006; 38:94–97.

Kono T, Nozaki M, Chan HH, Mikashima Y. A retrospective study looking at the long-term complications of Q-switched ruby laser in the treatment of nevus of Ota. *Lasers Surg Med*. 2001; 29:156–159.

Lee HS, Won CH, Lee DH, et al. Treatment of melasma in Asian skin using a fractional 1550-nm laser: an open clinical study. *Dermatol Surg*. 2009; 35:1499–1504.

Marmon S, Shek SY, Yeung CK, et al. Evaluating the safety and efficacy of the 1440-nm laser in the treatment of photodamage in Asian skin. *Lasers Surg Med*. 2014; 46(5):375–379.

Marques L, LeBlanc N, Weingarden H, et al. Body dysmorphic symptoms: phenomenology and ethnicity. *Body Image* 2011; 8(2):163–167.

Moody MN, Landau JM, Vergilis-Kalner IJ, et al. 1064 nm

Q-switched neodymium-doped yttrium aluminum garnet laser and 1550 nm fractionated erbium-doped fiber laser for the treatment of nevus of Ota in Fitzpatrick skin type IV. *Dermatol Surg*. 2011; 37(8):1163–1167.

Nanni CA, Alster TS. Complications of carbon dioxide laser resurfacing. An evaluation of 500 patients. *Dermatol Surg*. 1998; 24(3):315–320.

Nanni CA, Alster TS. Treatment of a Becker's nevus using a 694 nm long-pulsed ruby laser. *Dermatol Surg*. 1998; 24:1032–1034.

Negishi K, Kushikata N, Tezuka Y, et al. Study of the incidence and nature of "very subtle epidermal melasma" in relation to intense pulsed light treatment. *Dermatol Surg*. 2004; 30:881–886.

Negishi K, Tezuka Y, Kushikata N, Wakamatsu S. Photorejuvenation for Asian skin by intense pulse light. *Dermatol Surg*. 2001; 27:627–631.

Nelson JS, Geronemus RG. Redarkening of port wine stains 10 years after laser treatment. *N Engl J Med*. 2007; 356(26):2745–2746.

Polnikorn N. Treatment of refractory melasma with the MedLite C6 Q-switched Nd:YAG laser and alpha arbutin: a prospective study. *J Cosmet Laser Ther*. 2010; 12:126–131.

Polnikorn N, Tanrattanakorn S, Goldberg DJ. Treatment of Hori's nevus with the Q-switched Nd:YAG laser. *Dermatol Surg*. 2000; 26:477–480.

Rokhsar CK, Fitzpatrick RE. The treatment of melasma with fractional photothermolysis: a pilot study. *Dermatol Surg*. 2005; 31:1645–1650.

Taylor A, Pawaskar M, Taylor SL, Balkrishnan R, Feldman SR. Prevalence of pigmentary disorders and their impact on quality of life: a prospective cohort study. *J Cosmet Dermatol*. 2008; 7:164–168.

Taylor SC, Torok H, Jones T, et al. Efficacy and safety of a new triple-combination agent for the treatment of facial melasma. *Cutis* 2003; 72:67–72.

Trelles MA, Allones I, Moreno-Arias GA, Velez M. Becker's naevus: a comparative study between erbium:YAG and Q-switched neodymium:YAG; clinical and histopathological findings. *Br J Dermatol*. 2005; 152:308–313.

Tse Y, Levine VJ, McClain SA, Ashinoff R. The removal of cutaneous pigmented lesions with the Q-switched ruby laser and the Q-switched neodymium: yttrium-aluminum-garnet laser. A comparative study. *J Dermatol Surg Oncol*. 1994; 20: 795–800.

Wang CC, Hui CY, Sue YM, Wong WR, Hong HS. Intense pulsed light for the treatment of refractory melasma in Asian patients. *Dermatol Surg*. 2004; 30:1196–1200.

Wang CC, Sue YM, Yang CH, Chen CK. A comparison of Q-switched alexandrite laser and intense pulsed light for the treatment of freckles and lentigines in Asian persons: a randomized, physician-blinded, split-face comparative trial. *J Am Acad Dermatol*. 2006; 54:804–810.

Watanabe S, Takahashi H. Treatment of nevus of Ota with the Q-switched ruby laser. *N Engl J Med*. 1994; 331:1745–1750.

Wattanakrai P, Mornchan R, Eimpunth S. Low-fluence Q-switched neodymium-doped yttrium aluminum garnet (1064 nm) laser for the treatment of facial melasma in Asians. *Dermatol Surg*. 2010; 36(1):76–87.

Weiss RA, Dover JS. Laser surgery of leg veins. *Dermatol Clin*. 2002; 20(1):19–36.

Westerhoff W, Gamei M. Treatment of acquired junctional melanocytic naevi by Q-switched and normal mode ruby laser. *Br J Dermatol*. 2003; 148:80–85.

Yeung CK, Shek SY, Chan HH. Hair removal with neodymium-doped yttrium aluminum garnet laser and pneumatic skin flattening in Asians. *Dermatol Surg*. 2010; 36(11):1664–1670.

Zhou X, Gold MH, Lu Z, Li Y. Efficacy and safety of Q-switched 1064 nm neodymium-doped yttrium aluminum garnet laser treatment of melasma. *Dermatol Surg*. 2011; 37(7):962–970.

第十一章

激光与光治疗的并发症和法律事项

刘丽红 廖 勇 杨蓉娅 译

概要和关键点

- 并发症
- 激光器
- 光源（设备）
- 瘢痕
- 色素改变
- 医疗过失
- 治疗标准
- 职责
- 失职行为
- 因果关系
- 损害
- 医疗事故
- 鉴定专家

❗ 要点 1

并发症是与治疗或者手术过程相关的不良事件或反应。

引言

激光和光治疗在医学界是一个持续发展和革新的领域。尽管激光器最初是基于医疗用途而研发的，但随着更新换代目前已转向美容方向发展。现有的激光和光疗方法可用于治疗如皱纹、瘢痕、血管性病变、多毛、色素性疾病、文身以及银屑病、白癜风和痤疮等皮肤疾病。激光与光的光源是归入到能源设备（energy-based devices, EBDs）中的一种广泛类别。除了激光与光的光源，能源设备还包括射频、超声波和微波设备。我们将先讨论关于能源设备的一些共性要点，并在下文进行具体阐述。

并发症是与治疗或者手术过程相关的不良事件或反应。许多并发症并不局限于特定的激光，也有一些并发症更多的是与某些激光和光疗或其他少见的能源设备相关。对于某些激光治疗中出现的一系列并发症，我们将会进行更广泛的论述，并展开重点讨论。

总则

对于激光设备具体设置的细节内容，已超出本章范围。如果在未经认证的医疗机构、由未经培训的操作者或者没有适当的安全防护装备的情况下进行激光治疗，会带来很多的医疗-法律问题。

认证是一个自愿的过程，这个过程指医疗机构通过国家认可的标准来进行资质认证。以下几个组织可对医疗机构进行认证：美国骨科协会（American Osteopathic Association, AOA）、美国医疗机构评审联合委员会（Joint Commission on Accreditation of Health Care Organizations, JCAHO）、美国门诊医疗保健认证协会（Accreditation Association for Ambulatory Health Care, AAAHC）均可对组织和医疗机构进行认证。

向患者、公众以及其他医疗保健人员出示认证证书，可以让他们确认本医疗机构具备客观/规范化的质量标准。

开展治疗的地理位置将会影响可操作激光或者光疗设备人员的相关规定。每个管理委员会有不同的规定。在某些管辖区，只有医生可以合法操作激光或者光疗设备，而另一些地区则需要接受一定的培训或者取得认证后才可以操作设备。还有一些地区则要求医生在术前完成对患者的评估。个人有责任查明其所在管辖区的既定法规。

对于工作场所中眼睛的保护，不同的地区不尽相同。在美国，防护镜的指南是由美国国家标准研究所（American National Standards Institute, ANSI）Z136系列制定的，由美国激光研究所（Laser Institute of America, LIA）出版。在欧洲，眼睛保护指南是由EN207制定的。除了以上指南外，同时建议在门上设立警告标志以警示任何进入手术室的人。

并发症

各种激光和光疗设备的作用机制可导致很多不同的潜在并发症，某些甚至会导致更频繁和（或）更严重的并发症。大多数激光和光疗设备是基于选择性光热作用原理进行工作的，因此，我们将集中讨论一下这些并发症。

> **要点2**
> 激光和光疗的并发症尽管是罕见的，但确实存在。

常见并发症

激光治疗最常见的并发症有灼伤、持久性红斑、色素减退或色素沉着、单纯疱疹病毒（herpes simplex virus, HSV）复发以及暴发性痤疮。激光、光疗、射频、超声以及微波等技术均可以引起这些并发症。

灼伤是各种激光器的常见并发症之一，可在使用任何能源设备的过程中发生。常见导致灼伤发生的三种可能原因主要有能量过高、脉冲持续时间过短以及表皮冷却不足。大多数激光器都有初始推荐的参数设定，这些设定提供了相当安全的参数设置

以及合适的表皮冷却。根据灼伤的严重程度，治疗方面的需求通常很少。轻微灼伤时，可能会伴随一段时间的持久性红斑。而更严重的灼伤可能会出现水疱和瘢痕。随着新技术的发展以及逐渐弃用容易产生瘢痕的激光器（如连续性氩激光等），使得发生增生性瘢痕的风险降低。

持久性红斑可以从几个方面来进行定义。在使用大多数能源设备治疗的过程中，红斑是可预期的结果。红斑的持续时间通常只有24~72 h，所有的激光和光疗设备基本都有过产生持续性红斑的报道。一般来说，只需要安慰患者，不需要治疗。非剥脱性激光器所造成的红斑持续性时间较短，而剥脱换肤性激光器相关的持久性红斑发生率较高，持续时间从数周到数月不等。

色素沉着（图11.1）是一种很常见的并发症，特别是最常见于深色皮肤类型（参见Spriprachya-anunt等的研究）。深色皮肤类型的患者在使用各种激光和光疗设备治疗时，几乎都报道过色素沉着。使用那些黑色素不会明显吸收的能源设备治疗时，色素沉着发生率就明显降低。在一项Moreno-Arias等进行的研究中发现，16%接受强脉冲光（IPL）治疗的患者发生了色素沉着。Goh报道在皮肤类型为Ⅳ~Ⅵ型患者的发生率为45%。Wareham等报道脉冲染料激光治疗后可引起色素沉着，特别是小腿或者治疗后没有足够防晒和避光的部

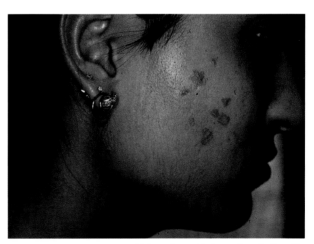

图11.1　调Q Nd:YAG激光治疗后引起的炎症后色素沉着

位。Chowdhury 等也报道了磷酸钛钾盐（KTP）激光产生的色素沉着。对于剥脱性的 CO_2 激光，炎症后色素沉着（PIH）常见。Badawi 等报道在 Ⅲ 型皮肤的发生率为 20%～30%，Ⅳ 型皮肤的发率为 100%。Mahmoud 等发现对于 Ⅳ～Ⅴ 型皮肤，Er:YAG 激光治疗后 PIH 的发生率为 50%（图11.2）。即使是非剥脱性激光也可引起 PIH 的问题。2010 年 Chan 等进行的一项研究发现，47 例中有 18.2% 的患者治疗后出现 PIH。尽管调 Q 激光治疗后很少出现 PIH，但也有报道（例如 Choudhary 等和 Kuperman-Beade 等的报道）。在深色皮肤类型中，治疗后发生 PIH 相当常见。据 Lapidoth 和 Aharonowitz 报道，其发生率高达 44%。如上所述，Clark 等发现血管性激光也会导致 PIH，尽管其较为罕见。

色素减退是一种少见的并发症，主要见于去除文身的调 Q 激光以及治疗鲜红斑痣的血管特异性激光。调 Q 激光导致的色素减退可能是暂时的，但也可以是永久性的。调 Q 激光导致的色素减退也确有报道（由 Fitzpatrick 和 Goldman 报道）。使用脉冲染料激光治疗鲜红斑痣后，发生色素减退的概率是 2%～31%。脉冲染料激光治疗时，设置较长脉冲持续时间似乎可以减少这种并发症的发生。目前已有研究证实剥脱性激光也可以引起色素减退（如 Trelles 和 Ward & Baker 的研究）。永久性色素减退也可见于 CO_2 激光治疗，在 Prado 等进行的近 10 年的随访研究中，8.7% 的患者在治疗后发生了永久性色素减退。

在经常给予预防性抗病毒药物治疗的患者中，HSV 复发是激光治疗（尤其是激光换肤）时可能出现的一种并发症。然而，近期在 Trelles 进行的一项不给予预防性抗病毒药物的回顾性研究中，接受激光换肤治疗的 600 例患者中，HSV 复发的概率小于 1%。Campbell 和 Goldman 进行的另一项回顾性研究中，接受点阵式 CO_2 激光换肤的 373 例患者只有 1.1% 出现疱疹复发。尽管发病

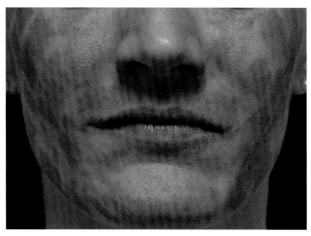

图 11.2 Er:YAG 激光治疗引起的炎症后色素沉着

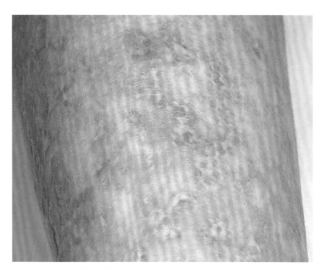

图 11.3 脉冲染料激光治疗后产生的色素沉着及瘢痕

率低，播散性 HSV 感染导致的瘢痕形成是一个潜在的严重并发症。

暴发性痤疮可由任何激光和光疗设备诱发，可能与治疗过程和术后护理等有关。据报道发生率取决于治疗，但在 Campbell 和 Goldman、Nanni 和 Alster、Neaman 等进行的 3 个研究中，进行激光换肤治疗的患者中，其发生率从 3%～15% 不等。这算是一个相对良性的并发症，且有自愈的可能。

几乎所有的皮肤激光和光源均可见瘢痕的报道（图 11.3～11.6）。尽管其实际发病率相当低，但任何激光或光疗设备的过度治疗均可产生瘢痕。尽管老式连续激光大部分已不再使用，但其产生的增生性瘢痕最常见。

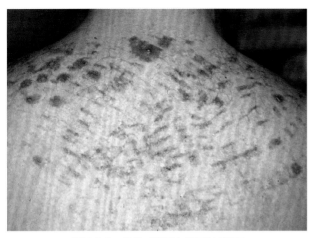

图 11.4 CO_2 激光治疗后的瘢痕

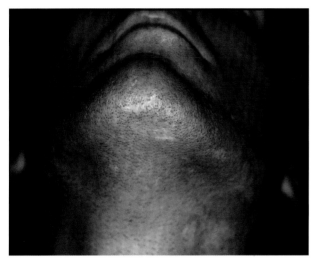

图 11.5 激光脱毛导致的瘢痕

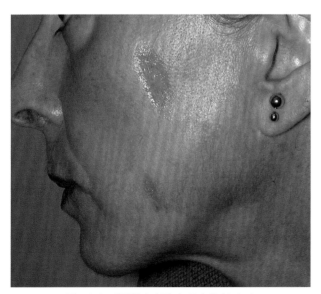

图 11.6 强脉冲光治疗后产生的瘢痕

特定激光的并发症

几乎所有激光和光疗设备均会引起上述并发症。然而，还有一些特殊的并发症及其注意事项与某些特殊类型的激光相关。

调 Q 激光

在 Kuperman-Beade 及其同事的研究中，调 Q 激光最常见的不良反应包括色素减退和色素沉着、皮肤结构变化和治疗后瘢痕（图 11.1）。黑色素是主要的竞争性发色团，调 Q 红宝石激光可见暂时的色素减退及与永久性色素脱失（来自 Bernstein 和 Choudhary 等的研究报道）。Grevelink 等发现，调 Q Nd:YAG 激光和更长波长的激光发生色素减退的概率要低于调 Q 红宝石激光。Kuperman 等研究发现，对于深色皮肤的个体，如果使用调 Q 激光（不仅限于 Nd:YAG 激光），降低能量密度可能有助于防止色素减退。

对于调 Q 激光，色素沉着比色素减退相对少见；然而，Choudhary 等发现使用脱色剂和使用长波长激光可能有助于防止深色皮肤类型的患者在治疗后出现色素沉着。皮肤质地的变化少见，但 Fitzpatrick 和 Goldman 研究发现翠绿宝石激光治疗后色素沉着的发生率高达 12%。

治疗后出现过敏反应的副作用较为罕见，但确有报道。Kuperman-Beade、England、Ashinoff 等的研究发现，其最常见于红色的朱砂颜料，并且表现为结节状有鳞屑的瘙痒性皮疹或是即刻发生的荨麻疹样皮疹。Ashinoff 等认为这可能是对所使用的文身染料在激光作用后，向周围组织扩散过程中的一种继发反应现象。

在治疗红色、粉红色、皮色和白色染料的文身时，反常的文身颜料变暗是一种常见的并发症。Kuperman-Beade 等发现对于蓝色、绿色和黄色染料文身的治疗很少发生上述现象。铁和二氧化钛的还原被认为是导致色素加深的主要因素。这种加深往往对调 Q 激光进一步治疗时会有抵抗。此外，Arndt 等发现用调 Q 激光治疗 1 例有氯金酸钠摄入史的患者时发生了永久的深蓝色色素沉着，称为金质沉着病。金质沉着病的治疗具有挑战性，但包括红宝石激光和翠绿宝石激光的长脉冲光已被使用来解决上述问题。

间隔综合征是一种罕见但严重的并发症。Kuperman-Beade 等用调 Q Nd:YAG 激光进行 1 例前臂部位治疗时曾报道过。

非剥脱性点阵激光

对于大多数患者，非剥脱性点阵激光具有良好的耐受性，且并发症少。Hardaway 等发现，非剥脱性点阵激光通常只有轻微的和暂时性疼痛、红斑及水肿。Chan、Laubach 和 Tanzi 等研究得出结论，与标准的剥脱性激光相比，非剥脱性激光导致的皮肤变色相当罕见。为了使 PIH 的风险减半，Chan 及其团队推荐可采用将微小热损伤区（MTZ）的密度降低一半并增加治疗次数的方法来治疗。水疱、暴发性痤疮、粟丘疹、HSV 复发和瘢痕是罕见的并发症。

剥脱性激光

剥脱性激光已经安全使用了很长时间。从连续扫描模式到点阵扫描模式，该技术已经得到不断更新，在提高安全性的同时保持其有效性。连续波长的 CO_2 激光导致的瘢痕、增生性瘢痕和色素异常的发生率较高。

大多数情况下，点阵扫描技术联合剥脱性激光可提高安全性。然而，即使使用点阵扫描技术，仍可见颈部增生性瘢痕的报道（如 Avram 等进行的 CO_2 点阵激光换肤）。在使用点阵射频设备治疗时，色素沉着问题的发生率可能会相对小。由 Goldberg 等进行的一项研究发现，皮肤分型为 VI

型的个体在使用点阵射频治疗时未出现色素沉着。

Ward 和 Baker 报道，使用 CO_2 激光换肤治疗后引起了长期色素减退。这似乎在浅色皮肤的人群中更为常见。有证据（Grimes 等报道）显示，色素减退是一个抑制黑色素生成而不是真正破坏黑素细胞的结果。Raulin 等报道应用准分子激光治疗色素减退部位时也有同样的发现。Neaman 等报道的暂时性睑外翻也作为一个潜在的并发症，但非常罕见。Nanni 和 Alster 研究发现，换肤治疗后有多达 10% 的患者发生粟丘疹，这很容易通过常规挑治方治疗。

尽管感染相当罕见，但 Alam 等研究发现可以由细菌、病毒和（或）真菌引起感染。Torezan 等描述，治疗后出现暂时性暴发性疣病毒传播，随后自行消退。Rao 等也报道了 CO_2 激光换肤 1 个月后发生了结核分枝杆菌脓肿。

血管性激光

随着时代的变革，血管性激光变得越来越安全。不连续激光脉冲的出现、更好的冷却技术和对选择性光热作用更进一步的认识，使得其安全性大大增加。然而，仍可见一些并发症。当使用短脉冲持续时间和高能量密度的脉冲染料激光时，出现紫癜是预料之中的。Iyer 和 Fitzpatrick 报道低能量密度与多次或谨慎的脉冲重叠在实现相似的治疗效果时可以避免紫癜的形成。较长的脉冲持续时间也可以消除术后紫癜。Kono 等、Levine 和 Geronemus 等研究表明，血管性激光很少发生皮肤质地的变化，在治疗鲜红斑痣时发生率小于 1%（图 11.3）。Geronemus 也发现如果术后有日光暴露会出现 PIH，所以需要避免日晒或用防晒霜保护皮肤。旧式的血管性激光有较高的并发症发生率，特别是氩激光可引起萎缩性色素减退性瘢痕。Olbricht 等发现，氩激光治疗后引起的另一个并发症是肥厚性瘢痕和创面愈合延迟。

IPL 特异性并发症

IPL 治疗总体来说耐受性很好，但随着参数设置的增加，应用时的选择更多。这些参数包括滤光片、脉冲持续时间、能量密度、双脉冲或三脉冲以及各种适应证。患者结痂和水疱的发生率为 2%～16%；另外，有 2% 的患者出现局部超过 24 h 的持续性灼热感。Vlachos 和 Kontoes 观察到 IPL 在治疗鲜红斑痣时会出现肢端毛发生长的这一种罕见并发症。瘢痕已经鲜有报道（见 Ho 和 Raulin 等的研究，图 11.6）。皮肤较黑的患者治疗时可产生明显的色素减退。自从最初报道 IPL 会带来异常的毛发生长，也同样发生于激光脱毛治疗术后，尤其是肤色较深者、地中海或中东人群常发生暂时性的色素减退和 PIH。Radmanesh 等研究发现可以出现毛发变白，并伴有黑色向黄色的暂时性颜色变化。

法律事项

无论是否接受过培训、激光设备是否有质量问题以及患者是否选择恰当，任何一位临床医生在其职业生涯中几乎不可避免地都会出现治疗后的各种并发症。在大多数情况下，这些并发症不会引发法律纠纷。但如果出现法律纠纷，执行操作的医务人员和医疗法律之间最常见的焦点就在于对医疗过失的界定。在过失诉讼中必须具备 4 个要素：责任、违约责任、因果关系和损害。起诉的原告方必须证明存在所有这 4 个要素，诉讼才会成立。

一位激光医生在操作基于能量的激光或光疗设备时，其职责是按照"医疗标准"进行操作。尽管导致过失诉讼的要素是源于正式的法律教科书，但医疗标准却不一定来自教科书。它也没有被任何法官所阐明。医疗标准是由一些专家作为权威证人阐述并且让陪审团认可的定义。在某个关于医生进行能源设备治疗的案件中，专家必须具备同一领域的专业知识和技能，而这些知识和技能是基于类似的医疗场景中，在相同或者相似的部位，由这一领域曾经使用过相同或相似的医疗和技术的专家进行病例讨论。

皮肤科医生、医生助手或者是进行这些操作的内科医生，所有这些人将以同样的标准为依据。如果不能履行这些责任，可能会导致诉讼损失并由个人承担。如果陪审团接受医疗管理不善的诉讼建议和过失导致患者的损害责任，那么赔偿责任将随之而来。相反，如果陪审团认可一位被告医生的专家证词，即认为在某个特殊治疗案例中，这些医疗标准操作是可行的。鉴于此，医疗标准是一个实用性的概念，它是通过病例讨论和基于医学专家的证词来进行决定。被起诉的医生被期望以合理的医师态度进行配合，他/她不一定在他/她的领域是最优秀的，但需要通过一种客观合理的标准方式来考虑操作过程。

需要注意的是，如果有两个或更多地被公认为治疗相同疾病的激光治疗方法时，医生应采用可接受的方法，即使该方法比另一种有效，也不应违背医疗标准进行操作。最后，在许多司法管辖区，如果医生在进行他/她的专业判断之前已经采取了适当的治疗操作，由于医生"错误判断"导致的不利结果，其本身并不违反医疗标准。

要点 3

过失的界定需要证明存在责任、违约责任、因果关系和损害这 4 个要素。

要点 4

当可能有一个以上的可供选择的激光治疗方法时，选择一个，而不是另外一个，这不是违约责任。

在特定的医疗事故病例讨论中，医疗标准的证据包括：法律、法规和实践指南（是专家对于诊断或治疗的共识），以及包括综述性论文和权威文章的医学文献。此外，专家的观点非常重要。虽然医疗标准在不同的州可能会有不同的情况，但它通常是由全体专家定义的行业国家标准。

最常见的是，基于诉讼目的，由专家证人对医疗标准进行清晰说明。专家证词的基本内容和医疗标准的来源基于以下几个方面：

1. 证人的个人实践；和（或）

2. 在证人的个人经历中观察到的他人的做法；和（或）

3. 公开发表的医学文献；和（或）

4. 法规和（或）立法规定；和（或）

5. 以一种明确定义的方式进行医患讨论和教育的课程。

要点5

由专家证人阐明医疗标准。

医疗标准是大多数医生在相似的医疗单位中的实践方式。它是由其他激光医生在他们日常的皮肤美容从业过程中使用的方法。事实上，如果专家并不像大多数医生那样有实践经验，那么其将很难根据他/她的方式解释为什么大多数医学治疗会没有效果。

要点6

并发症并不能证明存在过失。

激光和光疗可以发生并发症。这不一定是由于疏忽的行为造成。如果治疗提供者的操作是按照医疗标准进行的，那么基于过失的诉讼，医生可能不会败诉。

扩展阅读

Accreditation Association for Ambulatory Health Care. *Accreditation Handbook for Ambulatory Healthcare.* Wilmette, IL: Accreditation Association for Ambulatory Health Care; 2000.

Adamic M, Troilius A, Adatto M, Drosner M, Dahmane R. Vascular lasers and IPLS: guidelines for care from the European Society for Laser Dermatology (ESLD). *J Cosmet Laser Ther.* 2007; 9(2):113–124.

Alam M, Pantanowitz L, Harton AM, Arndt KA, Dover JS. A prospective trial of fungal colonization after laser resurfacing of the face: correlation between culture positivity and symptoms of pruritus. *Dermatol Surg.* 2003; 29(3):255–260.

Alster TS, Lupton JR. Prevention and treatment of side effects and complications of cutaneous laser resurfacing. *Plast Reconstr Surg.* 2002; 109(1):308–316, discussion 317–318.

Anvari B, Milner TE, Tanenbaum BS, Nelson JS. A comparative study of human skin thermal response to sapphire contact and cryogen spray cooling. *IEEE Trans Biomed Eng.* 1998; 45(7):934–941.

Ashinoff R, Levine VJ, Soter NA. Allergic reactions to tattoo pigment after laser treatment. *Dermatol Surg.* 1995; 21(4):291–294.

Avram MM, Tope WD, Yu T, Szachowicz E, Nelson JS. Hypertrophic scarring of the neck following ablative fractional carbon dioxide laser resurfacing. *Lasers Surg Med.* 2009; 41(3):185–188.

Badawi A, Tome MA, Atteya A, Sami N, Morsy IA. Retrospective analysis of non-ablative scar treatment in dark skin types using the sub-millisecond Nd:YAG 1,064 nm laser. *Lasers Surg Med.* 2011; 43(2):130–136.

Bernstein EF. Laser treatment of tattoos. *Clin Dermatol.* 2006; 24(1):43–55.

Bernstein LJ, Kauvar AN, Grossman MC, Geronemus RG. The short- and long-term side effects of carbon dioxide laser resurfacing. *Dermatol Surg.* 1997; 23(7):519–525.

Bolognia JL, Jorizzo JL, Rapini RP. *Dermatology.* Vol. 2. 2nd ed. Philadelphia, PA: Mosby Elsevier; 2008.

Breadon JY, Barnes CA. Comparison of adverse events of laser and light-assisted hair removal systems in skin types IV–VI. *J Drugs Dermatol.* 2007; 6(1):40–46.

Campbell TM, Goldman MP. Adverse events of fractionated carbon dioxide laser: review of 373 treatments. *Dermatol Surg.* 2010; 36(11):1645–1650.

Casey AS, Goldberg D. Guidelines for laser hair removal. *J Cosmet Laser Ther.* 2008; 10(1):24–33.

Chan HH, Alam M, Kono T, Dover JS. Clinical application of lasers in Asians. *Dermatol Surg.* 2002; 28(7):556–563.

Chan NP, Ho SG, Yeung CK, Shek SY, Chan HH. The use of non-ablative fractional resurfacing in Asian acne scar patients. *Lasers Surg Med.* 2010; 42(10):710–715.

Choudhary S, Elsaie ML, Leiva A, Nouri K. Lasers for tattoo removal: a review. *Lasers Med Sci.* 2010; 25(5): 619–627.

Chowdhury MM, Harris S, Lanigan SW. Potassium titanyl phosphate laser treatment of resistant port-wine stains. *Br J Dermatol.* 2001; 144(4):814–817.

Clark C, Cameron H, Moseley H, Ferguson J, Ibbotson SH. Treatment of superficial cutaneous vascular lesions: experience with the KTP 532 nm laser. *Lasers Med Sci.* 2004; 19(1):1–5.

Drosner M, Adatto M, European Society for Laser Dermatology. Photo-epilation: guidelines for care from the European Society for Laser Dermatology (ESLD). *J Cosmet Laser Ther*. 2005; 7(1):33–38.

Dunbar SW, Goldberg DJ. Radiofrequency in cosmetic dermatology: an update. *J Drugs Dermatol*. 2015; 14:1229–1238.

England RW, Vogel P, Hagan L. Immediate cutaneous hypersensitivity after treatment of tattoo with Nd:YAG laser: a case report and review of the literature. *Ann Allergy Asthma Immunol*. 2002; 89(2):215–217.

Fitzpatrick RE, Goldman MP. Tattoo removal using the alexandrite laser. *Arch Dermatol*. 1994; 130(12):1508–1514.

Fitzpatrick RE, Lupton JR. Successful treatment of treatment-resistant laser-induced pigment darkening of a cosmetic tattoo. *Lasers Surg Med*. 2000; 27(4):358–361.

Furrow BF, Greaney TL, Johnson SH, Jost TS, Schwartz RL. *Liability in Health Care Law*. 3rd ed. St Paul, MN: West Publishing; 1997.

Goh CL. Comparative study on a single treatment response to long pulse Nd:YAG lasers and intense pulse light therapy for hair removal on skin type IV to VI—are longer wavelengths lasers preferred over shorter wavelengths lights for assisted hair removal. *J Dermatolog Treat*. 2003; 14(4):243–247.

Goldberg DJ. *Laser Dermatology: Pearls and Problems*. Oxford: Blackwell; 2007:ix, 188.

Graber EM, Tanzi EL, Alster TS. Side effects and complications of fractional laser photothermolysis: experience with 961 treatments. *Dermatol Surg*. 2008; 34(3):301–305, discussion 305–307.

Grevelink JM, Duke D, van Leeuwen RL, et al. Laser treatment of tattoos in darkly pigmented patients: efficacy and side effects. *J Am Acad Dermatol*. 1996; 34(4):653–656.

Grimes PE, Bhawan J, Kim J, Chiu M, Lask G. Laser resurfacing-induced hypopigmentation: histologic alterations and repigmentation with topical photochemotherapy. *Dermatol Surg*. 2001; 27(6):515–520.

Gundogan C, Greve B, Hausser I, Raulin C. Repigmentation of persistent laser-induced hypopigmentation after tattoo ablation with the excimer laser. *Hautarzt*. 2004; 55(6):549–552.

Hardaway CA, Ross EV, Paithankar DY. Non-ablative cutaneous remodeling with a 1.45 microm mid-infrared diode laser: phase II. *J Cosmet Laser Ther*. 2002; 4(1):9–14.

Ho WS, Ying SY, Chan PC, Chan HH. Treatment of port wine stains with intense pulsed light: a prospective study. *Dermatol Surg*. 2004; 30(6):887–890, discussion 890–891.

Ho WS, Ying SY, Chan PC, Chan HH. Use of onion extract, heparin, allantoin gel in prevention of scarring in Chinese patients having laser removal of tattoos: a prospective randomized controlled trial. *Dermatol Surg*. 2006; 32(7):891–896.

Hunzeker CM, Weiss ET, Geronemus RG. Fractionated CO_2 laser resurfacing: our experience with more than 2000 treatments. *Aesthet Surg J*. 2009; 29(4):317–322.

Iyer S, Fitzpatrick RE. Long-pulsed dye laser treatment for facial telangiectasias and erythema: evaluation of a single purpuric pass versus multiple subpurpuric passes. *Dermatol Surg*. 2005; 31(8 Pt 1):898–903.

Izikson L, Avram M, Anderson RR. Transient immunoreactivity after laser tattoo removal: report of two cases. *Lasers Surg Med*. 2008; 40(4):231–232.

Joint Commission International. *Joint Commission International Accreditation Standards for Ambulatory Care, 2005*. Oakbrook Terrace, IL: Joint Commission International; 2005:p v.

Kauvar ANB, Hruza GJ. *Principles and Practices in Cutaneous Laser Surgery*. Boca Raton, FL: Taylor & Francis; 2005:815.

Kelly KM, Nelson JS, Lask GP, Geronemus RG, Bernstein LJ. Cryogen spray cooling in combination with nonablative laser treatment of facial rhytides. *Arch Dermatol*. 1999; 135(6):691–694.

Khan R. Lasers in plastic surgery. *J Tissue Viability*. 2001; 11(3):103–107, 110–112.

Kono T, Sakurai H, Groff WF, et al. Comparison study of a traditional pulsed dye laser versus a long-pulsed dye laser in the treatment of early childhood hemangiomas. *Lasers Surg Med*. 2006; 38(2):112–115.

Kuperman-Beade M, Levine VJ, Ashinoff R. Laser removal of tattoos. *Am J Clin Dermatol*. 2001; 2(1):21–25.

Lapidoth M, Aharonowitz G. Tattoo removal among Ethiopian Jews in Israel: tradition faces technology. *J Am Acad Dermatol*. 2004; 51(6):906–909.

Laubach HJ, Tannous Z, Anderson RR, Manstein D. Skin responses to fractional photothermolysis. *Lasers Surg Med*. 2006; 38(2):142–149.

Levine VJ, Geronemus RG. Adverse effects associated with the 577- and 585-nanometer pulsed dye laser in the treatment of cutaneous vascular lesions: a study of 500 patients. *J Am Acad Dermatol*. 1995; 32(4):613–617.

Lolis M, Dunbar SW, Goldberg DJ, Hansen TJ, MacFarlane DF. Patient safety in procedural dermatology: Part II. Safety related to cosmetic procedures. *J Am Acad Dermatol*. 2015; 73:15–24.

Mahmoud BH, Srivastava D, Janiga JJ, et al. Safety and efficacy of erbium-doped yttrium aluminum garnet fractionated laser for treatment of acne scars in type IV to VI skin. *Dermatol Surg*. 2010; 36(5):602–609.

Man J, Goldberg DJ. Safety and efficacy of fractional bipolar radiofrequency treatment in Fitzpatrick skin types V–VI. *J Cosmet Laser Ther*. 2012; 14:179–183.

Manuskiatti W, Fitzpatrick RE, Goldman MP. Long-term effectiveness and side effects of carbon dioxide laser resurfacing for photoaged facial skin. *J Am Acad Dermatol*. 1999; 40(3):401–411.

Moreno-Arias GA, Castelo-Branco C, Ferrando J. Side-effects after IPL photodepilation. *Dermatol Surg*. 2002; 28(12):1131–1134.

Nanni CA, Alster TS. Complications of carbon dioxide laser resurfacing. An evaluation of 500 patients. *Dermatol Surg*. 1998; 24(3):315–320.

Neaman KC, Baca ME, Piazza RC 3rd, VanderWoude DL, Renucci JD. Outcomes of fractional CO_2 laser application in aesthetic surgery: a retrospective review. *Aesthet Surg J*. 2010; 30(6):845–852.

Nelson AA, Lask GP. Principles and practice of cutaneous laser and light therapy. *Clin Plast Surg*. 2011; 38(3):427–436.

Nelson JS, Milner TE, Anvari B, et al. Dynamic epidermal cooling during pulsed laser treatment of port-wine stain. A new methodology with preliminary clinical evaluation. *Arch Dermatol*. 1995; 131(6):695–700.

Nelson JS, Milner TE, Anvari B, et al. Dynamic epidermal cooling in conjunction with laser-induced photothermolysis of port wine stain blood vessels. *Lasers Surg Med*. 1996; 19(2):224–229.

Olbricht SM, Stern RS, Tang SV, Noe JM, Arndt KA. Complications of cutaneous laser surgery. A survey. *Arch Dermatol*. 1987; 123(3):345–349.

Prado A, Andrades P, Danilla S, et al. Full-face carbon dioxide laser resurfacing: a 10-year follow-up descriptive study. *Plast Reconstr Surg*. 2008; 121(3):983–993.

Radmanesh M. Paradoxical hypertrichosis and terminal hair change after intense pulsed light hair removal therapy. *J Dermatolog Treat*. 2009; 20(1):52–54.

Radmanesh M, Azar-Beig M, Abtahian A, Naderi AH. Burning, paradoxical hypertrichosis, leukotrichia and folliculitis are four major complications of intense pulsed light hair removal therapy. *J Dermatolog Treat*. 2008; 19(6):360–363.

Radmanesh M, Mostaghimi M, Yousefi I, et al. Leukotrichia developed following application of intense pulsed light for hair removal. *Dermatol Surg*. 2002; 28(7):572–574, discussion 574.

Rao J, Golden TA, Fitzpatrick RE. Atypical mycobacterial infection following blepharoplasty and full-face skin resurfacing with CO_2 laser. *Dermatol Surg*. 2002; 28(8):768–771, discussion 771.

Raulin C, Greve B, Warncke SH, Gundogan C. Excimer laser. Treatment of iatrogenic hypopigmentation following skin resurfacing. *Hautarzt*. 2004; 55(8):746–748.

Raulin C, Schroeter CA, Weiss RA, Keiner M, Werner S. Treatment of port-wine stains with a noncoherent pulsed light source: a retrospective study. *Arch Dermatol*. 1999; 135(6):679–683.

Rheingold LM, Fater MC, Courtiss EH. Compartment syndrome of the upper extremity following cutaneous laser surgery. *Plast Reconstr Surg*. 1997; 99(5):1418–1420.

Sriprachya-anunt S, Marchell NL, Fitzpatrick RE, Goldman MP, Rostan EF. Facial resurfacing in patients with Fitzpatrick skin type IV. *Lasers Surg Med*. 2002; 30(2):86–92.

Tanzi EL, Williams CM, Alster TS. Treatment of facial rhytides with a nonablative 1,450-nm diode laser: a controlled clinical and histologic study. *Dermatol Surg*. 2003; 29(2):124–128.

Torezan LA, Osorio N, Neto CF. Development of multiple warts after skin resurfacing with CO_2 laser. *Dermatol Surg*. 2000; 26(1):70–72.

Trelles MA. Laser resurfacing today and the 'cook book' approach: a recipe for disaster? *J Cosmet Dermatol*. 2004; 3(4):237–241.

Vlachos SP, Kontoes PP. Development of terminal hair following skin lesion treatments with an intense pulsed light source. *Aesthetic Plast Surg*. 2002; 26(4):303–307.

Ward PD, Baker SR. Long-term results of carbon dioxide laser resurfacing of the face. *Arch Facial Plast Surg*. 2008; 10(4):238–243, discussion 244–245.

Wareham WJ, Cole RP, Royston SL, Wright PA. Adverse effects reported in pulsed dye laser treatment for port wine stains. *Lasers Med Sci*. 2009; 24(2):241–246.

专业词汇中英文对照
（按词汇汉语拼音字母顺序排列）

Civatte 皮肤异色症　poikiloderma of Civatte

CO_2 激光　carbon dioxide laser

Er: 玻璃激光　Erbium:glass laser

Fitzpatrick 皮肤类型　Fitzpatrick skin type

Glogau 光老化分型　Glogau photoaging classification

Hori 痣　Hori nevus

Koebner 现象　Koebner phenomenon

A

氨基酮戊酸　aminolevulinic acid, ALA

B

瘢痕疙瘩　keloid

瘢痕形成　scarring

贝克痣　Becker nevus

表皮色素沉着　epidermal pigmentation

波长　wavelength

剥脱性激光　ablative laser

C

参数　parameters

长期疗效　long-term efficacy

超声辅助吸脂　ultrasound-assisted liposuction, UAL

持久性红斑　prolonged erythema

穿透　penetration

唇部黑色素斑　labial melanotic macules

翠绿宝石激光　alexandrite laser

痤疮瘢痕　acne scars

痤疮样皮损　acneiform eruptions

D

单纯疱疹病毒　herpes simplex virus, HSV

单极　monopolar

等离子体换肤系统　plasma resurfacing systems

低能量光疗　low-level light therapy, LLLT

点阵剥脱技术　fractional ablative technology

点阵剥脱性激光　fractionated nonablative lasers

点阵光热作用　fractional photothermolysis, FP

点阵激光换肤　fractional laser resurfacing

点阵皮秒激光　fractionated picosecond lasers

铥 :YAG 激光　thulium:YAG laser

E

二极管激光　diode laser

F

发光二极管　light-emitting diodes, LEDs

发色团 / 色基　chromophore

非剥脱性点阵光热作用　nonablative fractional photothermolysis, NAFR

非剥脱性皮肤年轻化　nonablative skin rejuvenation, NAR

非手术超声塑形设备　ultrasound devices for nonsurgical body contouring

非手术身体塑形　nonsurgical body contouring

肥胖　obesity

副作用　side effects

G

高强度聚焦超声　high-intensity focused ultrasound, HIFU

功率　power

汞合金文身　amalgam tattoo

惯性约束时间　inertial confinement time, ICT

光斑大小　spot size

光电协同 electro-optical synergy, ELOS
光动力疗法 photodynamic therapy, PDT
光化性角化症 actinic keratoses
光老化 photoaging
光生物刺激 photobiostimulation
光子 photons

H

褐黑素 pheomelanin
黑色素 melanin
黑色素穿梭 melanin shuttling
黑素细胞痣 melanocytic nevi
红斑 erythema
红宝石激光 ruby laser
划痕 scratches
化学剥脱术 chemical peeling
患者评估 patient assessment
黄褐斑 melasma

J

激光 laser
激光安全性 laser safety
激光 – 多普勒成像 laser-Doppler imaging, LDI
激光辅助吸脂 laser-assisted liposuction, LAL
激光和光治疗 laser and light treatment
激光换肤 laser resurfacing
激光换肤后色素沉着 hypopigmentation after laser resurfacing
激光剂量 laser dosimetry
激光散斑成像 laser speckle imaging, LSI
激光脱毛 laser hair removal, LHR
家用脱毛仪器 home-use devices for hair removal
睑外翻 ectropion
紧肤 skin tightening
近红外激光 near-infrared laser
静脉湖 venous lakes

静脉畸形 venous malformations
局灶性光热作用 fractional photothermolysis, FP

K

咖啡牛奶斑 café au lait macules, CALMs
可见光 visible light
溃疡 ulceration

L

蜡脱毛 waxing
冷冻溶脂 cryolipolysis
冷却 cooling
利多卡因中毒 lidocaine toxicity
连续波 continous wave, CW
淋巴管瘤 lymphangioma
磷酸钛钾盐 potassium-titanyl-phospate, KTP
流行病学 epidemiology

M

脉冲持续时间 pulse duration
脉冲染料激光 pulsed dye lasers, PDL
脉宽 pulse width
毛发再生 hair regrowth
毛发周期 hair cycle
毛囊 hair follicle
毛囊炎 folliculitis
玫瑰痤疮 rosacea
美容性文身 cosmetic tattoo
蒙古斑 Mongolian spots
糜烂 erosions
米诺环素 minocycline
面部毛细血管扩张 facial telangiectasia

N

能量穿透深度 depth of energy penetration
能量密度 fluence

脓疱疮　impetigo

钕：钇铝石榴石（Nd:YAG）激光　neodymium:yttrium-aluminum-garnet (Nd:YAG) laser

O

欧姆定律　Ohm's law

P

皮肤年轻化　skin rejuvenation

皮炎　dermatitis

Q

强聚焦超声　intense focused ultrasound, IFU

强脉冲光　intense pulsed light, IPL

全区域激光换肤　full field laser resurfacing

雀斑　freckles

R

热弛豫时间　thermal relaxation time, TRT

热胶原重塑　thermal collagen remodeling

热损伤时间　thermal damage time, TDT

妊娠纹　striae

S

色基　chromophore

色素性皮损　pigmented lesions

射频　radio frequency, RP

射频微针　radiofrequency microneedling

神经毒素　neurotoxins

双极　bipolar

T

太田痣　nevus of Ota

疼痛管理　pain control

填充剂　fillers

调－Q Nd:YAG 激光　Q-switched Nd:YAG laser

调－Q 翠绿宝石激光　Q-switched alexandrite laser

调－Q 红宝石激光　Q-switched ruby laser

脱毛　hair removal

W

外用维 A 酸制剂　topical retinoids

微小热损伤区　microthermal zones, MTZ

微针　microneedle

温和电磁波设备　gentle waves device

文身去除　tattoo removal

文身肉芽肿　tattoo granulomas

文身色素　tattoo pigments

X

吸收　absorption

吸脂术　liposuction

鲜红斑痣　port-wine stain, PWS

氙气闪光灯激光　xenon flashlamp laser

选择性光热作用　selective photothermolysis, SP

血管瘤　angioma

血管性病变　vascular lesions

血管性激光　vascular lasers

血红蛋白光吸收　hemoglobin optical absorption

Y

炎症后色素沉着　postinflammatory hyperpigmentation, PIH

衍射透镜阵列　diffractive lens array, DLA

伊藤痣　nevus of Ito

钇－镓－石榴石 (YSGG) 全域激光　yttrium-scandium-gallium-garnet(YSGG) full field laser

婴儿血管瘤　hemangioma infantile

樱桃状血管瘤　cherry angiomas

有色人种皮肤　ethnic skin

预期临床终点　expected clinical end point